한방에서 답을 찾다

한방에서 답을 찾다

대한민국 한의학 명의가 알려주는
23가지 질병과 그 해답

매일경제TV 〈건강 한의사〉 지음

매일경제신문사

매일경제TV 〈건강 한의사〉 프로그램은 2014년 12월 처음 시작해서
얼마 전 1,000회 방송을 했습니다. 그만큼 매일경제TV의 장수 프로
그램으로, 케이블 TV 속 유일한 한의학 전문 채널로서 〈건강 한의
사〉 프로그램은 시청자들에게 유익한 건강 상식을 전달함과 동시에
참여한 시청자들과의 실제적인 건강 상담을 통해 양질의 한의학 서
비스를 전달하고 있다고 생각합니다.

현재 40여 분의 현직에 계신 한의학 전문가들이 직접 참여해 실제
임상에서 접하는 환자분들의 고민을 방송에서 현실감 있게 전달하
고, 단순히 질병과 의학적 내용 전달이 아닌 시청자들의 증상과 상
황에 맞는 맞춤 의학 서비스를 실현하고 있다고 여깁니다.

방송과 동시에 출연하시는 원장님들께서 좀 더 의미 있는 작업을 진
행하기 위해, 방송 첫해부터 방송에 언급된 실제 치료 사례 케이스
및 출연 원장님들의 전문 분야에 대한 좀 더 쉽고 자세한 설명을 위
해 책을 출간하기 시작해 햇수로 4년째가 되었습니다.

해마다 책을 출간할수록 더욱더 알찬 내용과 더불어 한의학의 우

수성을 알리고, 실제 시청자들과 환자분들에게 도움이 되는 작업을 한다는 생각에, 출간과 편집의 고단함과 번거로움도 잊고 즐거운 마음으로 작업을 진행하게 되는 것 같습니다.

이번 책 출간이 더욱 올바르고 참된 의료 한의학을 토대로 누구에게나 도움이 되는 한의학 치료 기술을 접하며 우리 국민 여러분이 진정으로 건강한 삶을 누리는 데 일조했으면 하는 바람입니다.

건강한의연합 대표 염창섭 원장

서문

2019년 1월 2일 기해년 새해를 여는 첫 근무일.

종일 바쁘게 뛰어다니던 진료 시간 틈틈이 방송 준비를 마치고, 퇴근하자마자 충무로 매일경제TV 스튜디오로 향합니다. 그곳에서 4명의 한의사는 매일경제TV〈건강 한의사〉1,001회 생방송을 시작합니다. 새해의 첫 방송은 정력精力과 화병火病에 대한 내용입니다. 각 질환에 대한 정의, 증상, 치료법, 생활 속의 관리 등 그동안 진료를 하면서 정리해온 내용을 시청자들에게 잘 전달하고자 최선을 다해 방송에 임합니다.

〈건강 한의사〉를 진행하는 한의사들은 진료하는 도중 정리한 건강 정보를 더 많은 사람에게 전달해 건강한 삶을 영위하는 데 도움을 드리기 위해 바쁜 시간을 쪼개 매일경제TV에서 시청자들을 만납니다. 2014년 12월 15일 첫 방송을 시작한 이후 만 4년이 넘는 기간 동안 계속돼오고 있습니다.

그리고 그중에서도 더욱 강조하고 싶은 내용들을 모아 매년 한 권의 책을 만들기 시작한 지 벌써 네 번째가 되었습니다. 2016년《내가 지

6

금 한의원에 가야 하는 이유》를 시작으로 2017년 《어떤 병이든 한방이 답이다》, 2018년 《한방이 답이다》에 이어 2019년 《한방에서 답을 찾다》를 네 번째로 출간하게 되었습니다.

가장 오래된 한의학 고전인 《황제내경皇帝內經》에 "불치이병 치미병不治已病 治未病"이라는 말이 있습니다. 이미 병이 든 이후에 치료하지 말고, 병이 들기 전에 치료하라는 뜻입니다. 이미 병이 진행된 이후에는 치료가 힘들기 때문에 병들기 전에 건강관리를 잘해 질병을 예방하고, 병이 발생했다면 병이 진행되어 심해지기 전, 초기에 치료하는 것을 강조하는 문구입니다.

검사상 아무런 이상이 보이지 않는다고 내 몸이 정상인 것은 아닙니다. 기질적으로, 가시적으로 정확한 병명이 정의되지 않는다고 하여 내 몸이 편안한 것은 아닙니다. 몸을 이루는 음양기혈의 균형이 깨져 기능적으로 이상이 있는 내 몸을 한의학적 치료 방법으로 바로잡는다면 심각한 상태로 악화되지 않습니다. 기질적으로 이상이 나타난 단계라도 내 몸의 불균형을 바로잡아 주는 것은, 외부의 적만 공격하는 방법보다는 내 안의 힘을 길러 질병에 대항해 더 빠르게 질병으로부터 벗어날 수 있는 방법이 됩니다. 병든 나무를 치료할 때 말단의 잎과 가지만 쳐내는 일시적이고 근시안적인 치료가 아닌, 병든 나무의 뿌리를 치료하는 근본적인 치료가 필요합니다. 나쁜 혹을 잘라내는 것이 치료의 최종 목표가 아니고, 그 나쁜 혹이 생겨나지 않게 원인을 제거하는 것이 치료의 목표입니다. 인체의 면역력을 증강시켜 외부의 어떤 나쁜 기운도 이겨낼 수 있는 강력한 힘을 기르는 것이 중요합니다.

"정기존내 사불가간正氣存內 邪不可干."

인체의 정기正氣(면역력)가 튼튼하면 사기邪氣(병균, 암세포 등)가 감히 넘보지 못한다는 뜻입니다.

온갖 사설邪說이 난무하는 정보의 홍수 속에서 올바른 건강 정보를 전달하는 건강지킴이로서, 저희 〈건강 한의사〉는 그 역할을 앞으로도 열심히 수행할 것입니다. 이 책을 함께 만들어준 23명의 〈건강 한의사〉 패널 선생님들의 수고에 감사드립니다. 힘든 대표의 자리에서 궂은일 마다 않고 앞장서 주시는 S앤비한의원 염창섭 원장님, 매일매일 방송 만드느라 애쓰시는 김준호 피디님과 박채윤 작가님, 이 책의 편집에 애를 써주신 진보라 작가님, 그리고 긴 시간 동안 〈건강한의사〉를 지지해주시는 매일경제TV 서정희 대표님께 특별한 감사의 마음을 전합니다.

편집위원장 연세한의원 박소연 원장

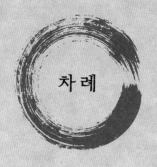

차 례

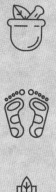

4 추천사

6 서문

제1부

내경편 內景篇
내과·순환기계·신경정신 질환

18 반복되는 어지럼증, 한방으로 해결하자!
어지럼증 · 박소연

38 귀에서 계속 소리가 들려요!
이명과 이롱 · 임동국

54 혀가 화끈거리고 아파요!
구강작열감증후군 · 우소영

66 한방으로 관리하는 수면 건강
불면증 · 강민구

82 갑자기 가슴이 두근거리는 나, 정상인가요?
불안장애 · 최효재

102 참기 힘든 잦은 소변에서 벗어나자!
과민성 방광 · 이해범

116 붓기를 빼야 살이 빠진다!
부종 · 최나래

130 치매 예방으로 120세까지 행복하게…
치매 · 윤미나

제 2 부 외형편 外形篇

근골격계·신경계·피부 질환

152 반복되는 목 통증, 나도 혹시 목 디스크?
     경추 통증 · 이준환

172 오십견부터 목 디스크까지, 어깨 통증의 모든 것!
     어깨 통증 · 김정현

186 척추를 바로잡아 몸 건강 잡기!
     척추와 골반 불균형 · 김영목

202 절대 가볍게 여기면 안 되는 무서운 후유증
     교통사고 후유증 · 김태준

220 난치성 통증, 그 원인은 무엇인가?
     난치성 통증과 허리 디스크 · 최지훈

232 스포츠 선수들의 건강을 책임진다!
     스포츠 한의학 클리닉 · 황만기

250 여드름 뿌리 뽑기, 한의원 치료로 가능하다!
     여드름 · 정겨운

제3부 잡병편 雜病篇
소아·부인·남성 질환

272 한방 치료로 우리 아이 뇌 건강 지키기!
틱장애, 뚜렛장애, ADHD · 황태환

288 한의학으로 난임과 불임을 극복하자!
난임과 불임 · 홍순박

304 생리 불순, 한의학으로 해결하자!
생리 불순 · 최예원

322 피할 수 없다면 고쳐라!
생리통 치료법 · 정윤석

336 난소의 건강, 한방으로 해결한다!
조기폐경과 조기난소부전 · 사정윤

354 여성의 인생 후반전을 좌우한다!
산후조리 · 송승혁

374 사랑받는 남성이 되기 위한 지침서
남성 성기능장애 · 최성근

390 피로 회복과 체력 강화의 명약
공진단 · 남지영

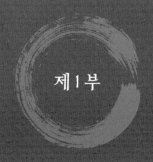

제1부

내경편

內景篇

내과·순환기계·신경정신 질환

내경편: 내과·순환기계·신경정신 질환

어지럼증

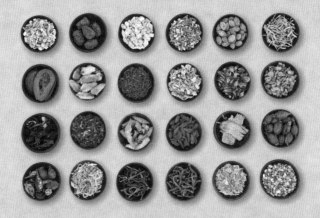

박소연
원장

- 연세대학교 이과대학 졸업 / 한의과대학 수석졸업
- 북경 침구골상대학 임상연수과정 수료
- 대한 한의사협회 홍보위원·편집위원 역임
- 대한 한방부인과학회 정회원
- 대한 한방신경정신과학회 정회원
- 대한 면역약침학회 정회원

연세한의원
주소 서울시 동작구 동작대로 89
골든시네마타워(메가박스이수) 5층
전화 02-599-8275, 8271
홈페이지 www.ys8275.com
blog.naver.com/ys5998275

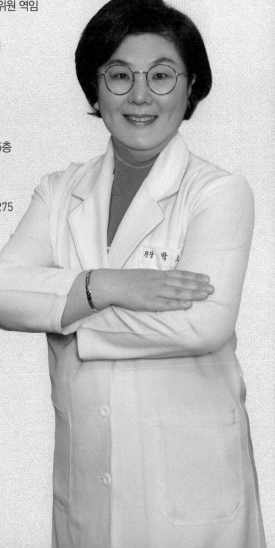

반복되는 어지럼증, 한방으로 해결하자!

어지럼증

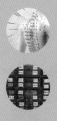

살아가면서 누구나 한 번쯤은 경험하는 어지럼증.

앉았다 일어날 때 핑 도는 느낌,

세상이 빙글빙글 도는 느낌,

속이 울렁거리며 어찔어찔 쓰러질 것 같은 느낌 등

어지럼증은 다양한 형태로 나타난다.

똑같이 어지러움을 느낀다 할지라도 원인과 표현이 다른 어지럼증.

한의학에서 보는 어지럼증의 원인과 치료법은 무엇일까?

어지럼증에 대한 모든 것을 알아보자.

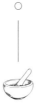

어지럼증에 대한 일문일답

Q. 어지럼증이란 무엇인가?

어지럼증이란 자신이나 주위 사물이 정지해 있음에도 회전하거나 움직이는 것 같은 느낌을 받는 모든 증상을 통칭하는 용어다. 어지럼증은 성인의 20%가 1년에 한 번 이상 경험할 정도로 자주 볼 수 있는데, 여성이 남성보다 2배 이상 많이 겪는다. 또한 나이가 들수록 증가해 65세 이상 노인 10명 중 3명, 85세 이상인 경우 5명이 가지고 있다. 어지럼을 호소하는 환자는 다양하게 어지럼증을 표현한다. '빙빙 돈다', '핑 돈다', '배를 탄 것처럼 몸이 흔들린다', '서 있거나 걸어갈 때 균형을 잡기 어렵고 한쪽으로 쓰러질 것 같다', '머리가 어질어질하다', '기절할 것 같다'는 등으로 증상을 호소한다. 눈을 뜨거나 고개를 돌리거나 몸을 움직일 때 어지럼증이 더욱 심해진다거나, 눈을 감고 가만히 누워 있으면 조금 진정된다는 등 자세에 따라서도 여러 형태로 나타난다. 어지럼증의 증상은 일시적이고 경과가 양호한 경우도 있지만, 경우에 따라 어지럼증 자체가 각종 전신질환으로 인해 나타나거나 일부는 중요한 신경학적 질환의 증상일 수 있다. 그 때문에 어지럼증의 표현과 동반 증상을 잘 관찰해 원인질환에 대한 정확한 진단과 처치가 필요하다.

Q. 어지럼증의 원인은 무엇인가?

보통 '어지럽다'는 것은 정지된 상태에서도 본인이나 사물이 움직이는 느낌을 받는 경우와 아찔하게 핑 도는 느낌을 받는 경우의 두 가지가 있다. 어지럼증은 공간감각을 잘못 인식해 느끼게 된다. 공간감각은 육감(시각, 청각, 후각, 미각, 체성감각, 평형감각) 중 평형감각,

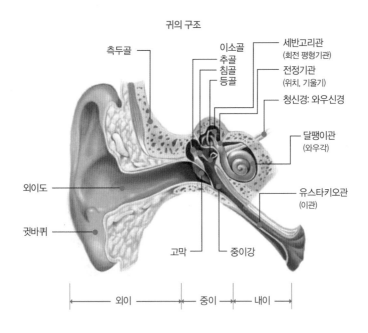

귀의 구조

측두골

이소골
추골
침골
등골

세반고리관
(회전 평형기관)

전정기관
(위치, 기울기)

청신경: 와우신경

달팽이관
(와우각)

외이도

유스타키오관
(이관)

귓바퀴

고막   중이강

외이 — 중이 — 내이

20

시각, 체성감각이 중추신경계에서 통합돼 인지된다. 이러한 통합 과정과 인지 과정의 문제로 인해 어지럼증이 발생한다. 정상적인 위치 감각을 유지하기 위해서는 시각과 발바닥의 체성 감각기관(발바닥이 닿는 면의 기울기, 표면 질감 등을 느끼게 해주는 기관), 내이의 전정기관(몸의 평형감각을 담당하는 기관), 그리고 이 세 감각기관의 정보를 통합하는 중추신경계(뇌)의 네 가지 기관이 적절히 조화를 이뤄야 한다. 이 네 가지 기관 중 어느 한 곳이라도 이상이 발생하면 어지럼증이 발생한다.

Q. 어지럼증의 종류와 원인은?

어지럼증은 크게 생리적 어지럼증과 병적 어지럼증으로 나눌 수 있는데, 그 원인과 증상은 다르다.

• 생리적 어지럼증

환자가 기존에 앓고 있던 질환의 증상으로 나타나는 어지럼증이 아닌, 높은 곳에 올라갔을 때 느끼는 어지럼증 같은 것을 말한다. 즉 멀미와 같이 정상 감각계와 운동계가 과도한 외부 자극에 의한 과흥분 상태에서 나타나는 증상이다. 이는 일시적으로 일어나기 때문에 별도의 치료가 필요하지 않다.

• 병적 어지럼증

전정기관 이상으로 나타나는 전정성(회전성) 어지럼증과 전정계 이외 기관 이상에 의한 비전정성 어지럼증으로 나눌 수 있다.

어지럼증의 종류 및 원인

1. 생리적 어지럼증: 멀미 등
2. 병적 어지럼증
   (1) 전정성(회전성)
      1) 말초성: 이석증, 전정신경염, 메니에르 증후군
      2) 중추성: 뇌졸중, 추골기저동맥 뇌허혈증, 뇌종양

   (2) 비전정성
      1) 내과질환: 심장질환, 소화기질환, 빈혈
               동맥경화, 혈압 이상(고혈압·기립성 저혈압)
               자율신경계 질환
               내분비장애
      2) 신경정신과 질환: 과도한 스트레스, 과호흡, 우울증, 공황장애
      3) 노화
      4) 잘못된 시력교정
      5) 경추의 불균형

(1) 전정성 어지럼증

전정성(회전성) 어지럼증은 다시 말초성과 중추성으로 나눌 수 있다. 말초성은 균형을 유지하는 내이(달팽이관, 반고리관)의 전정기관과 전정신경에 이상이 생긴 경우이다. 중추성은 뇌혈관계, 특히 추골 기저동맥계의 이상으로 뇌혈류가 부족해 발생하는 추골기저동맥 뇌허혈증, 소뇌 및 뇌간의 뇌졸중, 뇌종양 등으로 이상이 있는 경우를 말한다.

(2) 비전정성 어지럼증

비전정성 어지럼증은 심장질환, 소화기질환, 빈혈貧血 등의 내과적 질환, 그리고 뇌동맥경화나 혈압 이상(고혈압·기립성 저혈압), 자율신경계 질환, 내분비장애 등으로 인해 발생한다. 또한 과도한 스트레스로 인한 정서불안이나 과호흡, 우울증, 공황장애 등의 신경정신과적 질환이 원인이 될 수도 있다. 그 외에 노화, 잘못된 시력교정, 경추의 불균형, 편두통 등이 원인이 된다. 어지럼증 환자 10명 중 5~6명이 말초성 전정질환, 1명은 중추성 전정질환, 1.5명은 정신과적 문제로 인해 어지럼이 발생하는 것으로 보고되고 있고, 10명 중 1~3명은 원인이 밝혀지지 않은 상태다.

Q. 어지럼증 대처법은?

대부분의 어지럼증은 환자가 움직이면 심해지고 움직이지 않으면 가라앉는 특징이 있다. 어지럼증이 심할 때는 일단 환자를 가장 편한 자세로 눕히거나 앉히고 눈을 감은 상태로 움직이지 않게 하는 것이 중요하다. 1~2분 정도 움직이지 않고 있다가 어지럼증이 없어진다면 응급실에 방문할 필요는 없다. 뇌졸중의 위험 요인이 낮은 젊은 나이일 경우 귀와 연관된 질환이거나 생리적인 어지럼이 원인인 경우가 많다. 그 때문에 누워서 안정을 취하고 충분한 수분 섭취를 한 후 증상 호전을 지켜보면 안정이 되는 경우가 많다. 하지만 증상의 빈도가 잦고 정도가 심한 경우에는 어지럼증을 유발하는 원인을 정확히 진단받을 필요가 있다. 특히 과거에 뇌졸중이 있었거나 뇌졸중의 위험이 높은 만성질환(고혈압, 당뇨 등)을 가지고 있는 사람은 어지럼증과 함께 말이 어눌해지고 몸의 한쪽이 무력해지거나 감각이 이상해지는 등의 증상이 동반된다면 빠른 시간 내에 진료를 받아야 한다.

Q. 어지럼증의 정도가 심하면 심각한 질병에 노출된 것인가?

어지럼증 자체는 질환이 아닌 증상으로서 이를 유발하는 원인은 매우 다양하고 원인에 따른 위험도 또한 차이가 있다. 따라서 심한 어지럼을 호소해도 심각한 질환이 아닐 수 있고 어지럼의 강도가 약하더라도 뇌·중추신경계 이상과 같이 심각한 경우도 있다. 어지럼증 중에서도 빙글빙글 도는 느낌이 있으며 자세불안과 눈떨림(안진)이 동반되는 전정성 어지럼증을 현훈vertigo이라고 한다. 전정성 어지럼증인 경우 귀에서 비롯된 말초성 어지럼증과 중추신경에서 기인하는 중추성 어지럼증을 구분하는 것이 중요하다.

우리가 특히 주의해야 할 어지럼증은 뇌·중추신경계의 문제로 인한 중추성 어지럼증이다. 이 경우 어지럼의 정도는 아주 심하지 않은 데 비해 균형 잡기가 어렵다. 구역감이나 구토는 심하지 않으면서 물체가 겹쳐서 보이는 복시複視 등의 시야 이상이 나타난다. 더불어 팔다리의 힘이 빠진다거나 감각이 둔해지는 등의 신경학적 장애를 동반한다. 이런 증상과 함께 어지럼증이 48시간이 지나도록 호전되지 않고 심한 두통이 있다면 중추신경계 이상을 의심해야 한다. 소뇌동맥경색에서는 어지럼과 심한 자세불안, 난청(청력 저하)이 동반될 수 있다. 특히 갑자기 발생한 어지럼증이 편측마비나 발음장애, 의식 변화 등의 증상을 동반하면 이는 뇌졸중의 가능성이 크기 때문에 즉시 병원으로 이송해야 한다.

Q. 어지럼증과 빈혈의 상관관계는?

흔히 어지럼증을 빈혈과 혼동해 어지럼증을 느끼면 빈혈이라고 표현하는 사람들이 많다. 하지만 빈혈은 어지럼증의 원인 중 하나일 뿐이다. 빈혈로 인한 어지럼증은 혈액 내에서 산소 운반을 담당하는 헤모글로빈이 부족해 뇌로 가는 산소 공급이 적절하지 못할 때 생길 수 있다. 이외에 피부색이 창백해지고 기력이 몹시 저하되는 경우 빈혈을 의심할 수 있다. 급격한 빈혈이 생겼을 때 어지럼을 심하게 느낄 수는 있으나 이때의 어지럼증의 양상은 주로 회전성 어지럼증이 아닌, 쓰러질 것 같은 실신성 어지럼증 양상으로 나타나는 경우가 많다.

Q. 귀로 인해 생기는 어지럼증은?

어지럼증은 귀에서 생긴 문제로 인해 오는 경우가 많다. 귀의 안쪽에 위치한 내이는 청각을 담당할 뿐만 아니라 평형감각을 담당하는 전정기관이 있다. 전정기관은 3개의 반고리관(상반고리관, 측반고리관, 후반고리관)과 반고리관이 한곳으로 모이는 전정으로 이루어져 있다. 여기서 수집된 평형감각의 정보는 전정신경을 통해 뇌로 전달된다. 주변이 빙빙 도는 느낌의 회전성 어지럼증의 대부분은 전정신경계의 비정상적인 작동에 의해 나타난다. 전정성(회전성) 어지럼은 크게 말초성과 중추성으로 나눈다. 말초성은 내이의 전정신경에 병이 있는 것이고, 중추성은 뇌가 원인이다. 특히 말초성의 원인으로는 양성 돌발성 체위변환성 어지럼증(이석증), 전정신경염, 메니에르 증후군 등이 있다. 대개 메스꺼움과 구토를 동반하고, 머리를 움직일 때 증상이 악화된다.

Q. 이석증이란 무엇인가?

이석증이라고 알려져 있는 어지럼증의 정식 병명은 양성 돌발성 체위변환성 어지럼증BPPV: benign paroxysmal positional vertigo이다. 가장 흔한 어지럼증으로 특정 체위에서만 안진眼振(안구가 가만히 있어도 떨려서 초점을 유지할 수 없는 증상)이 나타난다. 마치 롤러코스터에서 머리를 아주 세게 빙빙 돌리는 것 같은 느낌이 나는 것이 이 어지럼증의 특징이다. 정식 병명을 살펴보면 '양성良性'이란 대개 오래가지 않고 쉽게 치료되는 나쁘지 않은 병, '돌발성'이란 갑자기 발생하는 것, '체위변환성'은 체위를 바꿀 때 발생한다는 것을 의미한다. 전정기관 안에는 칼슘으로 구성된 덩어리 '이석'이 있다. 미세한 모래알같이 생겼는데, 이것이 제자리에 있지 않고 떨어지면 세반고리관으로 빠져나간다. 이때 이석이 세반고리관 안의 물(림프액)을 출렁이게 하면 그 영향으로 눈이 떨리면서 심한 어지럼증이 유발된다. 이석의 이탈 원인으로는 머리에 갑자기 물리적 충격을 받았거나 장기간 누워서 생활을 하는 경우 노화, 청신경 종양, 전정신경염이나 만성중이염 등의 감염, 약물 등이 있다.

이석증이 있는 경우 평소에는 괜찮다가도 머리를 젖히거나 숙일 때, 누웠다가 일어날 때, 앉았다가 누울 때 등 머리의 위치나 자세가 바뀌면 짧고 반복적인 회전성 어지럼을 호소한다. 어지럼의 증상 지속

시간은 대체로 1분 미만으로 짧다. 자율신경계의 자극 증상인 오심, 구토, 두통, 가슴 두근거림, 식은땀 등이 동반되는 경우가 많다. 발생 연령대를 살펴보면 주로 50세 이상에서 많이 발생한다. 나이가 들면서 내이의 허혈로 인해 이석이 불완전하게 형성되기 쉽고 이석기관의 퇴행성 변화에 의해 유동성 석회화 물질이 쉽게 생길 수 있기 때문이다. 현재 가장 널리 사용되고 있는 이석증의 치료 방법은 '이석정복술'이다. 이 방법의 기본 원리는 머리의 위치를 변화시켜 반고리관의 관 내를 따라 석회 부유물을 반고리관의 공통각으로 이동시켜 전정으로 유도하는 것이다. 치료 후에는 상체를 약 45도 정도 높인 자세로 하루 정도 쉬고 일주일 정도는 머리를 심하게 움직이는 행동이나 운동을 피하는 것이 좋다. 잘 때는 베개를 약간 높게 베는 것이 좋고, 너무 오래 누워 있는 것도 좋지 않으며, 과로나 스트레스 등을 피하는 것이 좋다.

Q. 전정신경염은 무엇인가?

내이에는 몸의 평형을 감지하는 전정기관이 있는데, 이곳에서 수집된 평형감각의 정보가 전정신경을 통해 뇌로 전달된다. 전정신경염은 전정기관에 염증이 생겨 어지럼증을 일으키는 질환이다. 전정신경염의 원인은 바이러스 감염에 의한 것으로 생각된다. 환자의 절반가량이 어지럼증이 발생하기 2~3주 전에 감기를 앓은 적이 있고, 대개 바이러스가 유행하는 계절에 많이 나타나기 때문이다. 하지만 전정신경의 위분지에 혈액을 공급하는 소동맥의 폐색이 원인인 경우도 있다. 따라서 어지럼증이 48시간 이상 지나도 호전되지 않는 경우 또는 고혈압, 당뇨 등 뇌졸중의 위험인자가 있는 노인에게 전정신경염이 발생한 경우 뇌 MRI 등의 영상검사로 뇌졸중 여부를 확인해야 한다.

전정신경염의 증상은 심한 어지럼증이 갑자기 발생하며 대개 구역과 구토를 동반한다. 눈을 감거나 염증이 발생하지 않은 쪽의 귀를 바닥에 대고 누우면 증상이 감소하고, 자세 변화로 더 심해지기도 한다. 일부 환자는 전정신경염이 생긴 귀 쪽으로 몸이 기울어지는 증상을 호소하기도 한다. 이런 증상은 1~2일 이내에 뚜렷하게 경감되고, 대부분 일주일 이내에 호전된다. 경우에 따라 수일이 지난 후에도 머리를 빠르게 움직이면 일시적으로 회전성 어지럼증이 나타날 수 있다. 반면 편측마비, 발음장애, 안면마비, 감각장애, 의식 변화 등의 다른 신경학적 증상은 동반되지 않는다. 전정신경염은 시간이 지나면서 증상이 호전되는 양성 경과를 보이는 경우가 많아 환자가 증상을 견딜 수 있으면 특별한 치료를 하지 않아도 무방하다. 그러나 심한 구토와 어지럼증으로 환자가 힘들어하는 경우 증상 발생 초기에만 전정 억제제를 투여한다. 전정 억제제를 장기간 투여하지 않는 이유는 양쪽 전정계의 불균형에 대한 중추신경계의 보상 작용을 이끌어내기 위함이다.

Q. 메니에르 증후군은 무엇인가?

메니에르 증후군은 급성 현기증을 일으키는 대표적인 내이질환이다. 1861년에 프랑스 의사 메니에르Meniere에 의해 처음 명명된 증후군으로 회전감을 동반한 어지럼증과 청력 저하, 이명(귀울림), 이 충만감

(귀가 꽉 찬 느낌) 등의 증상이 동시에 나타난다. 어지럼증 발작의 초기에는 전정신경염과 유사하게 어지럼과 함께 구역과 구토를 동반할수 있다. 메니에르 증후군은 귓속의 내림프액이 증가해 압력이 높아지면서 평형감각을 담당하는 기관에 영향을 미쳐 어지럼증을 일으킨다. 아직까지 병리기전이 완전히 밝혀지지 않았지만 자가면역질환,알레르기로 인해 내림프액 흡수장애가 생기는 내림프 수종을 유력한 원인으로 본다. 내림프 수종은 연령이 증가할수록 많아지고 시간의 경과에 따라 진행되는 양상, 그리고 양측성으로 재발하는 특성이있다. 발작 증상을 동반하기도 하는데, 이는 과로 및 스트레스와 상관관계가 있다. 여자의 경우 월경 주기와 관계가 있다는 임상실험 결과를 통해 메니에르 증후군이 스트레스 호르몬과 높은 상관관계가있는 것으로 추측하고 있지만, 아직 명확하지는 않다.

Q. 비전정성 어지럼증은 무엇인가?

비전정성 어지럼증은 '눈앞이 깜깜해지면서 아찔하다', '머릿속이 빈것 같다', '몸이 붕 뜨는 기분이다' 등으로 어지럼증을 표현한다. 원인은 과도한 스트레스로 인한 정서불안, 공황장애, 우울증 등의 정신신경과적 병과 부정맥 등 심장질환, 소화기질환, 빈혈 등의 내과적 질환. 그 외에 뇌동맥경화나 고혈압, 기립성 저혈압(갑자기 몸을 일으켰을 때 순간적으로 어지러워지는 현상), 과호흡증후군(잦은 심호흡으로 뇌혈관이 수축되어 어지럼증을 일으키는 질환), 자율신경계 질환, 당뇨, 갑상선질환과 같은 내분비장애 등이 비전정성 어지럼증의 원인이 된다. 비전정성 어지럼증은 전정성(회전성) 어지럼증보다 증상이 오래 지속되고, 손발이 저리거나 집중력 저하, 두통이 동반된다. 심하면 실신하는 경우도 있다.

Q. 한의학에서 보는 어지럼증은?

양방에서의 어지럼증 치료는 증상의 경감에 포커스를 맞춘 치료다. 물론 응급 상황의 경우 적절한 양방 치료가 반드시 필요한 때도 많다. 하지만 이석증의 경우 이석정복술을 시행했을 때 70% 정도의 호전율을 보인다고 보고되어 있다. 전정신경염의 경우에는 소염제나 스테로이드 투여를 한 후 정도의 차이는 있지만 후유증을 호소하는 환자가 많다. 그 외 비전정성 어지럼증 환자의 경우 기저질환에 대한 관리를 했음에도 증상의 호전이 더딘 때가 있다. 한방에서는 어지럼증이 유발되는 원인을 한 장기의 이상으로 단순하게 보지 않고, 전체적인 장부와 기혈 순환의 불균형, 해부학적 구조의 문제 등 다양한 원인으로 본다. 그리고 근본적인 원인을 분석해 그에 적합한 치료와 차후 재발 방지를 위한 지속적 관리를 시행한다.

Q. 한의학에서 보는 어지럼증의 원인은 무엇인가?

한의학에서는 어지럼증을 유발하는 원인을 다음과 같이 구분했다.

• 풍훈風暈

풍사風邪로 인해 생기는 어지럼증으로, 바람이 부는 것을 싫어하며 식은땀이 난다.

• **열훈**熱暈

지나치게 더운 기운에 노출되어 생기는 어지럼증으로, 몸이 더우면서 입이 마르고 갈증이 나는 증상을 동반한다.

• **담훈**痰暈

체내의 수분대사장애로 인한 병적 산물인 담음痰飮이 원인이 되어 나타나는 어지럼증으로, 구토를 하거나 구역감이 있고 소화불량 증상이 나타나기도 한다. 또 머리가 무거워 들지 못하면서 어지럽고 가슴이 두근거리는 증상을 동반하기도 한다.

• **기훈**氣暈

감정의 동요로 인해 자율신경 조절이 안 되어 기가 울체됨으로써 생기는 어지럼증으로, 머리가 아파 눈을 뜰 수 없으며 어지러운 증상이 심하다.

• **허훈**虛暈

몸에 기혈이 부족한 상태에서 나타나는 어지럼증으로, 특별한 질환이 없는데도 만성적인 어지럼증을 호소한다. 아침에 일어났을 때 어지럼증이 가장 심하며 기력이 쇠약한 노인에게서 주로 발생한다.

• **혈훈**血暈

산후나 빈혈로 인해 생긴 어지럼증으로, 안색이 창백하고 피부가 건조한 증상이 동반된다.

Q. 한의학으로 어지럼증을 치료하는 방법은?

한의학적 어지럼증의 치료는 불균형한 장부를 바로잡고, 울체鬱滯된 기혈의 순환을 개선해 비정상적인 담음을 제거하고, 기혈이 부족한 경우는 기혈을 보충해주는 등 각 원인에 따른 적절한 치료를 한다.

• 한약 치료

어지럼증 원인에 따라 적절한 한약을 처방해 비정상적인 장부기혈 순환을 바로잡는다.

- 풍훈: 거풍치훈祛風治暈 → 궁귀향소산芎歸香蘇散
- 열훈: 청열화훈淸熱化暈 → 방풍통성산防風通聖散
- 담훈: 이기거담理氣祛痰 → 반하백출천마탕半夏白朮天麻湯
- 기훈: 행기치훈行氣治暈 → 칠기탕七氣湯, 온담탕溫膽湯
- 허훈: 보허화훈補虛化暈 → 보중익기탕補中益氣湯, 자음건비탕滋陰健脾湯
- 혈훈: 보혈화훈補血化暈 → 궁귀탕芎歸湯, 사물탕四物湯

• 침 치료

울체된 기혈을 순환시켜 담음을 제거하고, 청각신경과 평형신경에 관련된 경추(C1~C4) 주위의 근육을 풀어주며, 뇌신경 기능의 회복을 도와준다.

• 부항 치료

경추 부위 근육의 경결을 풀어준다.

• 약침 요법

순수 한약 성분을 정제한 약액을 경혈經穴에 직접 주입해 한약과 침의 효과를 동시에 볼 수 있는 치료법이다. 원인에 따라 녹용·사향·웅담·홍화 등의 한약에서 추출한 액을 사용하는데, 약침을 경혈에 놓으면 장부경락의 기혈 순환이 향상되고 경추부위 근육의 경결을 푸는 데도 도움을 주어 어지럼증이 개선된다.

• 추나요법

일자목이나 거북목으로 경추 주변 근육과 인대 이상이 있는 경우, 교통사고나 외상으로 머리를 다친 경우 그리고 경추 퇴행성관절염이나 두개골과 상부경추관절이 불안정해 생긴 어지럼증에 경추 주변의 뭉친 연부 조직을 풀어주어 증상 개선에 도움을 준다.

Q. 어느 곳을 지압하면 어지럼증 완화에 도움이 되나?

• 백회혈

머리 정중앙 최상단 부위로 양 귀를 앞으로 구부렸을 때 귀 끝에서 바로 올라가 머리 정중선과 만나는 부위.

자극법

양손으로 머리를 감싸듯이 얹고 양손의 중지를 모아 백회혈百會穴을 지그시 지압한다. 허리를 바르게 펴서 앉은 상태에서 3초 정도 지압할 때 숨을 들이마시고, 지압을 천천히 풀면서 숨을 내쉰다. 눈을 감

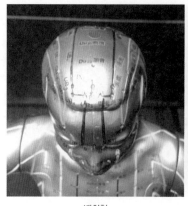

백회혈

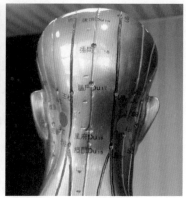

풍지혈

고 정신을 백회혈에 집중한다. 5회 정도 반복하고 눈을 뜬다.

• 풍지혈

후두골의 하단 부위, 귀 뒤쪽의 둥그런 후두골 아래쪽에 오목하게
들어가는 부위.

자극법

허리를 펴고 바르게 앉는다. 눈을 감고 머리를 반듯이 한다. 턱에 힘
을 빼고 입술을 가볍게 벌린다. 양쪽 풍지혈風池穴을 엄지손가락으로
약간의 아픔이 느껴질 때까지 5초 정도 지그시 압박한다. 이때 숨
을 들이쉬면서 머리를 약간 뒤쪽으로 넘긴다. 숨을 내쉬면서 압박을
푼다. 이 같은 방법으로 5회 반복한다.

Q. 어지럼증을 가진 환자가 주의해야 할 점은?

어지럼증을 가진 환자가 주의해야 할 점으로는 다음과 같은 것이 있다.

① 어지럼증을 유발하는 주된 요소는 스트레스, 과로, 불면, 육체적 피로 등으로 알려져 있다. 따라서 스트레스를 잘 관리하고 피로하지 않도록 적절한 휴식과 충분한 수면을 취한다.

② 어지럼증 환자는 언제나 넘어져서 다칠 위험이 있다는 것을 잊지 말고 갑자기 고개를 돌리거나 급하게 움직이지 않도록 주의한다.

③ 운전 도중 갑자기 어지럼증이 나타나면 매우 위험할 수 있으니 운전은 하지 않는 것이 좋다. 특히 밤에는 위치감각의 저하로 인해 사고 위험이 높으니 주의한다.

④ 술은 절대 금지하고 지나친 다이어트는 삼가며 균형 잡힌 규칙적인 식사, 적절한 수분 섭취, 짜게 먹지 않기 등을 실천한다.

⑤ 수영이나 사우나와 같이 신체에 급격한 온도 변화를 야기하는 활동을 피한다.

내경편: 내과·순환기계·신경정신 질환

이명과 이롱

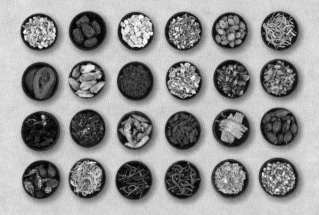

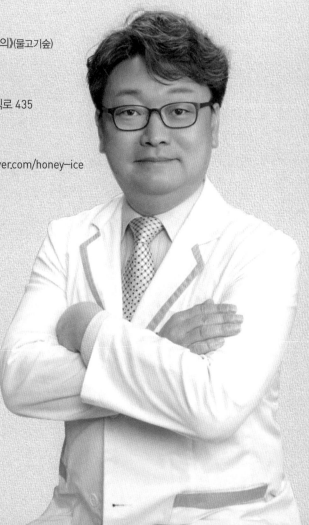

임동국
원장

- 원광대학교 한의과대학 및 동 대학원 졸업
- 한의학 박사 – 진단학 전공(세부전공: 맥학)
- 미국 응용근신경학 인정의
- 대한 경방의학회 회장
- 맥경연구집성 편집위원
- 저서:《의학입문 맥학강의》(물고기숲)

임동국한의원

주소 서울시 송파구 올림픽로 435
　　　 파크리오A상가 3층

전화 02-479-1375

홈페이지 https://blog.naver.com/honey-ice

귀에서 계속 소리가 들려요!

이명과 이롱

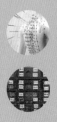

귀에서 들려오는 삐~ 소리.

피곤할 때 한 번쯤 경험하는 이명 증상이다.

소리가 일시적으로 들린다면 다행이지만

문제는 이명은 이롱, 즉 난청을 동반한다는 점이다.

치료가 늦어지면 청각을 잃을 수 있다는 것이다!

결코 가볍게 여겨선 안 될 소리, 이명.

한의학에서는 이명과 이롱을 어떻게 정의하고 있으며

어떤 치료법을 제시하고 있을까?

이명과 이롱에 대해 살펴보자.

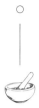

이명과 이롱에 대한 일문일답

Q. 이명이란 무엇인가?

40대 중반의 남자 환자분이 서류를 들고 내원하셨다. 평소 요통으로 치료받던 환자분인데 오늘은 허리가 아파서 온 것이 아니란다. 말을 들어보니 일주일 전부터 오른쪽 귀에서 소리가 나기 시작해서 바로 이비인후과에 갔는데, 검사 후 귀 자체에는 이상이 없다고 하면서 약을 처방해줬단다. 일주일치 약을 다 복용하고도 귀에서 소리가 나는 것이 낫지 않아 다시 이비인후과에 내원을 하니 큰 병원에 가보라고 하면서 진료의뢰서를 써줬다고 한다. 이렇게 귀에서 소리가 나는 것을 이명耳鳴, tinnitus(귀울림)이라고 하는데, 청각에 이상이 나타나는 대표적인 병변이다.

이명은 외부로부터의 소리 자극이 없는데도 귓속이나 머릿속에서 소리가 나는 것처럼 느끼는 증상을 말한다. 귀에서 소리가 들릴 때 환자 본인뿐만 아니라 검사하는 사람도 들리는 경우가 있다. 이를 타각적 이명objective tinnitus이라고 하는데, 이는 매우 드문 경우이다. 반대로 환자 자신은 커다란 종이 땡땡땡 울리는 것같이 큰 소리가 들려서 괴로울지라도 주위의 사람들은 전혀 느끼거나 들을 수 없는 경우를 자각적 이명subjective tinnitus이라고 한다. 대부분의 이명 환자가 이에 속한다. 나이에 상관없이 모든 연령층에서 이명이 나타날 수 있는데, 요즘은 초등학생 중 절반 이상에서 이명을 경험해본 적이 있을 만큼 흔하게 나타난다. 이명은 대개 스트레스, 과로, 수면 부족으로 악화되는 경향이 있다. 주위가 조용할 때 자신에게는 큰 음으로 느껴져 참을 수 없는 경우가 많으며, 신경이 예민해져 있을 때 악화되기도 한다. 또한 겨울에 찬바람에 장시간 노출된 경우에도 악화될 수 있고, 대사증후군으로 비만인 경우에도 이명이 잘 나타난다.

Q. 이명이 생기면 어떤 소리가 들리는가?

이명에서 들리는 소리는 사람마다 모두 다른데, 이명의 대부분은 주파수가 높은 금속성의 소리로 들린다. 이외에 윙~ 하는 기계 소리, 쏴~ 하는 김빠지는 소리, 귀뚜라미나 매미 같은 벌레 우는 소리, 찡~ 하는 소리, 바람 소리, 물 흐르는 소리 등 그 소리는 매우 다양하다. 간혹 이런 소리들이 합쳐져서 복합적으로 들리기도 한다. 비록 여러 가지 형태로 소리가 나지만 소리의 형태와 병의 원인에는 연관성이 거의 없다. 또한 소리의 크기도 파리가 윙윙하는 것처럼 아주 작게 들리는 경우부터 보신각종이 울리는 것처럼 매우 크게 들리는 경우도 있다. 소리의 형태가 병의 원인과 연관성이 거의 없는

데 반해 소리의 크기는 병의 허실虛實과 매우 밀접한 관계가 있다. 보통 소리가 크게 들리면 실증實證일 경우가 많고, 소리가 작고 은근하게 들리면 허증虛證일 경우가 많다.

Q. 이명의 원인은?

우선 귓속의 염증이나 돌발성 난청, 메니에르병, 뇌혈관의 이상, 전정신경초종과 같은 종양 등의 원인질환으로 인해 이명이 발생하는 경우가 있다. 이때는 이명 자체가 아니라 원인질환에 대한 치료를 시행해야만 이명이 호전된다. 하지만 이러한 기질적 병변이 있는 경우를 제외하고는 아직까지 이명의 명확한 원인을 규정하지 못하고 있다. 경부의 교감신경의 긴장 이상, 자율신경의 기능 실조, 내분비 기능의 이상, 세균 감염, 알레르기allergy설, 신진대사의 장애, 수분 및 염분대사의 장애, 비타민 결핍설 등이 원인으로 제시되고 있는 상황이다. 최근에는 정신신경학적인 스트레스stress설과 단백질 분해효소설 등이 제시되기도 한다. 이렇게 이명의 원인을 특정하지 못하는 경우가 많기 때문에 서양 의학에서는 근본적인 치료가 대개 곤란하다. 일반적으로 이명으로 한의원에 내원하는 경우는 이비인후과에서 기질적 원인을 찾지 못한 때가 대부분이다.

Q. 한의학에서 보는 이명의 원인은 무엇인가?

한의학에서는 이명의 원인을 크게 허증과 실증으로 나눈다.

• 허증

《동의보감東醫寶鑑》을 통해 살펴보도록 하자. 한의학에서는 신장이 귀를 주관한다腎主耳고 하여 신장과 귀가 밀접하게 연결되어 있다고 보고 있다. 이 말은 신장의 기운이 귀로 통하고 있기 때문에 신장의 기능이 정상이라면 소리를 들을 수 있다는 것이다腎氣通於耳, 腎和則耳能 聞五音矣. 따라서 이명이 생기는 첫 번째 원인 장기는 바로 신장이 된다. 사람은 성욕을 절제하지 못하거나, 과도한 노역 혹은 중년 이후에 중병을 앓으면 신수가 말라 허하게 된다. 이때 신장이 허해져서 생긴 허열이 떠서 귀 쪽으로 가거나, 혹은 신장이 허해진 상태에서 풍사가 귀에 침입하는 경우에 이명이 생길 수 있다凡人嗜慾無節, 勞役過 度, 或中年之後, 大病之餘, 腎水枯涸, 陰火上炎, 故耳痒耳鳴. 或腎氣不足, 宗脈虛, 風邪入耳爲 鳴. 신장이 허해서 이명이 발생할 때는 마치 서로 싸우는 것처럼 소리가 난다耳內鬪鬪然, 是陰虛也.

그다음으로 비위가 허해져도 이명이 생길 수 있다. 비위는 음식물의 정기精氣, 즉 에너지를 흡수해 전신에 공급해주는 역할을 하는데, 특히 그 정기를 우리 몸의 상부로 올려주는 작용도 하고 있다. 또한 귀는 많은 혈관이 모여 있어서 이 혈관들로부터 영양 공급을 받고 있다. 만약 비위가 허하다면 음식물에서 에너지를 뽑아내는 것도 부실하게 된다. 아울러 정기를 상부로 올려주지 못하기 때문에 귀 주위의 혈관에 혈액순환이 잘되지 못해 이명이 발생하게 된다耳者, 宗脈 之所聚也, 故胃中空, 則宗脈虛, 宗脈虛則下流, 脈有所竭, 故耳鳴. 비위가 약하게 되는 주된 원인은 크게 두 가지로 나눌 수 있다. 먼저 과식하거나 상한 음식을 먹거나 자극이 센 음식을 많이 먹어 비위가 손상된 경우이다.

반대로 음식을 너무 안 먹어도 비위가 손상된다. 이러한 것을 음식상飮食傷이라고 한다. 그리고 지나치게 일을 많이 하거나 스트레스를 많이 받아 비위가 손상된 경우가 있는데, 이를 노권상勞倦傷이라고 한다. 다이어트를 한다고 지나치게 굶거나 힘쓰는 일을 너무 많이 한 다음에 이명이 생기는 것이 바로 이 경우에 해당한다.

• 실증

몸에 발생한 열이 몸의 상부로 치밀어 올라 이명이 생긴 경우가 실증에 해당한다. 불은 타오르지 않는가? 따라서 몸에 발생한 화열火熱은 상승하는 성질을 갖고 있다. 열이 위로 올라가다 보면 몸에서 가장 위쪽에 있는 머리에서 모이게 된다. 그러면 머리 쪽에서 문제가 흔히 발생하게 된다. 그러므로 눈이나 귀, 코, 입 등에 생기는 병은 열이 원인이 되는 경우가 대부분이다. 만약 머리로 올라간 열이 하필 귀의 경락經絡을 막아버리면 이명이 발생하게 된다.

열이 발생하는 원인을 살펴보면, 먼저 기름지고 맛이 강하며 아주 매운 음식을 즐겨 먹어서 몸에 열이 쌓였거나 장기간 음주를 해 주열酒熱, 즉 술로 일한 열이 발생한 경우 그 열이 귀로 가서 이명이 생길 수 있다. 술꾼들에게 이명이 자주 발생하는 이유이다. 또한 강한 스트레스를 받으면 갑자기 귀가 울린다고 하는 경우가 있지 않은가? 이는 스트레스로 간의 기운이 뭉쳐서 간화肝火가 생겼기 때문에 이명이 발생한 것이다. 이런 경우를 보통 화병火病이라고 한다. 마지막으로 갑자기 외부의 사기邪氣가 침입해 이명이 발생하는 경우가 있다. 이를 풍열風熱이라고 한다. 한마디로 감기에 걸리고 이명이 생긴 것이다. 보통 머리가 아프거나 오한발열이 있으면서 귀가 붓고 아픈 등의 감기 증상을 동반하므로 쉽게 알 수 있다.

Q. 실증과 허증을 구분할 수 있는 방법은?

간단하게 실증인지 허증인지 구분하는 방법이 있다. 먼저 허증은 소리가 미약하고 은근하게 나는 데 반해 실증은 소리가 비교적 크고 요란하게 들린다. 또한 허증은 소리가 간헐적으로 발생하는 데 반해 실증은 소리가 지속적으로 들리는 경향이 있다. 마지막으로 이명이 있을 때 손가락으로 귀를 눌러서 소리가 작아지면 허증, 커지면 실증으로 볼 수 있다. 다만 이렇게 구분하는 것은 100% 정확한 것은 아니니 참고만 해야 한다. 정확한 진단은 한의사가 여러 증상과 맥을 종합해 한다.

Q. 이명이 생기는 또 다른 원인은?

이명이 위와 같은 원인 이외에 구조적인 문제로 인해 발생하는 경우가 있다. 관절이 살짝 틀어지는 것을 아탈구亞脫臼, subluxation라고 하는데, 경추에 아탈구가 발생하는 경우 경추와 귀의 구조물에 부조화가 발생해 이명이 생길 수 있다. 특히 상부경추의 아탈구와 턱 관절에 장애가 있을 때 잘 발생한다. 교통사고로 인해 경추에 채찍질 손상이 발생한 경우에도 이명이 생길 수 있다. 이런 경우 역시 서양 의학에서는 기질적인 병변을 찾을 수 없으므로 제대로 된 진단과 치료를 받기 힘들다.

Q. 이명이 다른 질병을 동반하기도 하나?

이명만 발생하는 경우도 있지만 귀 주위의 혈액순환이 잘되지 않아서 이명이 발생하는 경우 두통이나 편두통이 함께 발병하는 때가 있다. 두통이나 편두통을 발생시키는 원인이 무엇인지를 확인하고 치료해야 한다. 간혹 어지러움이 이명에 동반되는 경우가 있는데, 고혈압이나 빈혈이 원인인 경우에 많이 생긴다. 이것 이외에도 어지러움을 일으키는 원인이 많기 때문에 이명과 어지러움이 같이 발생한 경우에는 어지러움에 대한 근본 원인을 찾아서 치료해야 한다. 이명에 가장 많이 겸하는 증상은 이롱이다. 보통 이롱 환자의 85% 정도에서 이명이 같이 발병한다. 처음부터 같이 발병하는 경우도 있지만 이명이 치료되지 않아서 이롱으로 진행되는 경우가 대부분이다.

Q. 이롱이란 무엇인가?

이롱耳聾은 청각이 약해져 대화에 지장을 받거나, 심지어 청각에 장애가 있는 경우를 말한다. 현대에는 보통 난청難聽이라고 한다. 이롱의 증상이 비교적 가벼워 들리기는 하지만 성음이 뚜렷하지 않는 경우도 있다. 이를 중청重聽이라고 한다. 이롱은 서양 의학에서 여러 가지 질환으로 인해 유발되는 후천적인 돌발성 및 진행성 난청과 선천적인 청력장애인 농아, 그리고 연령이 높아짐에 따라 생리적으로 나타나는 노인성 난청까지를 포함하는 포괄적인 증후로 볼 수 있다.

Q. 이롱이 생기면 어떤 증상이 나타나는가?

이롱은 청력이 감퇴되는 질병이기 때문에 일단 소리가 작게 들리거나 멀리서 들리는 것처럼 느껴진다. 당연히 시끄럽거나 소란스러운 곳에서는 소리를 알아듣기가 더 어려워지고, 어디에서 소리가 들리는지 그 방향을 인지하기가 어려워지기도 한다. 간혹 들리는 소리의 성질이 변질되어 말소리가 왜곡되고 깨져서 들리거나 특정 소리에 불쾌감이 생길 수도 있다. 이러한 증상들은 원인에 따라서 언제부터인지도 모르게 서서히 발생할 수도 있고, 어느 날 갑자기 발생할 수도 있다. 돌발적으로 발생되는 것을 '폭롱暴聾'이라고 한다. 졸롱卒聾, 궐롱厥聾, 신롱新聾 등이 여기에 해당하는데, 이들은 주로 실증에 속한다. 점차적으로 발생되는 것을 '점롱漸聾'이라고 한다. 노롱老聾, 허롱虛聾, 구롱久聾 등이 여기에 해당하는데, 이들은 대개 허증에 속한다.

Q. 이롱은 왜 생기는 것인가?

이롱이 왜 생기는가를 이해하려면 먼저 우리가 소리를 어떻게 듣는지에 대해 알아야 한다. 귀는 크게 세 부분으로 나눌 수 있다. 귓바퀴와 외이도 부위를 일컫는 외이外耳, 고막에서 달팽이관 사이의 내부에 있는 고실·귓속뼈·이관 부위인 중이中耳, 그 안쪽으로 전정과 반고리관·달팽이관 등이 있는 부위인 내이內耳. 우리는 이 세 부분으로 소리를 듣는데, 외부의 소리는 가장 먼저 귓바퀴에서 모이고 외이도를 지나서 고막을 울리게 한다. 그러면 고막에 붙어 있는 귓속뼈들이 이 고막의 울림을 달팽이관에 전달하고, 달팽이관은 이 진동을 다시 청신경을 통해 뇌에 전달해 우리가 소리를 인식하게 된다. 즉 소리의 파장은 귓바퀴 → 외이도 → 고막 → 귓속뼈 → 달팽이관 → 청신경 → 뇌 등의 순서로 전달되는 것이다. 따라서 귀에서 소리가 잘 들리지 않는다면 이 과정 중 어딘가에 문제가 생긴 것이다. 문제의 원인은 매우 다양하고 복잡하지만 외부 소리를 인식하게 되는 과정 중 어느 부분에 문제가 있느냐에 따라 크게 두 종류로 나뉜다.

먼저 소리의 전달 과정에서 외이와 중이, 즉 달팽이관 이전의 어느 곳에서 장애가 있어 난청이 발생한 것을 전음성 난청이라고 한다. 원인은 외이도의 염증이나 귀지로 인한 막힘, 고막의 손상, 삼출성 중이염, 만성중이염, 귓속뼈의 기능 이상 등으로 매우 다양하다. 그리고 내이 이후의 문제, 즉 달팽이관까지는 소리의 진동이 잘 전달되었는데, 달팽이관에서 청신경을 통해 뇌로 전달하는 과정에서 장애가 있어 난청이 발생한 것이다. 이를 감음성 난청 혹은 감각신경성 난청이라고 한다.

전음기와 감음기 둘 모두에 장애가 있어 난청이 발생한 경우를 '혼합성 난청'이라고 한다. 원인은 매우 다양하다. 태어날 때부터 소리의 신경전달 과정에 문제가 있는 선천성 난청, 소음성 난청(강력한 소음에 의해 신경세포가 손상되는 것), 돌발성 난청(갑자기 원인 모르게 청력이 크게 감소하는 것), 노인성 난청(서서히 청력이 감퇴되는 것), 달팽이관 신경세포를 파괴하는 약물에 의한 약물독성 난청, 메니에르병이나 만성중이염에 의한 합병증, 뇌종양에 의한 신경손상 등이 그것이다. 이들 이외에 기질적인 장애 없이 심인성으로 난청이 발생하는 경우가 있는데, 이를 기능성 난청이라고 한다. 이러한 난청 중 원병이 있는 경우는 원병을 먼저 치료하면 된다. 하지만 돌발성 난청과 기능성 난청 등의 경우와 같이 원인이 확실히 밝혀지지 않은 것은 서양의학으로 치료가 어려운 경우가 많다.

Q. 한의학에서 보는 이롱의 원인과 치료법은?

이명과 이롱이라는 병명은 한의학 최고의 경전인 《황제내경黃帝內經》에서부터 시작되므로 그 역사가 유구한 것을 알 수 있다. 한의학에는 이명과 이롱에 대한 병인病因과 병기病機, 치료 방법을 수천 년간 연구해온 것이다. 이명과 이롱은 병인병기病因病機가 기본적으로 동일하다. 따라서 이명과 이롱은 각각 독립적으로 나타나기도 하지만 대부분 함께 나타난다. 이명에 이롱이 동반되어 나타날 수도 있고, 이롱 역시 이명이 심해져서 발생하는 경우도 있다. 그러므로 이롱의 치료는 이명의 치료와 대동소이하다.

이명과 이롱의 치료는 한약 치료를 바탕으로 한다. 우선 신장이 허하면서 허열이 생겼거나 풍사가 침범해서 이명이나 이롱이 발생했을 때는, 허한 신장의 기운을 보강해주는 약재를 기본으로 하고 허열을 꺼주거나 풍사를 제거해주는 약재를 가미한 처방을 투여한다. 다만 신장이 허해져 발생한 이명이나 이롱은 다른 원인에 비해 치료 기간이 비교적 더 걸린다는 점에 유의해야 한다. 만약 비위가 손상되어 이명이나 이롱이 발생한 경우에는 약해진 비위의 기운을 보해주면서 기운을 올려주는 한약을 기본으로 한다. 혹 음식상이 있다면 소화가 잘되게 하는 약재를 가미해서 치료한다. 화열이 치솟아서 이명이나 이롱이 발생한 경우에는 각각의 원인에 맞게 열을 제거하고 귀의 기를 소통시키는 한약을 복용한다. 기름지고 맛이 강하며 아주 매운 음식을 즐겨 먹어서 몸에 열이 쌓였거나 장기간 음주를 해 열이 발생한 경우에는 담을 없애고 열을 식혀주는 한약을 쓴다. 강한 스트레스를 받아 생긴 간화가 귀의 경락을 막아서 생긴 것이라

	원인	허실	한약 치료	공통 치료	기타 치료
내인內因	신허腎虛 + 허열虛熱 또는 풍사風邪	허虛	보신자음補腎滋陰 + 청열清熱 또는 거풍祛風	침 치료, 뜸 치료, 약침 치료	
	비허脾虛 + 음식상飲食傷	허虛	보비익기補脾益氣 + 소식消食		
	울열鬱熱	실實	청열사화清熱瀉火		
	간열肝熱	실實	소간청열疏肝清熱		
외감外感	풍열風熱	실實	발산풍열發散風熱		
불내외인不內外因	교통사고		활혈거어活血祛瘀		추나 치료

면 간의 기운을 풀어서 화를 없애주는 한약을 투여한다. 감기에 걸려 발생한 이명이나 이롱은 감기를 치료하는 한약을 상황에 맞게 투여한다. 이 경우는 감기만 치료하면 이명이나 이롱이 나으므로 비교적 빨리 치료되는 편이다. 교통사고 등으로 인해 경추에 구조적 문제가 발생해 이명이나 이롱이 발생할 때는 한약 치료와 더불어 경추와 턱 관절을 교정해주는 추나 치료를 함께 받으면 더욱 좋은 효과를 볼 수 있다. 이렇게 각각의 원인이 맞게 한약을 복용하면서 귀 주변의 기혈 순환을 돕는 침 치료를 일주일에 2~3회씩 병행한다. 상황에 따라 뜸 치료를 병행할 수도 있으며, 약침 치료를 같이 하기도 한다.

Q. 이명과 이롱의 예방법은?

이명과 이롱을 예방하려면 이명과 이롱이 발생하는 원인들을 제거해주면 된다. 먼저 기본적으로 귀를 함부로 후벼대지 않도록 하고,

이도耳道의 청결을 유지해야 한다. 만약 고막에 병변이 있는 환자의 경우는 꾸준히 운동을 하고 한약을 복용해 체력과 저항력을 길러 감기에 걸리지 않도록 해야 한다. 또한 과로를 피하고 충분히 휴식을 취해야 하며, 지나친 성관계를 절제해야 한다. 명상과 단전호흡 등을 통해 정신을 수양함으로써 항상 유쾌한 마음가짐을 가지고 화를 내지 않도록 노력해야 한다. 너무 소음이 심한 곳은 피하고 이어폰을 이용해 음악 등을 듣는 것도 삼가는 것이 좋다. 규칙적인 생활을 하면서 음식 섭취에 주의해 과식이나 고량후미膏粱厚味 등의 음식은 피하고 담백한 음식을 위주로 섭취하는 것이 좋다.

처음에 예로 든 40대 중반의 이명 환자는 진맥해보니 신허가 원인이었다. 따라서 신장을 보하는 약을 복용하는 동시에 침 치료를 병행했더니 2주 사이에 90% 정도가 좋아졌다. 그 뒤로 계속 치료를 이어나가 결국 완치되었다. 《동의보감》에 "이명은 장차 귀가 멀게 될 조짐이다耳鳴乃是聾之漸", "이명을 빨리 치료하지 않으면 점차 귀가 멀게 된다早而不治, 漸至聾職"라고 했다. 이명을 조기에 치료하지 않으면 나중에 이롱, 즉 귀가 멀 수도 있다는 것이다. 특히 돌발성 난청과 같이 갑자기 생긴 이롱의 경우 이환 기간이 이롱의 회복 여부와 밀접한 관계가 있다. 청력이 오랫동안 회복되지 못하면 영원히 청력을 상실할 수도 있다. 이명이나 이롱이 처음 발생했을 때 대개 이비인후과에 가서 검사를 받게 된다. 만약 어떤 기질적 질환을 발견하지 못한 상태에서 양약을 복용해도 효과가 없다면 조속히 한방 치료를 받는 것이 좋다. 치료를 늦게 받을수록 만성화되어 치료될 확률이 확연히 줄어들기 때문이다.

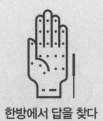

한방에서 답을 찾다

내경편: 내과·순환기계·신경정신 질환

구강작열감증후군

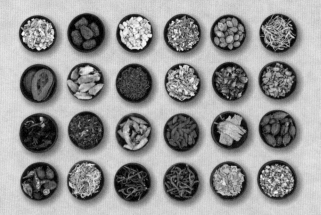

우소영
원장

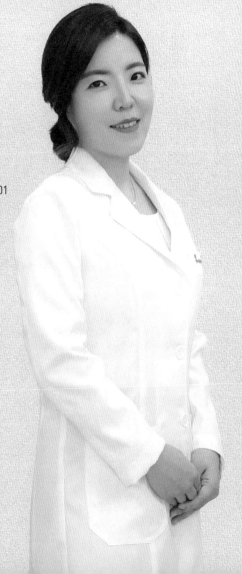

- 현 대전 강남한의원 원장
- 대구한의대학교 한의학과 졸업
- 경희대학교 한의학 박사 학위 취득
- 대한한의학회
- 대한한방내과학회
- 대한한방안이비인후피부과학회

대전 강남한의원

주소 대전시 중구 태평동 409–20
전화 042–535–6931
홈페이지 http://blog.naver.com/woosy01

혀가 화끈거리고 아파요!

구강작열감증후군

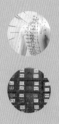

맛을 느끼고 음식물을 씹고 삼키며

말을 하는 데 핵심적인 역할을 하는 신체기관, 혀!

혀는 입속의 근육이라 평소 잘 보이지 않지만

일상생활과 건강을 유지하는 데 매우 중요한 기능을 한다.

그만큼 혀의 상태는 건강의 척도라고 할 수 있다.

매일 거울을 보는 횟수만큼

혀의 색과 모양을 확인하는 현대인은 드물 것이다.

하지만 지금 당장 시도해볼 필요가 있다.

나도 모르는 사이에 혀질환에 노출되어 있을지도 모르기 때문이다.

한의학에서 본 혀질환, 구강작열감증후군에 대해 알아보자.

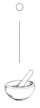

구강작열감증후군에 대한 일문일답

Q. 구강작열감증후군이란?

구강작열감증후군은 영어로 Burning Mouth Syndrome이다. 말 그 대로 입안과 혀가 불에 덴 것처럼 화끈거리고 아픈 병이다. 혀에 특 별히 구내염이 생긴 것도 아닌데 혀가 화끈거리고 쓰라리고 아리는 등 다양한 통증이 생긴다. 처음에는 입이 마르고 혀의 감각이 이상 한 느낌부터 시작해 결국 혀의 통증으로 발전하게 된다. 초기에는 매운 음식이나 뜨거운 음식을 먹을 때만 혀가 아프지만 점차 식사 할 때뿐 아니라 물을 마실 때나 말을 할 때도 혀가 아파서 일상생활 에 큰 지장을 주게 된다.

특히 고령의 환자일 경우 혀 통증 때문에 식사를 못 해서 기력이 쉽 게 떨어지고 우울증 위험까지 생기게 된다. 아픈 부위는 혀뿐만 아 니라 입술, 잇몸, 입천장, 목구멍 안쪽까지 구강점막 전체에 이를 수 있다. 또 미각에도 이상이 생기는데 '입맛이 떫다', '입이 쓰다', '짜다', '혀에서 쇠 맛이 난다', '피 맛이 난다' 등 다양한 미각 이상 증상이 생길 수 있다.

Q. 구강작열감증후군의 구체적인 증상은?

환자들이 말하는 구강작열감증후군 증상은 다음과 같다.

- 혀에서 화끈화끈 열이 나요. 혀가 화끈거려요.
- 혀가 불에 덴 것처럼 얼얼하고 아파요.
- 혀에 고춧가루를 뿌려놓은 것처럼 따갑고 아파요.
- 혀가 이빨에 쓸려서 아파요.
- 혀가 마르고 텁텁한 게 입에 모래가 있는 것 같아요.
- 맛을 잘 모르고 입에서 쇠 맛이 나요.
- 혓바닥이 갈라지고 아파요.
- 혀 말고도 입술, 잇몸, 입천장까지 화끈거리면서 아파요.

Q. 병명이 생소한데 실제로 이런 환자가 한의원에 많이 내원하는가?

구강작열감증후군 환자들은 늘 있었지만 지금까지 사회적 인식이 낮았다. 특히 고령자의 경우 노화 때문에 혀가 아픈 것이라고 생각되어 방치하는 경우가 많았다. 하지만 최근에는 갱년기 이후의 여성 환자는 물론 젊은 환자도 점점 늘고 있다. 또 구강작열감증후군에서 나타나는 혀 통증은 일반적인 진통제가 듣지 않아서 대부분 '리보트릴' 같은 공황장애 치료제, '살라겐정' 같은 침 분비 촉진제, 인공타액, 신경안정제 등으로 치료받게 되는데 부작용을 우려해 많은 분이 한의원을 찾고 있다. 한의원에서는 구강작열감증후군이 비록 혀의 병이지만 그 원인을 혀에서만 찾지 않고 몸 전체의 건강 상태까지 관심을 넓혀 그 원인을 찾아 진단·치료한다. 실제로 환자를 치료해보면 몸 전체의 진액 부족과 한열 불균형을 조절해야만 혀의 통증이 잡히는 것을 알 수 있다.

Q. 구강작열감증후군은 왜 생기는가?

정확한 원인은 밝혀져 있지 않지만 일반적으로 갱년기 이후 여성에게 많이 생긴다. 철분이나 아연, 비타민과 같은 영양 결핍이 원인인 경우도 있어서 일단 혀 통증이 생겼다면 아연이 들어간 영양제를 권하기도 한다. 구강건조증, 쇼그렌증후군, 당뇨병과 같이 혀와 입안을 건조하게 만드는 원인질환이 있는 경우도 구강작열감증후군이 생기기 쉽다. 또 구강작열감증후군 환자들은 스트레스나 우울증, 불면증, 수면장애와 같은 문제를 가지고 있는 경우가 많으며 실제로 구강작열감증후군과 이런 정서적 질환이 악영향을 주고받는 경우가 많다. 또 혀의 백태, 혀 갈라짐, 치흔 등 다양한 문제가 동반되는 경우도 많다.

Q. 구강작열감증후군의 유형은?

한의원에서 혀를 진찰하는 진단법을 설진舌診이라고 한다. 설진은 환자의 혀를 보고 오장육부와 몸 전체의 건강을 알아내는 방법이다. 이런 설진은 다양한 질환을 진단하는 데 쓰이지만, 특히 구강작열감증후군과 같은 구강질환을 진찰하는 데 아주 중요한 의미가 있다. 같은 구강작열감증후군이라 해도 환자마다 혀 상태가 다르고, 그에 따라 치료법 또한 달라지기 때문이다. 또 혀의 통증이 호전되면 혀 상태에도 변화가 보인다. 그 때문에 혀를 진찰하는 설진은 병의 원인을 찾아내는 데 도움이 될 뿐만 아니라 치료 경과를 확인하는 데도 큰 도움을 준다. 요즘은 고화질의 디지털 사진기로 혀를 촬영하고 대형 화면으로 확대해 자세히 진찰할 수 있어 정교함이 향상되었다. 또 치료 전 사진과 치료 후 사진을 나란히 놓고 비교함으로써 치료 성과가 어느 정도인지, 앞으로 치료 기간은 얼마나 더 필요한지 등 예후 판정에도 큰 도움을 준다.

구강작열감증후군 환자의 대표적인 혀의 상태는 백태, 황태, 혀 갈라짐, 치흔, 혓바늘, 지도설, 경면설의 일곱 가지 병증으로 나누어볼 수 있다. 단, 혀의 백태가 있다고 반드시 구강작열감증후군이 생기거나, 이런 혀의 병증이 보인다고 해서 구강작열감증후군이 무조건 생기는 것은 아니다. 정확한 진단과 치료는 전문가가 해야 한다.

• 백태

백태白苔는 구강 건조, 위장 문제, 하복부 냉증이 있을 때 많이 생긴다. 그중에서 구강작열감증후군과 가장 연관이 높은 것은 구강건조증이다. 입이 마르면 마를수록 백태가 많이 생기고 구강작열감증후군이 생길 위험도도 높아진다.

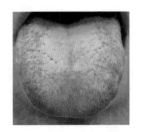

• 황태

황태黃苔는 백태가 노랗게 변한 것으로 몸에 열이 많을 때 자주 생기는 현상이다. 위장의 열이나 간에 열이 많을 경우 혀의 백태가 노란색으로 변하고 혀에서 열이 나면서 아플 수 있다.

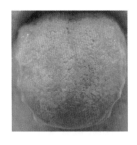

• 혀 갈라짐

혀 갈라짐은 한의학에서 설열舌裂, 균열설龜裂舌이라고 부른다. 몸에 진액이 부족하고 열이 많을 때 혓바닥이 갈라진다. 처음에는 혓바닥이 갈라져도 아프지 않고 아무런 불편 증상이 없을 수도 있지만, 시간

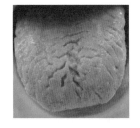

이 지날수록 혀가 갈라지는 부위가 쓰라리고 아프면서 구강작열감 증후군까지 발전할 위험이 있다. 특히 청소년기에 혀 갈라짐이 나타날 경우 초기에는 불편하지 않지만, 점차 성인이 되면서 혀 불편 증상이 나타나는 경우가 많다.

• 치흔

치흔齒痕은 혀가 치아에 눌려 혀 가장자리에 울퉁불퉁한 자국이 남는 것이다. 혀의 크기가 정상보다 부어 있는 경우나 혀의 탄력 회복력이 떨어져 있을 때 자주 생긴

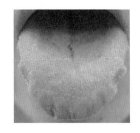

다. 한의학에서는 기허氣虛나 순환장애를 원인으로 보고 있다. 통증은 혀가 치아에 닿는 부위부터 생기는 경우가 많은데 점차 혀 전체로 통증 범위가 넓어지게 된다.

• 혓바늘

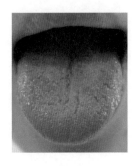

보통 혀끝이 붉어지면서 아픈 경우가 많다. 한의학에서 혀 전체가 심장의 영향을 받는다고 보지만, 그중에서도 특히 혀끝은 심장의 열熱이 몰리는 부분이다. 만약 혀끝이 빨갛게 충혈되어 있다면 심장의 열도 많을 수 있다. 심장에 열이 많으면 심장이 빨리 뛰고 두근거리고 불안하며 잠도 편하게 잘 수 없다. 보통 스트레스가 많은 사람에게 자주 생긴다.

• 지도설

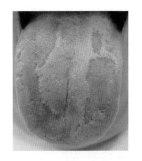

지도설地圖舌은 혀의 백태가 군데군데 벗겨져 마치 지도 모양처럼 된 것이다. 지도설은 보통 면역력이 저하되었을 때 생긴다. 보통 혀의 통증은 백태가 벗겨진 부분에서 시작되는 경우가 많은데, 이는 백태가 벗겨져 혀가 그대로 드러나 여러 자극에 민감해지기 때문인 경우가 많다.

• 경면설

경면설鏡面舌(위축성 설염)은 혀에 백태가 모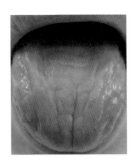
두 없어지고 혀 표면이 반들반들해져서 마
치 거울이나 유리 표면과 같이 된 혀다. 백
태는 몸이 안 좋을 때 많이 생기기도 하지
만 한꺼번에 모두 사라지기도 한다. 이렇
게 백태가 모두 사라지면 혀는 그야말로
자극에 민감해지게 된다. 또 원래 혀의 표면은 설유두舌乳頭로 오돌
토돌한 융기가 있어야 하는데, 설유두가 위축되어 반질반질한 모양
이 되는 병을 위축성 설염이라고 한다. 한의학에서는 음허陰虛와 기
허氣虛일 때 경면설·위축성 설염이 나타난다고 보는데 실제 환자들
도 고령자가 많아 보약이 필요한 경우가 많다.

Q. 구강작열감증후군의 치료는?

환자의 현재 증상, 설진, 진맥, 체질 측정검사 결과를 종합해 치료
방침과 한약 처방이 결정된다. 비록 치료하고자 하는 증상이 혀 통
증일지라도 전체의 건강을 살피지 않으면 안 된다. 혀가 온몸의 건
강 상태에 따라 영향을 받기 때문이다. 그래서 혀뿐만 아니라 온몸
의 건강 상태를 고려한 한약 처방이 필요하다. 대부분 꾸준한 치료
가 필요하며 한약 처방 이외에도 침 치료와 약침 치료를 병행하게
된다. 약침 치료는 주로 자하거紫河車 약침을 목의 인영혈人迎穴을 중
심으로 시술하게 되는데 구강질환에 많은 효과가 있다.

Q. 구강작열감증후군 환자가 지켜야 할 주의사항은?

구강작열감증후군 환자는 잠을 잘 자는 것이 아주 중요하다. 잠을 설치면 혀가 더 아파지는 것을 흔히 경험할 수 있다. 커피를 마시면 심장이 두근거리고 잠을 못 자는 경우 커피를 멀리해야 한다. 불면증이 심한 경우라면 양약 복용도 고려해야 하고, 이미 복용 중이라면 한방 치료 중에 임의로 끊지 말고 꼭 상의를 해야 한다. 또 입안을 건조하게 하는 환경을 피해야 한다. 만약 비염이나 축농증, 코골이 등으로 입으로 숨을 쉬는 구호흡이 있다면 반드시 치료를 받아야 한다. 입으로 숨을 쉬면 입안이 급속히 건조해지고 혀의 통증이 심해지기 때문이다. 음식은 매운 음식, 뜨거운 음식, 짠 음식, 신 음식 등 자극적인 음식을 피하고 치약도 혀에 자극이 가지 않는 걸 선택하는 것이 좋다.

Q. 구강작열감증후군 환자에게 당부하고 싶은 말은?

구강작열감증후군은 만성병이다. 어떤 기적 같은 약을 먹어 하루 만에 완전히 좋아질 수 있는 병이 아니다. 전날 잠을 못 자도 혀가 더 아프고, 어떨 때는 날씨가 흐려도 혀가 더 아프다. 이런 만성병은 증상이 오래가고, 치료 도중 더했다 덜했다를 반복하기 때문에 환자의 마음가짐이 무엇보다 중요하다. 통증이 단번에 없어지지 않는다고 낙담할 필요가 없다. 치료 도중 통증이 더 심해지는 시기가 왔다고 해서 '치료가 소용없는 것이 아닌가? 평생 아프면서 살아야 하나?' 하고 불안해할 필요도 없다. 원래 병의 특성이 그러하기 때문이다. 구강작열감증후군이라는 병의 특성을 잘 이해하고 주치의와 합

심해 불안감을 극복하는 것이 아주 중요하다. 결국 불안도가 높으면 구강작열감증후군의 치료도 더뎌지기 때문이다. 혀의 설진 사진을 꾸준히 찍고 환자와 함께 치료 전후 사진을 비교·확인하는 것도 환자의 불안감을 줄여주고 예후 판정에 도움이 된다.

내경편: 내과·순환기계·신경정신 질환

불면증

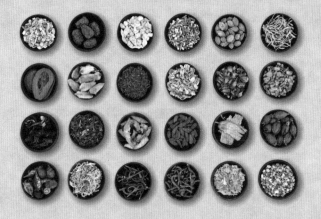

강민구
원장

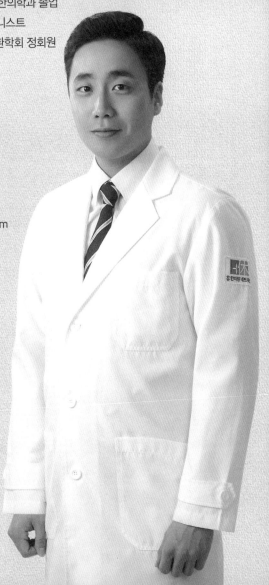

- 서울과학고등학교 및 동국대학교 한의학과 졸업
- 네이버 하이닥 의학전문기자 칼럼니스트
- 한방신경정신과학회 및 통합뇌질환학회 정회원
- 척추신경추나의학회 정회원 /
  정규 세미나 과정 수료
- 휴한의원 네트워크 학술이사

휴한의원 마포점

주소 서울시 마포구 백범로 205
　　　펜트라우스 101동 B231호

전화 02-717-3668

홈페이지 http://www.hyoomapo.com

한방으로 관리하는 수면 건강
불면증

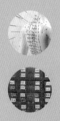

우리나라 성인 중 약 10%가 앓고 있는 질환, 만성 불면증!
잠자리가 뒤숭숭하고, 깊은 잠에 들지 못하며
밤의 피로가 낮에도 이어지는 현상.

만약 잠 때문에 일상생활에 불편함을 겪고 있다면
당신도 불면증 환자일 수 있다.
불면증은 왜 발생하는 걸까?
그리고 현대인이 꿈꾸는 꿀잠의 조건은 과연 무엇일까?
잠 못 이루는 이들을 위한 한방 치료법에 대해 알아보자.

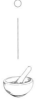

불면증에 대한 일문일답

Q. 교대근무자들의 불면증은 왜 나타나는 것일까?

2017년 노벨생리의학상 수상의 영예는 생체시계를 통제하는 분자 메커니즘을 발견한 제프리 홀Jeffrey C. Hall, 마이클 로스바쉬Michael Rosbash, 마이클 영Michael W. Young 박사에게 돌아갔다. 이들은 서카디안 리듬이라고 부르는 생물체의 생체 주기에 대해 연구를 진행했는데, 쉽게 말해 우리의 몸에는 외부의 시간을 인지하고 그에 맞게 몸의 상태를 조절하는 기능이 존재한다는 것이다.

사람이 시간을 알 수 없는 차단된 공간에 있으면 지금이 몇 시인지 알기는 어렵지만, 우리 몸은 거의 24시간에 가깝게 호르몬과 신진대사를 조절하는 능력이 있다는 것이 밝혀졌다. 따라서 우리는 평소 잠에 들던 시간대가 되면 몇 시인지 알지 못해도 졸리면서 자고 싶은 느낌을 받게 된다.

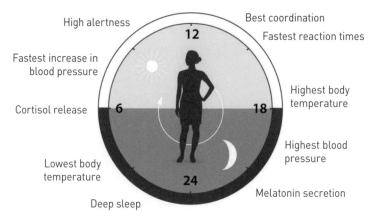

High alertness

Best coordination

Fastest reaction times

Fastest increase in
blood pressure

12

Cortisol release

6

18

Highest body
temperature

Lowest body
temperature

Highest blood
pressure

24

Melatonin secretion

Deep sleep

출처: 노벨위원회

• 한의학에서 이야기하는 잠

"양기陽氣는 낮 동안에 인체 외부를 주관하니, 해 뜰 녘에 사람의 기운이 생겨나 한낮에는 양기가 융성해지고, 해가 서녘에 가면 양기가 이미 허해져 기氣의 문이 이제 닫힌다. 이런 고로 저녁에는 거두어 막아야 하니 근골을 요동치지 말아야 하고 안개와 이슬을 맞지 말아야 하니, 이 세 시간대의 흐름에 거스르게 되면 형체가 피곤하고 깔아지게 된다."

– 〈소문·생기통천론〉

사람의 기운 흐름은 일주기와 궤를 같이하고 있으니 하루의 흐름을 거스르지 말라고 선조들은 항상 일컬어왔던 것이다. 교대근무나 야간근무 같은 직업적인 이유로 인해 수면 시간이 불규칙한 사람들은 이러한 생체시계가 혼란을 겪게 된다. 시차가 크게 나는 해외를 다녀오면 시차 적응에 어려움을 겪듯이 수면 시간이나 근무 시간이 불규칙하게 되면 잠들기가 힘들어질 수 있다. 생체시계가 24시간을 일주기로 삼고 수면과 각성을 조절하기 때문에 잠자리에 드는 시간이 날마다 다르면 입면에 이르게 하는 기능이 저하될 수밖에 없는 것이다.

• 조해와 신맥

예로부터 한의학에서는 불면증 치료에 있어 일주기를 균형 있게 유지하는 것을 목표로 삼고 있다. 최근 불면증에 치료 효과를 보이는 침 치료 연구들을 보면 '조해照海'와 '신맥申脈'이라는 혈穴자리가 자주 언급된다. 2017년 GUO 등이 발표한 논문 〈Effect of Acupuncture at Points in Heel Vessel…〉에 따르면 조해와 신맥이라는 혈자리에 침 치료를 하면 일주기 리듬을 조절하는 체내 변화를 일으켜 일주기 리듬 불균형으로 인한 불면증 환자의 치료에 활용할 수 있다는 결과를 얻었다. 여기서 조해는 음교맥陰蹻脈, 신맥은 양교맥陽蹻脈의 혈자리라 하여 예로부터 신진대사 조절과 수면 관련 증상에 활용하던 혈자리였다. 한의학적 치료 목표와 실제 치료 효과가 일치했던 것이다.

• 불면증과 생활습관

불면증 환자들은 우선 생활습관 개선을 통해 수면 상태를 좋아지게 하는 것이 가장 중요하다. 근무 일정이 정해지면 미리 잠에 드는 시간을 최대한 비슷하게 만들어두고, 활동을 하는 시간에는 햇볕을 많이 쪼이도록 해야 한다. 잠자리는 암막 커튼 등을 이용해 가능한 어둡게 유지하고 잠에 드는 것이 좋다.

일주기 리듬이 깨진 불면증 환자들의 치료 방법 중 광 치료라는 것이 있다. 우리 몸은 빛을 받는 양, 즉 일조량에 따라서 수면과 각성을 조절하는 체내 반응이 나타나게 된다. 그 때문에 불면증 환자들에게 침대에 누워 스마트폰을 보는 걸 제한하는 것이다. 이러한 수면위생 관리를 수행했음에도 증상이 개선되지 않는다면 치료를 통한 적극적인 대처를 하는 것이 좋다.

Q. 평소 불안하고 잘 놀라는 사람에게 나타나는 불면증의 원인은?

《동의보감》에서는 불면증의 주요 원인으로 허번虛煩을 지목한다. 허번이란 얼굴, 머리 쪽으로 열감을 느끼면서 앉으나 누우나 편안치 않고 잠에 푹 들지 못하는 것을 의미한다. 최근 불면증 환자들 역시 우울증이나 불안장애 등의 질환을 함께 지닌 경우가 많다. 이런 환자들은 평소에도 항상 걱정이 많고 불안과 두려움을 자주 느끼며 쉽게 놀라는 경향이 있다. 그러다 보니 긴장도와 불안도가 높아져 작은 일에도 예민하게 반응하고 감정의 기복이 심하다. 결국 불안도가 높아진 정서 상태는 신체대사에도 영향을 미쳐 자율신경계 기능 이상을 초래하게 된다.

• 자율신경계의 균형이 깨졌을 때 나타나는 증상

자율신경계의 균형이 깨지면 두근거림, 머리와 얼굴의 열감, 가슴 답답함, 식은땀이 나는 증상 등이 나타날 수 있다. 이러한 증상들은 잠자리에 누웠을 때 더욱 심해지며 환자들의 불안함을 가중시킨다. 《동의보감》에서 얘기하는 허번증과 상당히 유사하다. 이 때문에 불면증 환자들의 처방전에는 신경안정제가 포함되어 있는 경우가 많다.

또한 특징적인 신체 증상 중 하나는 목과 어깨 근육이 딱딱하고 굳는 것이다. 사람이 긴장하게 되면 목과 어깨에 힘이 들어가 근육이 수축된다. 직장인이나 학생들은 책상에 앉아서 책이나 컴퓨터를 보는 일이 많아 한 자세로 오래 고정되어 있는 경우가 많다. 특정 자세로 인해 목 근육에 걸리는 부하도 많아지는데 스트레스로 긴장도가 높아진다면 근육 뭉침, 특히 등세모근(승모근trapezius muscle)의 경결이 많이 일어나게 된다. 이런 경우 한의원에서 침 치료를 받거나 어깨 마사지를 받으면 몸이 이완되고 잠이 오는 효과를 얻을 수 있다.

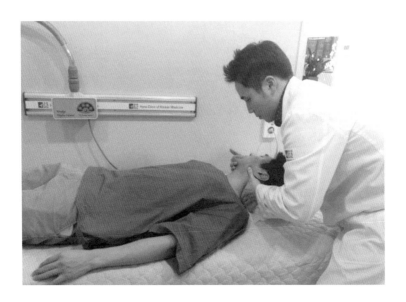

불안 증세가 있는 환자들은 전반적인 근육의 긴장도가 높다. 목, 어깨와 함께 두드러지는 부위가 호흡과 관련된 근육들이다. 목 부근의 흉쇄유돌근, 사각근, 늑간근과 함께 대흉근, 소흉근과 같은 몸통 앞쪽의 근육들도 탄력성이 저하된다. 스트레스 반응이 높게 나타나는 환자들은 호흡이 빠르고 얕으며 호흡 시 운동하는 근육들의 범위도 줄어들게 된다. 명상이나 기공, 호흡 훈련 등의 요법이 불면증에 효과를 보일 수 있는 것이 바로 이런 이유 때문이다.

이처럼 자율신경계 이상 증상을 동반한 환자들은 수면위생 관리와 더불어 긴장도와 불안도를 낮추고 자율신경계의 균형을 바로잡을 수 있는 치료와 생활 관리를 병행해야 불면증을 개선할 수 있다.

Q. 노인들의 불면증은 체온과 관련이 있다?

우리 몸의 체온은 36.5도로 열이 나는 상황인지, 체온이 떨어져 있는지 이를 기준으로 측정한다. 사실 우리의 체온은 하루 시간에 따라 1도 이상 차이가 날 수 있다. 이는 스트레스 호르몬으로 알려진 코르티솔cortisol과 수면 호르몬인 멜라토닌melatonin과도 연관이 있다.

체온은 오후 5시를 전후로 가장 높은 상태가 된다. 이때부터 체온은 점차 떨어지기 시작해 잠이 든 후 새벽 5시쯤 가장 낮은 상태가 된다. 그 때문에 우리 몸의 체온 조절은 수면과 매우 밀접한 연관이 있다.

나이가 들면 점차 체온이 낮아지는 경향성을 보인다. 노인들은 신체 대사가 저하되고 코르티솔의 분비량도 줄어들면서 체온을 유지하기가 어려워진다. 최저점의 체온이 되는 새벽 5시 이전에 이미 체온이 낮아지는 등 체온 조절에 어려움을 겪으면서 일찍 깨는 증상이 종종 나타난다. 이러한 이유로 나이가 들면서 아침잠이 줄어든다는 이야기가 나오게 된 것이다. 상대적으로 젊은 층의 불면증은 잠들기 어려운 입면장애가 많지만, 나이가 들면서

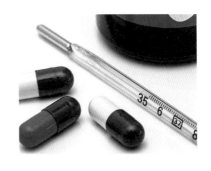

수면유지장애나 조기각성장애가 주로 보이는 것도 같은 맥락이다. 젊은 사람들도 몸이 약하고 차거나 갑상선 기능 저하증과 같이 대사에 문제가 있는 경우, 혹은 오랫동안 우울증을 앓아온 경우에는 체온이 떨어져 있어 수면유지에 어려움을 겪을 수 있다.

한의학적으로는 양허증陽虛證에 해당하며 이는 선천적으로 타고난 열의 근본이 나이가 들면서 점점 감소함을 의미한다. 한의학에서도 과거부터 나이가 들면 체온이 저하되고 이것이 불면증으로 이어질 수 있음을 인식하고 있었던 것이다. 이러한 환자들은 낮 시간 동안 체온이 정상적인 범위로 올라갈 수 있도록 하는 것이 좋다. 낮에 신체 활동을 해 열을 발생시키거나 햇볕을 쪼이는 것이 좋고 대추, 생강, 계피, 인삼 등 몸을 따뜻하게 하는 식품을 섭취하면 수면에 도움이 될 수 있다.

Q. 몸에 열이 많으면 잠들기 어렵다?

물론 체온이 높아서 잠들기 어려운 유형도 있다. 저녁때부터 체온이 점점 감소돼야 잠에 들기 좋은 신체 환경이 만들어지는데 체온이 계속 높은 상태로 유지된다면 잠들기가 어려워진다. 이러한 유형의 환

자들은 앞서 언급한 불안함을 동반한 자율신경 기능 이상 환자들과 일부 겹치는 부분도 있지만, 불안으로 인한 영향을 배제하고 단순히 체온이 높은 상황 때문에 입면이 어렵다는 점이 다르다. 불안장애 환자들처럼 이러한 유형의 불면증 환자들도 정서적인 영향을 받을 수 있지만 그 양상이 다르게 나타난다. 불안장애 환자들은 불안함, 초조, 긴장, 두려움의 형태로 증상을 주로 보이며 이는 한의학적으로 담허증膽虛症에 해당한다. 반면 몸속의 열감 때문에 잠에 들기가 어려운 환자들은 화병, 분노, 억울하고 분한 감정의 형태로 증상이 나타나며 이는 한의학적으로 간열증肝熱證에 해당한다.

"밤에 잘 때 편안치 않은 것은 이불이 두터워서 열이 몰렸기 때문이다. 이때에는 빨리 이불을 걷고 땀을 뽑은 다음 엷은 것을 덮어야 한다."

— 금원사대가 이동원李東垣 선생

이미 한의학에서도 간열을 포함해 열증으로 나타나는 불면증에 대한 연구가 이루어지고 있었던 것이다. 이런 유형의 환자들은 더위를 잘 타고 얼굴이 쉽게 빨개지거나 이미 붉은 경우가 많고, 속 쓰림이나 변비 같은 소화기 관련 증상과 피부 발적發赤과 같은 염증성 질환에 쉽게 노출되는 경향이 있다. 이런 환자들은 음주와 야식을 금하고, 너무 늦은 시간의 과도한 운동을 피하는 것이 좋다.

Q. 불면증을 치료해야 하는 이유는 무엇인가?

그 이유는 불면증을 겪는 환자 본인들이 제일 잘 알 것이라고 생각한다. 숙면을 이루지 못할 경우 일상생활에서 받게 되는 영향이 크고, 능률이 저하되며, 피로감을 호소하기 때문이다. 이뿐만 아니라 장기적인 관점으로 불면증에 대해 적극적으로 대처해야 하는 이유를 살펴보면 그 필요성을 더욱 절실하게 느낄 수 있을 것이다.

• 신체와 뇌의 피로 회복

수면의 기능은 아직 명확하게 밝혀지진 않았지만 신체와 뇌의 피로를 회복하고 휴식을 얻기 위함이라는 점에선 대부분의 학자가 동의한다. 또한 수면은 깨어 있을 때 학습하고 익혔던 정보들을 장기기억으로 변환해 뇌에 저장하는 역할을 한다고 한다. 이는 단순히 학생들의 학업 능력에만 국한되는 것이 아니라 일상적인 생활을 수행하는 데 있어서도 숙면이 필수적인 요소임을 알 수 있다. 따라서 숙면을 취하는 것은 우리의 삶에 굉장히 중요한 바탕이 되는 것이다.

• 신경정신과적 질환과의 연관성

불면증 환자들의 35~40%는 신경정신과적 질환을 동반한다. 가장 흔한 것이 우울증이며, 이외에도 불안장애, 공황장애, 강박장애, 신체화증후군 등이 있다. 그중 10~15%는 약물이나 알코올 의존성을 보인다. 이러한 신경정신과적 질환은 불면증을 더욱 악화시키는 원인이 되며 특정 물질에 대한 의존성을 높이는 결과를 초래한다. 악순환의 고리가 강해질수록 치료가 더욱 어려워지기 때문에 조기에 적극적인 치료를 권장한다.

단순히 신경정신과적 문제만 국한되는 것이 아니다. 불면증 환자들은 만성적인 피로감, 무기력감, 활력 저하 등을 느끼며 심할 경우 두통, 어지럼증, 소화불량 등의 증상을 호소할 수 있다. 실제 기질적인 이상이 없는 기능적 증상인 경우가 대부분이지만, 이러한 신체 증상이 장기화될 경우 기질적인 질환으로 이어질 수 있기 때문에 동반하는 증상 역시 함께 치료하고 관리해야 할 필요가 있다.

Q. 불면증에 대한 한의학적 치료가 갖는 장점은?

미국국립의학도서관의 데이터베이스를 검색할 수 있는 펍메드http://www.ncbi.nlm.nih.gov/pubmed/에서는 불면insomnia과 한약 치료herbal medicine, 침 치료acupuncture와 관련된 논문이 2018년 10월 기준 수백여 건이 검색된다. 현재도 불면증에 대한 한의학적 치료와 관련된 연구가 활발히 진행되고 있으며 앞으로 효율적인 치료제 개발을 위한 연구가 계획되어 있다.

수면제를 복용하는 불면증 환자들은 수면제 복용 시 얻는 이익이 문제점보다 더 크기 때문에 복용한다. 하지만 길게 보았을 때 신경 계통의 부작용이나 약물 의존성 등은 분명히 경계해야 하는 부분이다. 이 때문에 한약이나 침 치료의 연구 결과에서는 치료 효과와 함께 안전

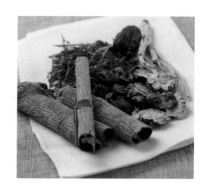

성에 대한 부분을 강조한다. 임상시험 같은 경우에도 한의학적 치료와 대조군, 혹은 한약 치료와 양약 치료를 일정 기간 진행하고 이후 치료 효과와 안전성을 비교하는 양상으로 이루어지곤 한다. 한의학적 치료는 수면제에 비해 효과가 뒤떨어지지 않으면서 안전성과 순응도 면에서 훨씬 뛰어난 결과를 보이는 경우가 많았다. 따라서 장기적인 관리의 관점에서 바라볼 때 만성 불면증 환자의 치료를 위해서는 한의학적 치료법으로 대체하거나 수면제 복용과 병행하는 치료가 효과적이라고 볼 수 있다.

• 불면증에 관한 한의학적 유형별 동반 증상

한의학적 치료법의 장점은 단순히 안전성이나 순응도에만 국한되는 것은 아니다. 한의학적 진료는 환자의 체질과 증상을 하나의 패턴으로 인식하고 종합적으로 진단해 동반 증상의 치료를 함께 진행하는 것이 특징이다. 체온이 낮은 환자들의 양허증이나 열이 많은 환자들의 간열증 등이 그 예라고 볼 수 있다. 불면증에서 자주 볼 수 있는 한의학적 유형을 살펴보고 함께 동반될 수 있는 증상에 대해서도 알아보도록 하자.

양허증

- 자다가 새벽녘에 잘 깬다.
- 자다 깨면 소변을 보거나 설사를 한다.
- 추위를 잘 타고 손발이나 배가 차다.

- 찬 음식을 먹으면 배가 아프거나 설사를 한다.
- 허리나 다리가 자주 아프고 따뜻하게 해주면 덜하다.
- 성기능이 저하되고 소변양이 적어지거나 잔뇨감이 생긴다.
- 양허증이 심해지면 무기력감, 소화불량 등을 나타내는 기허증이 동반되기 쉽다.

간열증

- 생각이 많고 짜증이 나 잠이 들기 어렵다.
- 가슴 두근거림, 불안, 가슴 답답함이 나타난다. 심할 땐 숨쉬기가 힘들다.
- 저녁부터 얼굴에 열이 올라오고 땀이 나기도 한다.
- 입이나 목이 마르고 변비가 생긴다.
- 머리가 아프거나 어지럽고 한숨을 자주 쉰다.
- 간열증이 심해지면 어혈이나 음허증으로 발전될 수도 있다.

심담허겁증

- 평상시에도 겁이 많고 자주 놀란다.
- 잠이 들려고 하다가 화들짝 놀라거나 무서워하며 깰 때가 있다.
- 가슴이나 배에서 둥둥 뛰는 느낌이 있다.
- 자다가 자주 깨고 꿈을 많이 꾼다.
- 기억력이 저하되고 자신감이 없어진다.

· 심담허겁증心膽虛怯이 심해지면 담음증이 생길 수도 있다.

임상에서 진료를 하다 보면 단순히 이렇게 세 개의 변증으로만 나타나는 것이 아니라 복합적으로 꼬여 있는 경우도 많다. 이러한 부분은 선후관계와 중요도를 정해 치료를 진행하는 것이 좋다. 다만 환자 스스로 본인의 한의학적 상태를 인지하면 평소 생활습관 개선을 통해 치료 효과를 증가시킬 수 있기 때문에 해당 변증에 대한 지식을 습득하는 것이 도움이 된다.

한의학적 치료법은 불면증처럼 일상생활에 직접적으로 악영향을 끼치는 질환 치료에 효과적이다. 불면증 환자들이 삶의 질을 더욱 높일 수 있도록 한의학적 치료로 향하는 문턱이 한층 낮춰지길 바라는 바이다.

내경편: 내과·순환기계·신경정신 질환

불안장애

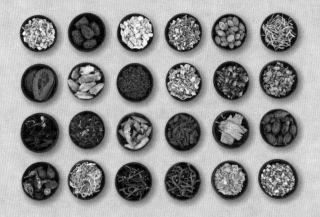

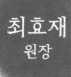

최효재
원장

- 동국대학교 한의과대학 및 동 대학원 졸업
- 한의학 박사(한방내과학 전공)
- 동국대학교 한의과대학 한방내과 외래교수
- 한방내과전문의

효재한의원
주소 서울시 송파구 오금로 516 2층
전화 02-449-1030
홈페이지 www.hjclinic.com

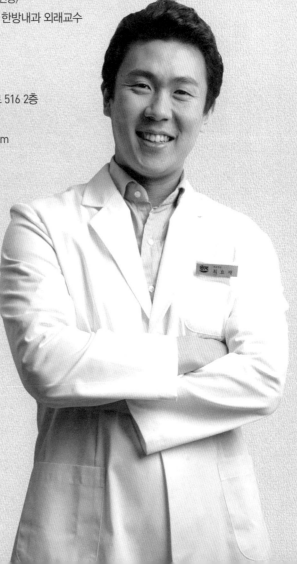

갑자기 가슴이 두근거리는 나, 정상인가요?

불안장애

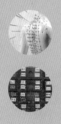

현대인의 병, 스트레스!

스트레스를 전혀 받지 않는 사람이 과연 있을까?

스트레스를 받으면 우리의 가슴에는 독소가 쌓인다.

마음에 쌓인 독은 신체에 이상 현상을 일으킨다.

정신적인 요소가 실제 우리의 몸에 영향을 끼치는 것이다.

두근거림이 대표적인 증상이다.

두근거림에서 불안장애까지

한의학에서 본 불안장애의 정의와 그 치료법을 확인해보자.

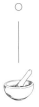

불안장애에 대한 일문일답

Q. 가슴이 두근거리는 증상이란?

가슴이 두근거린다는 것은 '심계항진心悸亢進'이라고 불리며 불규칙하거나 빠른 심장박동을 자각하는 것을 말한다. 보통 사람은 생활함에 있어 자기의 심장박동을 느끼지 못하고 살지만 기저질환이나 약물, 음식, 정신적인 이유로 가슴이 두근거리는 것을 느낄 수 있다. 좋아하는 이상형을 만났거나 소풍 가기 전날 가슴이 설레면서 두근거릴 수도 있고, 무서운 영화를 보면서, 혹은 입사면접 시험 전에 심리적으로 긴장하면서 가슴이 두근거릴 수도 있다. 또한 격렬한 운동후 가슴이 두근거리는 것을 느낄 수 있다. 이러한 경우는 일상생활에서 일어날 수 있는 생리적 두근거림이다. 하지만 심장 자체에 문제가 있거나 호르몬 문제, 갈색세포종, 저혈당, 탈수, 빈혈 등으로 인한 두근거림은 병리적 두근거림이며 치료를 요한다.

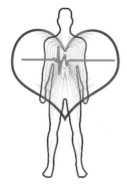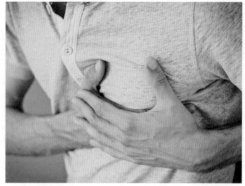

심장을 차의 엔진으로 비유하자면 두근거림은 차의 엔진 소리와 같다. 평소에는 전혀 자각하지 못하고 있지만 차에서 평소와 다른 엔진소리가 지속적으로 난다면 카센터에 가서 점검을 받아야 하는 것처럼 두근거림이 지속된다면 병원에 가서 그 기저 원인을 파악하고 치료해야 한다.

Q. 가슴이 두근거리면 어떤 질환을 의심해야 할까?

두근거림 증상은 정신적인 원인과 신체적인 원인으로 구분할 수 있다. 정신적인 원인은 스트레스나 불안장애가 주원인이며 신체적인 원인은 심장질환, 갑상선기능항진증, 갈색세포종, 저혈당증, 빈혈, 탈수, 약물 등을 꼽을 수 있다.

대부분 환자들은 가슴이 두근거리면 심장질환을 걱정하고 불안해한다. 만약 지하철 계단을 오르는 정도로도 가슴이 두근거리면서 흉통이 있고 호흡곤란이 생긴다면 심장질환을 의심할 수 있다. 병원에서는 심장질환을 감별하기 위해 심전도검사를 기본으로 진행하

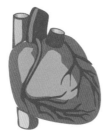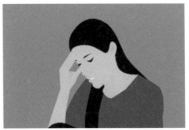

고, 더욱 자세한 검사를 위해 24시간 심전도검사(홀터 모니터링), 운동부하검사, 심장초음파검사 등을 시행한다. 또한 혈액검사와 소변검사를 시행해 심장 자체의 문제가 아닌 갑상선 호르몬이나 빈혈, 저혈당, 탈수, 갈색세포종 등의 기저질환을 파악한다. 마지막으로 두근거림을 유발할 수 있는 코막힘 완화제, 기관지 확장제, 혈압약, 식욕억제제, 갑상선 호르몬약, 당뇨병약, 우울증약, 항생제 등의 약물복용 여부를 확인해 약물과의 인과관계도 확인한다.

신체적인 원인이 아니라면 정신적인 요인을 살펴봐야 하는데 스트레스와 불안장애가 두근거림의 주요인이다. 불안장애가 원인일 때는 두근거림뿐만 아니라 근육 긴장, 손발 저림, 오심·구역감, 어지럼증, 호흡곤란 등의 증상이 동반된다.

Q. 한의원에는 어떤 환자들이 많이 올까?

한방병원에는 심장질환 환자도 많이 오지만, 한의원에 오는 환자들은 대부분 병원을 거쳐 오기 때문에 정신적인 원인에 의한 두근거림으로 오는 경우가 많다. 병원에서 각종 검사를 다 하고 이상이 없다는 이야기를 들었지만 불편함이 지속되어 한의학에서 해결책을 찾고자 함이다. 다음은 실제로 한의원에 오는 환자들의 이야기다.

• 사례 1

"낙천적인 성격의 40세 남자 A씨는 조그만 기업체를 운영하고 있다. 그는 사업이 승승장구해 또래 연배에 비해 사회적으로 성공했으며 화목한 가정을 이루고 있다. 평소 심장질환이나 과거 질환을 앓았던 적은 없었으나 최근 사업체 직원들이 집단으로 항명하면서 사업체가 휘청거린 적이 있었다. 위기는 가까스로 넘겼지만 그 일이 있은 후 1달 뒤 그는 갑작스런 호흡곤란, 두근거림, 혈압상승으로 실신해 응급실을 다녀왔고 그 뒤로 종종 발작이 일어난다. 왕성했던 사회활동은 위축되었고, 언제 다시 두근거림과 호흡곤란이 올까 걱정되어 사업체 운영에도 차질이 있다."

위 환자는 공황장애를 진단받은 환자다. 사업체에 전력투구해 성공했지만 사업체 운영은 항상 스트레스를 동반하고 어깨에 짊어진 큰 짐과 같다. 사업체가 무너지면 나 자신뿐만 아니라 사랑하는 가족까지도 빚더미에 몰릴 수 있는 상황에서 직원들의 집단 항명은 그에게는 존재의 위협을 느낄 만큼 큰일이었다. 가족들의 지지와 충분한 휴식, 그리고 사업체 시스템이 안정화된 후 그는 꾸준히 할 수 있는 운동을 시작했다. 아직도 가끔씩 공황발작이 일어나지만 이제는 발작 증상을 충분히 컨트롤을 할 수 있으며 현재는 일상생활을 하는데 지장이 없다.

• 사례 2

"B씨는 밝고 명랑했던 20대 후반의 여성이다. 그녀는 자상한 남자친구와 오랜 기간 연애를 하다가 양가의 축복 속에 결혼을 했다. 마냥 행복하기만 할 것 같았던 결혼생활은 시댁과의 불화로 인해 더 이상 행복하지 않았다. 평소 다정하기만 하던 시어머니께서 특정한 일로 인해 얼굴을 붉히며 큰 소리로 꾸중을 했고 그 이후로 B씨의 몸과 마음에 변화가 생겼다. 시댁의 '시'자만 들어도 화가 나고 가슴이 두근거리며 불안해졌고, 잦은 복통과 소화불량에 시달렸다. 시어머니는 그 일이 있은 이후로 그런 일이 있었느냐는 듯이 평소처럼 며느리를 따뜻하게 잘 대해주었지만 B씨의 증상은 나아지지 않았다."

벽에 못을 박으면 그 못을 떼어내도 벽에 상처는 남기 마련이다. 평소 다정하기만 했던 시어머니가 얼굴을 붉히며 큰 소리를 낸 것이 너무나 큰 충격으로 다가왔기에 그 상처가 남아서 환자의 마음에 지속적으로 영향을 주고 있었다. 큰 충격이 강렬한 기억으로 낙인되었기에 비슷한 상황이 생기기만 하더라도 저절로 연상이 되며 몸까지 영향을 미치는 상황이다. 시간이 흐르고 흘러 상처가 옅어지는 것도 한 방편이 될 수는 있다. 하지만 과거의 상처로 인해 괴로운 것은 시어머니가 아니라 본인 자신이다. 자신을 힘들게 하는 상처에서 벗어나기 위해서는 적극적인 마음가짐이 필요하다. 위 환자는 과거의 상처를 이해하려고 노력했다. 시어머니가 그렇게 화낼 수밖에 없는 상황을 이해하고 용서하려고 노력한 이후에 그녀의 두근거림과 만성 소화불량은 서서히 호전되었다.

• 사례 3

"60세 여자 C씨는 평소 건강한 신체를 유지하고 있었고, 죽음이나 질병에 대해서는 깊게 생각해본 적이 없는 여성이었다. 그런 그녀에게 일과성 뇌허혈 발작TIA이라는 병명의 증상이 찾아왔다. 일시적인 뇌혈관 순환 문제로 한쪽 팔다리에 힘이 빠지고, 어지럼증이 생겨 응급실에 다녀온 것이다. 다행히 두부 MRI상 뇌경색이나 뇌출혈 소견은 없고, 환자도 곧 회복되었으나 평소 건강을 자신했던 그녀에게 '중풍'이나 '뇌졸중'이란 단어는 충격 그 자체였다. 그 일을 겪고 난 후 그녀의 여유로운 모습은 사라졌다. 약간의 신체 증상에도 불안해하면서 가슴이 두근거리고, 수면을 안정적으로 취할 수 없었다. 언제 병이 다시 발생할까 항상 가슴을 졸이고 있었다."

노년을 맞이하는 환자들은 암보다 중풍이나 치매를 더욱 무서워한다. 자기 자신의 몸을 제대로 건사할 수 없게 되는 모습이 너무 비참하고 또한 사랑하는 가족들에게 피해를 주는 것이 싫어서라고 말씀들을 하신다. 그녀에게 중풍이란 죽음과 다름없는 공포였다. 그 일이 있은 후 1년이 지났음에도 건강염려증처럼 그녀는 조그만 증상에도 가슴이 두근거리고 불안해했다. 그녀에게 필요한 건 두 가지였다. 지금처럼 혈압 관리, 컨디션 관리를 유지한다면 지금 현재로서는 중풍에 걸릴 확률이 거의 없다는 의사의 확신 어린 말 한마디(비록 재발 가능성이 있어도 현 상태가 괜찮다면 확신에 찬 한마디가 이 환자에게는 치료제다)와 중풍이 와도 시기적절하게 치료한다면 환자분이 걱정하는 것처럼 반신불수가 되어 거동이 안 되는 것이 아니라 후유증을 최소화해서 잘 지낼 수 있다는 충분한 설명으로 환자를 안심시키는 것이다. 그녀는 간헐적으로 수개월에 한 번씩 내원해서 몸 상태를 점검하고, 본인이 불안하게 생각하고 궁금했던 증상들을 한참 물어본 후 안정을 되찾고 간다. 수년이 지난 지금 간헐적으로 불안한 증상 외에는 수면도 양호해졌으며 전처럼 건강하고 활기찬 삶을 보내고 있다.

• 사례 4

"50대 여성 D씨는 조용조용한 말투에 점잖고 품위가 있어 보였다. D씨는 평소 기력 저하와 소화불량, 두근거림, 어지럼증으로 내원했다. 아들 소개로 부부가 같이 내원했는데, 남편은 해군 대령 출신으로 허리가 꼿꼿하고 위풍당당한 느낌이었다. 부부 사이도 원만해 보이고 모든 것이 무난해 보였으나 막상 자율신경 검사와 혀의 상태를 보고 진단하는 설진, 복부를 압진해보는 복진, 그리고 맥진을 통해 진단한 결과 스트레스가 몸 안에 많이 누적되어 있는 상태였다. 그래서 환자분께 현재 상태를 있는 그대로 설명한 후 한약을 처방해드렸다."

1개월 후 아드님을 통해 D씨가 기력도 많이 좋아졌고 두근거림과 어지럼증도 호전되었다고 들었다. 그런데 한약 덕도 있지만 부부가 같이 있는 상태로 원장님이 몸 상태를 설명하면서 "평소에 속을 많이 끓이셨나 보네요. 보기보다 스트레스가 많이 누적되어 있네요"라고 이야기했던 게 너무 고마웠다는 이야기를 하셨다고 한다. 군인 출신인 남편에게 하고 싶은 이야기도 잘 못하고 불편한 감정을 늘 속으로만 삭혔던 D씨였는데, 그런 상황이 간접적으로나마 남편에게 전달된 것 같아 무언가 후련한 감정이 생겼다고 한다. 앞으로 D씨의 건강을 위해서는 속에 있는 말을 참지 말고 남편에게 해야 할 말은 하는 습관이 필요할 것이다.

• 사례 5

"30대 후반 남성 K씨는 평소 긍정적이고 편안한 성격이다. 어디서든 잠도 잘 자고 눕자마자 3초 안에 잠을 자서 별명이 '3초'였다. 그는 번지점프 같은 익스트림 스포츠도 즐겼으며, 평소 운동이나 생활에 거리낌이 없었다. 그런 그에게 결혼생활 7년 만에 아기가 생겼다. 오랜 시간 기다려온 아기라서 더욱더 감사하고 기뻐하던 K씨에게 없던 불안증이 생겼다. 아기가 세 살이나 되었는데도 아이가 행여 아플까 걱정, 나가서 놀다가 다칠까 걱정이 되었고, 심지어 아이를 위해 본인의 건강까지 걱정하게 되었다. 예전에는 거친 운동도 즐겨했지만 지금은 사고가 날 만한 운동이나 행동을 삼가게 되었다. 그는 아기에 대한 과도한 사랑이 오히려 본인이나 아기에게 독이 될 수도 있다고 생각하고 아버지로서의 역할과 사랑에 대해 더욱 고민하기로 했다."

기다려왔던 아이가 너무나 소중한 나머지 불안증이 생겼다. 너무나 소중히 여기는 것이 없어질까 두려워 생기는 공포이고 불안증이다. 모든 이에게는 소중하게 여기는 '무엇'이 있다. 어떤 이들에게는 그것이 '건강'이고, 어떤 이들에게는 '사회적 평판'이고, 어떤 이들에게는 '외모'이며, 어떤 이들에게는 '이성', 어떤 이들에게는 '자존감'이다. 이렇게 자신들이 가장 소중히 여기는 부분을 잃게 될지도 모른다는 두려움은 우리에게 공포와 불안을 안겨주고 노심초사하게 된다. 불안으로 두근거림이 있는 사람들이 가정 먼저 해야 할 첫걸음은 본인 스스로를 불안하게 만드는 요인이 무엇인지 성찰해 찾아가는 것이다.

Q. 불안장애란?

시험 전 긴장이 되고 불안하듯이 누구나 그런 증상을 겪을 수 있다. 그러나 상식적으로 불안을 유발할 만한 상황이 아닌데도 불안감을 느끼거나, 불안을 느낄 만한 상황이지만 너무 극심하게 불안을 느낀다면 그것은 불안장애다. 불안으로 인해 자율신경계의 교감신경이 흥분되면 근육이 긴장되고 두근거림, 심박수 증가, 호흡곤란, 위장기능 저하, 두통, 현훈, 손발저림 등의 여러 가지 신체 증상이 나타날 수 있다. 이러한 증상을 가진 환자들이 적절한 치료 시기를 놓치면 우울증이나 알코올 의존증, 불면증 등으로 발전하게 되는 경우가 많다. 불안장애는 공황장애, 특정 공포증, 강박장애, 외상 후 스트레스, 급성 스트레스 장애, 범 불안장애 등 여러 가지로 분류할 수 있으며 심리적인 요인, 유전적인 요인, 뇌의 신경전달물질의 부족 또는 과다를 원인으로 보고 있다.

Q. 교감신경과 두근거림은 어떤 관계일까?

우리 몸의 신경계는 중추신경계와 말초신경계로 이루어져 있다. 중추신경계는 뇌와 척수를 말하고 말초신경계는 그 밖의 신경을 말한다. 말초신경계 중 자율신경계는 말 그대로 내 의지와 상관없이 자율적으로 움직이는 신경계인데, 이는 교감신경과 부교감신경으로 나뉜다. 교감신경은 척수에서 시작해 장기, 혈관, 땀샘에 광범위하게 분포하며 신체가 분노나 공포 등 급성 스트레스로 인해 위급한 상황이라고 파악되면 이에 대처하기 위해 흥분된다. 교감신경이 흥분되면 혈액순환이 뇌, 심장, 근육으로 확장되며 심장박동수가 증가하고 동공이 확장된다. 반면 위장 기능이 떨어지고 소화액 분비도 저하된다.

한편 부교감신경은 심장박동을 안정시키고, 위장관의 분비와 연

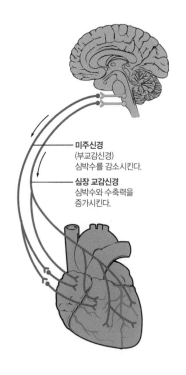

미주신경
(부교감신경)
심박수를 감소시킨다.

심장 교감신경
심박수와 수축력을
증가시킨다.

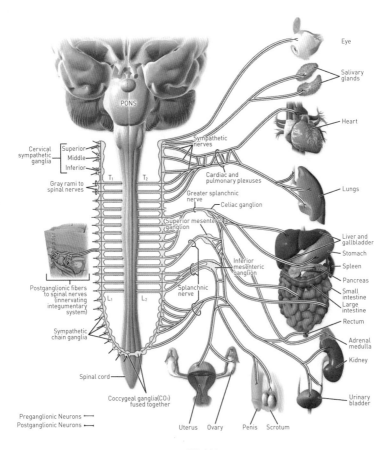

Eye

Salivary
glands

Heart

PONS

Sympathetic
nerves

Cervical
sympathetic
ganglia

Superior
Middle
Inferior

T₁   T₂

Cardiac and
pulmonary plexuses

Lungs

Gray rami to
spinal nerves

Greater splanchnic
nerve

Celiac ganglion

Superior mesenteric
ganglion

Liver and
gallbladder

Stomach

Spleen

Pancreas

Inferior
mesenteric
ganglion

Small
intestine

Large
intestine

Splanchnic
nerve

Postganglionic fibers
to spinal nerves
(innervating
integumentary
system)

L₁   L₂

Rectum

Sympathetic
chain ganglia

Adrenal
medulla

Kidney

Spinal cord

Urinary
bladder

Coccygeal ganglia(CO₁)
fused together

Preganglionic Neurons
Postganglionic Neurons

Uterus   Ovary   Penis   Scrotum

교감신경 분포

동운동을 촉진해 에너지를 보존한다. 따라서 우리가 무서운 영화를
보았을 때 가슴이 두근거리고 손바닥이 축축해지거나, 시험을 앞두
고 긴장했을 때 가슴이 두근거리는 것은 교감신경이 일시적으로 흥
분해서 생기는 일시적인 반응이며 이것은 정상적인 생리적 반응이
다. 문제는 이러한 환경에 지속적으로 노출되거나, 혹은 강한 정신

적인 충격으로 교감신경의 흥분이 안정되지 않을 때 발생한다. 스트레스를 받는 상황에 지속적으로 노출되면 교감신경은 항상 흥분되어 있을 수밖에 없고, 관성으로 인해 교감신경이 흥분되어 있는 상태가 마치 정상적인 상태인 양 유지되기 시작하면 환자들은 불안장애에 시달리기 쉬운 상태가 된다.

Q. 한의학에서 두근거림이란 무엇인가?

한의학에서는 두근거림을 '경계'와 '정충'으로 표현하고 있다. 경계驚悸는 정신적 자극이나 과로로 인해 간헐적으로 두근거림이 발생하는 것이다. 증상이 가볍고, 발작하지 않을 때에는 정상인과 같다. 하지만 정충怔忡은 특별한 이유 없이 가슴이 두근거리고 불안하며 피로할 때에는 더욱 심하고 전체적으로 몸 상태가 좋지 못한 것으로 비교적 중한 상태다. 경계가 오래되면 정충으로 발전될 수 있다.

한의학의 원전인《황제내경》〈소문〉에는 "심자 군주지관, 신명이출언心子 君主之官, 神明而出焉"이라는 말이 있다. 심장은 인체에서 임금과 같이 가장 중요한 존재이고, 정신적인 부분에 있어서 영향을 많이 받으며 감정과 밀접한 관계가 있다는 말이다. 또한 한의학에서는 감정의 변화를 칠정七情이라고 하여 감정의 변화가 있을 때 몸에 나타나는 변화를 표현했는데, 이는 다음과 같다.

"화가 나면 기가 위로 상승해 치밀어 오르고, 기쁘면 기가 이완되고, 슬프면 기가 소모되고, 공포를 느끼면 기가 아래로 내려가고, 생각을 많이 하면 기가 울체되고, 놀라면 기가 어지러워지고, 우울하면 기가 가라앉는다_{怒則氣上, 喜則氣緩, 悲則氣消, 恐則氣下, 思則氣結, 驚則氣亂, 憂則氣沈.}"

칠정상이 심하면 감정의 변화로 인해 인체에 영향을 미치는데, 가슴이 두근거리는 상황은 한쪽의 치우침이 심하면 언제든 올 수 있다. 화가 나면 기가 치밀어 올라 얼굴이 붉어지면서 가슴이 두근거리고 두통도 생기고 뒷목도 뻣뻣해진다. 공포를 느끼면 가슴이 두근거리면서 기가 아래로 내려가서 주저앉으려 하며 소변을 보기도 한다. 생각을 많이 하고 그것을 행하거나 표현하지 못하면 기가 속에서 뭉쳐 소화가 안 되고 울화로 변해 가슴이 두근거리고 답답해진다. 크게 놀라면 기가 어지러워져서 가슴이 두근거리고 진정이 안 된다. 이러한 감정의 변화가 일시적이 아니라 지속된다면 우리의 몸도 변화를 일으키게 되며, 두근거림도 일시적인 증상이 아니라 병리적인 상태로 변하게 된다.

Q. 내가 스트레스를 받고 있는지 간단히 알 수 있는 방법은?

평소 스트레스를 받고 있는지 알 수 있는 방법은 다양하다. 한의원에서 상담을 통해서도 알 수 있고 설문지를 통해서도 알 수 있다. 또한 자율신경 검사를 통해 교감신경과 부교감신경의 항진된 상태를 보고 파악할 수도 있다. 정신적으로 스트레스를 받아 그것이 인체에 표현되고 있을 때 한의학적인 측면에서 확인하는 여러 가지 방법이 있는데, 그중에서 스스로 체크해볼 수 있는 대표적인 두 가지 방법은 다음과 같다.

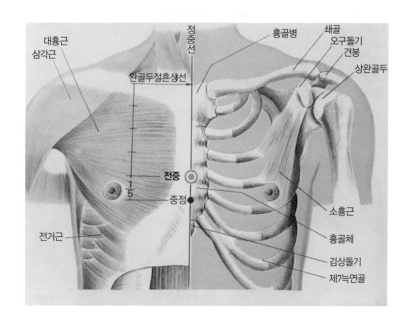

· 전중혈을 눌러보기

양 유두(젖꼭지) 사이 정 가운데, 즉 가슴 정 가운데를 엄지손가락으로 꾹 눌러봤을 때 통증이 느껴진다면 스트레스가 몸 안에 축적되어 있을 확률이 많다. 전중혈膻中穴은 심포경心包經의 기가 모이는 혈자리이며 화병을 진단하고 치료하는 곳이다.

· 혀끝을 확인하기

"설자 심지묘舌者心之苗"라는 표현이 있다. 혀는 심장의 싹과 같다고 보고 혀의 상태와 심장 상태는 밀접한 관계가 있다고 본다. 한의학에서는 맥진脈診, 복진腹診, 문진聞診과 더불어 설진舌診을 중요시하는데 그중에서 심장이 열을 받았을 때 혀끝이 붉어지는 특징이 있다.

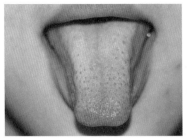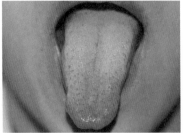

두 사진 다 혀끝이 붉은색을 띠고 있다.

잠을 많이 못 잤거나 노심초사해서 속을 끓인 경우 혀끝이 유난히 붉어지는데, 이러한 특징이 있다면 스트레스에 노출되었을 확률이 크다.

Q. 정신적 원인의 두근거림은 어떻게 치료할까?

신체적인 원인이 아닌 스트레스로 인한 두근거림은 침과 한약으로 마음의 독을 치료한다. 침은 행기行氣시키고 통기通氣시키는 효능이 있기 때문에 울체된 기를 풀어주며, 한약은 항진亢進된 교감신경을 안정시키고 몸의 컨디션을 회복시킬 수 있다. 그러나 만성적인 두근거림은 정신적인 원인에 뿌리를 두고 있으므로 그 부분까지 해결해야 완전히 해결될 수 있다. 마음의 독을 치료하는 방법은 다음과 같다.

• 배독(독을 배출시킨다)

음식을 잘못 먹으면 구토를 하거나 설사를 해서 독을 배출시킨다. 또한 땀이나 소변으로도 노폐물을 배출시켜 건강을 유지하게 된다. 현대와 같이 스트레스가 많이 노출된 상황에서는 마음의 독이 쌓이게 마련이다. 신체적인 측면에서의 배출과 마찬가지로 마음의 독도 배출시켜야 한다.

심장의 독은 말로 배출해야 한다. 기쁨을 나누면 2배가 되고 슬픔을 나누면 절반이 된다. 불안과 스트레스도 마찬가지다. 자기 속에 맺힌 말을 하면 속이 풀린다. 하다못해 욕이라도 하는 것이 마음의 독을 배출하는 데 도움이 된다. 상담을 통해서도 일정 부분 마음의 독을 배출시킬 수 있다.

• 해독정화(독을 정화시킨다)

우리 몸에서 미처 배출되지 못한 유해물질은 간에서 해독 작용을 거쳐 정화된다. 마찬가지로 마음의 독이 깊숙하게 있어 배출이 안 되는 것은 해독시키고 정화시켜야 한다. 주로 과거에 있었던 상처나 크나큰 충격 혹은 스트레스가 원인이 된다. 우선 마음의 상처나 스트레스 요인을 정확히 파악한 후 그 상황을 이해하고 용서해야 한다. 눈물이 흐르는 것도 해독정화이며 진정으로 이해와 용서를 하는 것도 해독정화이다.

• 방독(독을 방지한다)

독소가 계속적으로 몸 안에 침투한다면 앞서 말한 배독과 해독정화로는 힘에 부친다. 마음에 독소가 침투하기 전에 우리의 정신을 좋은 것들로 꽉꽉 채워놓아야 한다. 몸에 좋은 것을 먹으면 나쁜 독소 물질이 저절로 배출되고 밀려나가는 이치와 같다. 평화로운 마음을 충만하게 만드는 방법은 다양하다. 매사에 긍정적이고 감사하는 자세를 가지는 것, 가까운 사람들과 교류하며 친밀감을 느끼는 것, 몸과 마음이 즐거워지는 습관을 만드는 것(명상, 음악 듣기, 운동하기, 햇볕 쬐기, 취미생활)이다.

내경편: 내과·순환기계·신경정신 질환

과민성 방광

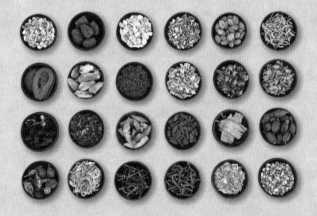

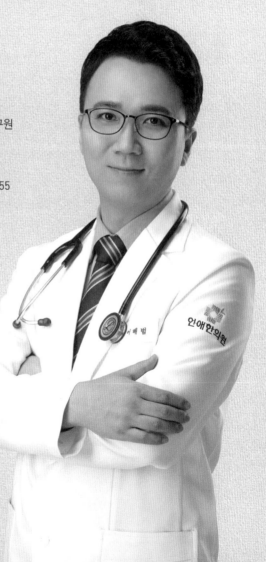

이해범
원장

- KAIST 전자과 졸업
- 동국대학교 한의학과 졸업
- 경희대학교 한의학 석사
- 경희대학교 한의학 박사과정
- 대한한의진단학회 회원
- 대한한방부인과학회 회원
- 한방비만학회 회원
- 전 경희대학교 한방병원 연구원

인애한의원 왕십리동대문점
주소 서울시 성동구 고산자로 255
전화 02-6959-1075
홈페이지 www.omdi.co.kr

참기 힘든 잦은 소변에서 벗어나자!

과민성 방광

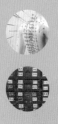

하루에 8번 이상 화장실에 가거나

갑작스레 강한 요의가 자주 느껴진다면 의심해보자. 과민성 방광!

예상치 못한 상황과 장소에서 생리현상에 직면할 때

그 난감함은 이루 말할 수 없다.

그런데 참기 어려운 요의가 계속 반복된다면?

염증은 동반하지 않지만 소변을 참지 못하고 배출하고 마는

절박성 요실금 증세까지 보이는 과민성 방광.

한의학적 치료를 통해 과민성 방광에서 벗어날 수 있는 법을 살펴보자.

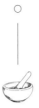

과민성 방광에 대한 일문일답

Q. 과민성 방광이란?

과민성 방광에 대해 알아보기 이전에 소변과 관련된 몇 가지 용어에 대해 먼저 아는 것이 중요하다. 보통의 성인은 소변을 하루에 5~6회 정도, 많으면 8회 이내로 보게 된다. 만일 이 횟수보다 많으면 '빈뇨'라고 할 수 있다. 빈뇨urinary frequency는 흔한 비뇨기계 증상인데, 일반적으로 방광에 염증이 있을 때 흔히 나타나는 증상이다. 보통 24시간 이내에 8번 이상 소변을 보는 경우를 빈뇨라 말하기도 하지만, 국제학회에서는 자신이 소변을 너무 자주 본다고 느끼는 경우 역시 빈뇨로 정의하고 있다. 요의尿意는 소변을 보고 싶은 느낌을 뜻하는 말로, 방광에 300~400cc 정도 소변이 찼을 때 느껴지는 것이 정상이다. 따라서 하루에 화장실은 8회 이내로 가고, 화장실에 가면 약 300cc 정도 소변을 보는 것이 일반적인 상황이라 할 수 있다.

요절박urgency이란 갑작스레 강하게 요의가 일어나는 것이다. 일단 요의가 일어나면 소변을 배출해야 해소가 되고, 즉시 소변이 배출되지 않으면 통증이 유발된다. 절박성 요실금이란 요절박이 생긴 이후에 자신의 의지와 상관없이 소변이 누출되는 증상이 생기는 것이다.

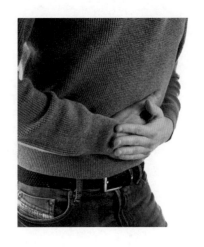

만일 하루에 10번 넘게 화장실에 가고, 화장실에 가더라도 소변이 적게 나오고, 화장실에 다녀온 지 얼마 지나지 않아 또 화장실에 가고 싶다면 생활에 불편함이 많아질 것이다. 특히 교통수단을 이용 중이거나 외출했을 때 갑자기 요절박 증상이 생긴다면 매우 불편할 것이다.

이렇게 소변 때문에 생기는 불편한 증상은 일상생활에 영향을 많이 미치는데, 그중에 과민성 방광 역시 빼놓을 수 없다. 과민성 방광이란 감염이 없고, 다른 병이 없는데도 요절박과 함께 빈뇨를 동반하는 것이다. 특히 과민성 방광의 특징상 방광에 조금만 소변이 차도 화장실에 가고 싶은 느낌이 든다. 이것이 심해지면 요절박이 생기고, 더 나아가 절박성 요실금으로 진행되기도 하므로 조기에 치료가 필요하다.

과민성 방광은 성생활이나 외부활동뿐만 아니라 일상생활에도 영향을 미친다. 화장실의 위치를 반드시 확인해야 안심이 되는 습관 때문에 불안감과 스트레스가 높은 경향이 있다. 요로감염이 자주 일어나고 요절박 후 일어나는 요실금으로 인해 자존감이 떨어지는 경우도 있다. 따라서 과민성 방광의 증상이 있다면 적절한 치료를 통해 삶의 질을 개선할 수 있다. 또한 적절한 치료가 이루어진다면 의료비의 추가적인 지출 감소도 함께 고려해볼 수 있다. 다만 기존의 통계에서 보고된 바와 같이 과민성 방광이 부끄러워 의료기관에 방문하지 않는 사람이 많다. 그리고 요절박이나 빈뇨를 스스로 조절할 수 있다는 잘못된 인식, 과민성 방광을 노화에 따른 정상적인 과정으로 착각하는 경우가 많다. 이로 인해 과민성 방광 환자의 약 27~50%만이 의료기관에 방문해 치료를 받으며, 의료인의 지시대로 약물 치료를 지속하는 경우는 25% 미만으로 보고되고 있다.

Q. 과민성 방광인지 알 수 있는 방법은?

과민성 방광은 환자의 증상이 과민성 방광의 특징에 맞는지 확인해 알 수 있다. 전 세계적으로 다양한 설문지와 함께 배뇨일지, 신체검사, 요검사 등을 통해 과민성 방광을 진단하게 된다. 이때 가장 흔하게 나타날 수 있는 감염을 배제해야 하고, 방광 주변을 압박하는 다른 병들이 없는지 확인해야 한다. 따라서 증상만 가지고 환자 스스로 진단을 내리는 것은 위험하며, 의료기관에 방문해 검사 및 진찰을 진행하는 것이 중요하다. 과민성 방광은 특징적인 증상이 있기 때문에 설문지의 종류가 많다. 그중 가장 쉽게 체크할 수 있는 자가 진단표를 먼저 소개하고자 한다. 106페이지 위의 표에서 2개 이상 해당되면 의료기관에 들러 적절한 치료를 받는 것이 좋다.

과민성 방광 자가진단표

증상	X	O
하루에 8번 이상 소변을 본다.		
밤에 잠을 자다가 소변을 보기 위해 2회 이상 일어난다.		
소변이 마려우면 자제할 수 없고 때로는 소변이 흘러 속옷을 적신다.		
외출했을 때 화장실을 찾는 것이 걱정되어 물이나 음료수 마시는 것을 삼가게 된다.		
낯선 장소에 가게 되면 먼저 화장실 있는 곳을 확인해둔다.		
자주 갑작스럽게 강한 요의를 느낀다.		
자주 화장실을 들락거려 일을 하는 데 방해를 받는다.		
소변이 흘러 옷이 젖는 것을 대비해 패드를 사용한다.		

환자분들 중에 간혹 소변이 새는 증상을 과민성 방광으로 오인하는 경우가 있다. 복압성 요실금은 중년 이후 여성에게 자주 나타날 수 있는 증상인데, 이것은 과민성 방광과는 다른 점이 있고 그 치료법도 다르다. 그 때문에 다음 표와 같이 구분을 하는 것이 좋다.

과민성 방광과 복압성 요실금의 비교

증상	과민성 방광	복압성 요실금
요절박	O	X
요절박 시 참을 수 있는 여부	X	O
빈뇨	O	드묾
신체적인 활동 시 요누출	X	O
요누출의 양	많음	적음
야간뇨	흔함	드묾

Q. 과민성 방광이 잘 생기는 사람은?

많은 환자가 과민성 방광을 겪을 때 의학적인 도움을 받으려 하지 않는 경향이 있기 때문에 정확한 통계를 구하기 어렵다는 것을 감안해야 한다. 조사에 따르면 과민성 방광 증상으로 치료를 받기 위해 병원을 방문하는 경우는 27.5%에 불과하다고 한다. 국내에서 진행한 조사 결과에 따르면 비뇨기계 환자의 12.7~30.5%가 과민성 방광을 가지고 있는 것으로 나타났다. 조사에서 과민성 방광에 걸린 남녀의 비는 비슷하지만 대체로 여성의 비율이 조금 더 높은 편이다. 외국의 조사 결과도 비슷하다. 미국은 18세 이상 성인 기준으로 여성은 16.9%, 남성은 16%가 과민성 방광이 있었다. 또 다른 연구에서는 30~60세 연령군은 여성이 24.5%, 남성이 5.7%가 과민성 방광이 있는 것으로 조사되었다. 유럽의 연구에서는 40세 이상 성인 기준으로 여성은 17%, 남성은 16%에서 과민성 방광이 있는 것으로 조사되었다. 즉 조사에 따라 정도의 차이는 있지만, 과민성 방광 비율은 비교적 여성이 남성보다 조금 더 높게 나타난다는 것을 알 수 있다.

연령에 따라서는 연령이 높아지면 과민성 방광이 발생할 확률이 상승한다. 미국에서 진행된 조사에 따르면 30~60세 연령군이 15.1%, 60세 이상의 연령군이 23.0%가 과민성 방광을 가지고 있는 것으로 나타난다. 일본의 조사에서는 80세 이상의 노령인구에서 36.8%가 과민성 방광을 가지고 있으며, 유럽의 조사에서는 75세 이상의 노령인구에서 36.5%가 과민성 방광을 겪고 있는 것으로 나타났다. 따라서 연령이 증가하면 과민성 방광의 유병률이 증가하고, 75세 이상이 되면 더욱 증가한다고 볼 수 있다.

Q. 현대 의학에서 본 과민성 방광의 원인과 기전은?

과민성 방광, 그리고 불수의적으로 배뇨와 관련된 근육의 수축을 일으키는 원인으로 여러 가지의 가설이 제시되고 있다. 먼저 노화나 여러 가지 다른 원인으로 인해 방광의 허혈이 생겨 배뇨근이 탈신경되어 흥분이 쉽게 일어나 방광 전체의 수축이 일어난다는 가설이다. 다음으로 뇌와 척수 중추신경계의 억제신경 경로에 손상을 입었거나, 방광의 구심성 신경이 감작되어 배뇨근의 과활동이 일어난다는 가설이 있다. 이 가설에 의해 신경전달물질의 수용체 관련 질환, 그리고 약물들이 과민성 방광과 밀접하게 관련되어 있다는 주장이 나오고 있다. 최근 들어서는 자율신경의 불안정성이 방광의 과활동을 유발한다는 주장도 있으며, 방광의 여러 세포에 변화와도 관련이 있다는 가설들이 제기되고 있다.

Q. 학의학에서 본 과민성 방광의 원인과 기전은?

한의학에는 오장육부五臟六腑를 중심으로 몸을 파악하는데, 그중 방광膀胱은 육부 중 하나로 오장의 하나인 신장腎臟의 부속기관으로 보고, 방광은 상부기관인 신장의 영향을 받는 것으로 본다. 신장은 수분대사를 주관하고, 비장脾臟·폐장肺臟과 함께 소변의 대사를 만들어낸다고 본다. 한의학적 소변 이론에서 방광은 소변을 저장하는 기능을 가지고 있으며 위기衛氣의 작용에 따라 구규九竅 중 하나인 요도를 통해 소변을 배출하게 된다. 따라서 소변의 문제가 있다면 이들 오장육부에는 문제가 없는지를 고려해 한의학적 원인을 찾는다. 과민성 방광은 한의학적인 소변생리 이론에 따라 요실금과 공통되

오장

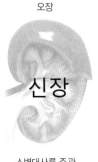

신장

소변대사를 주관
소변의 생성

육부

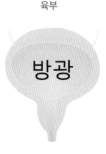

방광

소변의 저장
소변의 배출

거나 중첩되어 기록돼 있는 것으로 보인다.

고전에서 요실금의 병인병기에 대해 논한 것을 보면 신장의 기운이 허해지고 냉해진 경우腎氣虛冷를 요실금의 주된 원인으로 보았다. 그 외에는 폐장의 기운이 허해진 경우肺氣虛, 비장과 폐장의 기운이 함께 허해진 경우脾肺氣虛, 간장과 신장의 기운이 모두 훼손된 경우肝腎虧損, 간장의 기운이 뭉친 경우肝氣鬱結 등을 원인으로 제시했다.

한의학적 이론에 따라 과민성 방광은 방광의 기운이 약해진 경우와 신장의 기운이 약해진 경우를 주로 살피게 된다. 방광의 기운이 약해진 경우 소변을 저장하는 기능이 떨어지게 되며, 정서적으로도 예민해지는 경우가 많다. 이때 정서적인 긴장도 상승하게 되면 감정 변화가 심해지거나 감정 변화에 따라 몸이 영향을 많이 받게 되는 경우도 생긴다. 신장의 기운이 약해지면 야간뇨, 요실금, 생식기능 저하까지 동반될 가능성이 높다. 이 경우는 방광의 기운이 약해진 때보다 병이 더 심한 경우라고 보고 있다. 한의학적 관점에서 신장은 생명 에너지가 저장되어 있는 곳이다. 나이가 들면서 신장의 에너지가 약해져 노화가 생기고, 자궁이나 방광 등의 기능이 약해지는 것으로 보았다. 이렇게 신장의 기운까지 약해지기 전에 조기 치료를 하고, 만일 신장의 기운까지 약해졌다면 더욱 치료를 잘 해주어야 증상이 호전될 수 있다고 본다.

Q. 과민성 방광의 한의학적 치료법은?

과민성 방광의 주된 치료법은 한약 치료다. 방광이나 신장의 기운이 허한 경우에는 기운을 보충해줘서 치료를 한다. 침 치료도 도움이 되지만, 침 치료보다 한약 치료의 효과가 더 빠르고 효과적으로 증상이 개선되기 때문에 한약 치료를 주된 치료법으로 추천한다. 한약 치료는 한의학적 진단 결과에 맞게 처방한다. 과민성 방광 환자의 다수가 에너지가 없고 몸이 차다. 그 때문에 따뜻한 약, 방광과 신장, 자궁의 기운을 보충해주는 한약재로 치료를 하게 된다. 그래서 치료를 하다 보면 몸이 따뜻해졌다거나, 냉대하冷帶下가 없어지는 등의 다른 제반 증상들도 함께 호전되는 경우가 많다. 한약 치료 시 중요한 것은 복용법에 맞게 한약을 잘 복용하는 것, 그리고 이와 더불어 증상이 소실된 후 재발 방지를 위한 일정 기간의 치료까지 잘 마무리를 하는 게 중요하다는 것이다. 증상이 완전히 소실되지 않았는데, 일부 호전된 것만으로 자의적으로 치료를 중단하거나 재발 방지를 위한 치료를 하지 않고 임의로 성급히 치료를 멈추는 것 모두 좋지 않다. 치료를 완전히 마치지 않고 임의로 종료하는 것은 증상이 쉽게 재발하고 치료 종료에 이르지 못할 가능성이 매우 높기 때문이다.

한약 치료와 함께 침 치료와 뜸 치료를 병행하는 것도 중요하다. 과민성 방광의 증상이 있을 때는 적절한 침 치료로 방광과 신장의 기운을 조절하면 치료에 도움이 된다. 침 치료 횟수는 주 1회보다 주 2회, 주 3회로 증가할수록 호전에 도움이 된다. 침 치료는 배뇨장애에 효과가 있다고 알려진 혈자리를 위주로 치료하게 된다. 뜸 치료와 온열 치료 역시 방광을 따뜻하게 하는데, 방광의 기운을 보강해 주는 혈자리에 뜸을 놓아 치료를 하게 된다. 과민성 방광을 가진 환자들의 경우 증상으로 인해 수치감을 느끼는 분들도 있고, 또 예민한 환자가 많다. 증상의 정도에 따라서 기분의 오르내림이 심한 경우에는 긍정적인 사고로 전환할 수 있도록 상담과 생활지도를 같이 진행하게 된다.

Q. 과민성 방광이 있을 때 지켜야 할 생활습관은?

건강을 위해 물을 많이 마시는 것이 좋다고 알려지면서 물을 너무 많이 마시는 경우가 있다. 물을 너무 많이 마시면 방광에도 무리가 갈 수 있다. 따라서 과민성 방광 환자의 경우 물을 많이 마시면 화장실에 더욱 자주 가기 때문에 일상생활에 지장을 주는 경우가 많아지고 삶의 질이 더욱 떨어질 가능성이 높다. 반면 물을 너무 적게 마시면 소변이 농축뇨가 되어 방광염이 쉽게 걸리게 되고, 방광염에 걸리면 치료에 방해가 되기도 한다. 과민성 방광 환자는 물을 적게 마시면 화장실에 갈 일이 줄어들기 때문에 오랫동안 음수량이 적은 때가 있는데, 지나치게 음수량을 줄이면 나중에 힘들어지는 경우가 있다.

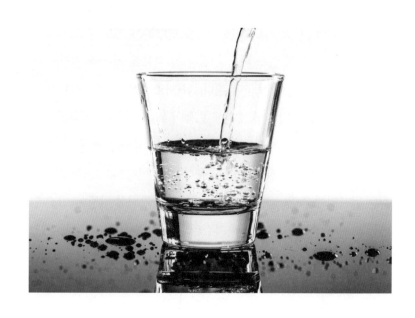

따라서 물은 너무 많이도, 또 너무 적게도 아닌 적절하게 마셔야 한다. 일반적으로는 하루에 약 1~1.2ℓ의 용량을 마시는 것을 권한다. 하지만 치료의 진행에 따라서 권장하는 음수량이 달라질 수 있다. 물을 적절한 양만큼 마시기 위해서는 물을 얼마나 마시는지 계량하는 것도 도움이 된다. 물을 따를 때 약 70~80% 정도 채우는 습관에 따라 용량을 계산하면 좋다. 종이컵은 약 200ml인데 75% 정도 채워서 마시는 경우 약 150ml를 마시게 된다. 텀블러의 경우 제품 상세설명에 용량이 나와 있기 때문에 잘 확인해두어야 한다.

또, 이뇨 작용이 있거나 카페인이 들어 있는 음료를 적게 마시는 것이 좋다. 이러한 음료를 지나치게 많이 마시는 경우 과량의 소변이 만들어지거나 방광의 불안정성을 유발할 수 있기 때문이다. 골반근육을 의도적으로 수축시키는 골반저 근육운동을 하는 것도 도움이 될 수 있다. 이 운동은 배뇨근 수축을 억제시키는 데 좋다고 알려져 있지만, 그 효과에 대해 아직 정확하게 평가되지는 않았다. 흔히 이 운동은 '케겔운동'이라고 부르는데, 복압성 요실금에도 효과적이라고 알려져 있다. 이 운동은 일반적으로 다리를 살짝 벌린 상태에서 수행한다. 항문이나 골반의 아랫부분을 들어 올린다는 느낌이 들도록 항문을 조이면서 골반저 근육을 수축한다. 수축한 다음 천천히 힘을 빼면서 이완도 함께 시킨다. 이것을 수회 반복하면서 수동적인 요자제 능력을 회복하고 동시에 능동적인 요자제 능력을 기를 수 있다.

부종

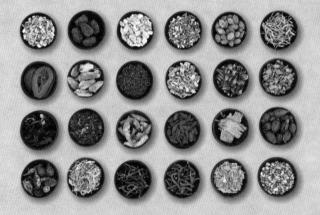

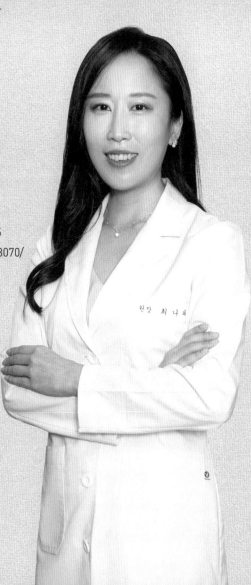

최나래

원장

- 현 가로세로한의원 은평점 대표원장
- 전 규림한의원 신촌점 대표원장
- 전 규림한의원 부산점 대표원장
- 동국대학교 한의과대학 졸업
- 대한한의학회 정회원
- 대한한방비만학회 정회원
- 대한한방피부과학회 정회원
- 대한한방모유수유학회 정회원

가로세로한의원 은평점

주소 서울시 은평구 통일로 871 2층

전화 02-383-8275, 010-5460-8275

홈페이지 https://www.garosero.net:8070/

붓기를 빼야 살이 빠진다!
부종

"오후가 되면 다리가 터질 것같이 부어요. 구두가 꽉 껴서 발이 아파요."
"아침마다 얼굴이 팅팅 부어서 오후는 돼야 조금 갸름해져요."

많은 사람이 경험하는 부종 증상.
특히 비만 환자들이 부종을 호소하는 경우가 많다.
이는 부종이 비만의 유인 중 하나이고
비만하면 수습이 정체되어 부종이 유발되기 쉽기 때문!
부종을 빼야 몸이 가벼워지고 살이 빠진다.
가벼운 몸을 위하여! 한의학적 부종 치료법을 알아보자.

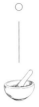

부종에 대한 일문일답

Q. 부종이란 무엇인가?

부종浮腫은 조직 내에 수습이 정체되어 과잉 존재하는 상태를 의미한다. 피부와 연부 조직에 부종이 발생하면 임상적으로 부풀어 오르고, 푸석푸석한 느낌을 갖게 되며, 누르면 피부가 일시적으로 움푹 들어간다. 울혈성 심부전이나 급성신염, 간경변 등 내부 장기의 질환으로 부종이 발생하는 경우도 있다. 하지만 임상에서는 양방병원에서 다양한 검사를 해도 기질적인 병변을 찾지 못하는 원인불명의 부종인 특발성 부종을 호소하는 경우가 훨씬 많다. 특발성 부종의 경우 양방병원에서는 이뇨제를 사용하고 염분 섭취를 제한하는 방법으로 치료하지만, 이는 근본적인 치료로 보기는 어렵다. 하지만 한의학적인 치료와 생활습관의 개선으로 근본적으로 잘 붓지 않는 몸이 될 수 있다. 필자는 특발성 부종을 하지부종, 면부종, 수족부종, 체간부종의 네 가지 유형으로 나누어 한약·침구 치료를 한다. 또 부위별 부종에 좋은 음식이나 체질에 잘 맞는 음식과 생활습관을 티칭해 치료율을 높이고 있다.

Q. 부종을 치료해야 하는 이유는?

하지는 부종 환자들이 가장 많이 부종을 호소하는 부위다. 하지로 정맥혈액과 수습水濕이 오래 정체되어 부종이 발생하면 하지근육의 피로도가 증가한다. 정맥혈액은 이산화탄소와 노폐물이 많은 까닭에 이것이 하지에 오래 머물면 근육이 쉬이 피로해지게 된다. 종아리의 피로감과 통증이 심해지면 수면의 질도 떨어진다. 또 혈액이 하지에 오래 저류하면 혈관의 탄력성이 떨어져 하지정맥류가 속발될 가능성도 높아진다. 더불어 정체된 수습은 지방을 섬유 조직으로 단단하게 결찰시켜 울퉁불퉁하고 보기 싫은 셀룰라이트를 만든다. 이 셀룰라이트는 일반적인 지방 조직보다 빼기가 훨씬 더 어렵다.

면부종은 안면 피부와 근육의 노화를 가속화한다. 고무풍선에 바람을 넣었다 뺐다 반복하면 나중에는 바람을 빼도 풍선이 탄력 없이 늘어져 있게 되는데, 피부도 마찬가지다. 아침에 얼굴이 부었다가 오후에 붓기가 빠지는 횟수가 거듭되면 될수록 턱선과 눈 밑, 안검 피부의 탄력이 떨어져서 피부가 축 늘어진다. 얼굴이 탄력 없이 커지게 되는 것이다. 건강하게 탄력 있고 갸름한 동안 얼굴을 위해서는 면부종을 꼭 치료해야 한다. 손가락이 붓고 뻣뻣해지면 손가락을 사용하는 정교한 작업이 점점 어려워지고, 체간에 수습이 오래 정체되면 수습이 습담濕痰으로 바뀌어 복부비만이나 내장지방을 유발하기 쉽고 소화기장애도 유발하게 된다.

Q. 부종의 원인은?

일단 체수분량이 많으면 붓게 된다. 국이나 찌개, 김치나 장아찌, 젓갈 등의 염장식품을 즐겨 먹는 식습관으로 나트륨을 과하게 섭취하면 삼투압 때문에 체수분량이 많아져서 부종이 발생한다. 짜게 먹지도 않는데 잘 붓는 사람은 수분의 배출 경로가 막혀 있지 않은지 확인해봐야 한다. 수분은 소변과 땀, 대변으로 배출되는데 소변이 시원치 않거나 땀이 잘 나지 않거나, 혹 대변이 선통치 않으면 체내에 수분이 고여 붓게 된다. 체수분의 양이 많지 않은데도 부종이 생기는 경우도 있다. 이런 경우 원인은 다음과 같이 네 가지 경우로 나눌 수 있다.

• 하지부종

보통 일과 시에는 앉아 있거나 서서 생활을 하니까 혈액이 중력을 받아 하지로 내려간다. 이때 심장은 혈액을 펌핑해서 혈액이 하지에만 고여 있지 않고 골고루 잘 순환할 수 있게 돌려주는 펌프 역할을 하는데, 이 심장의 펌핑력이 떨어지면 혈액이 하지에서 상지로 올라오지 못하게 된다. 따라서 심기心氣가 허약한 환자가 일과 후에 하지부종을 호소하는 경우가 많다.

• 면부종

무언가를 먹고 잠이 든 것도 아닌데 아침에 일어나면 부어 있다 하는 경우도 심기가 허약한 체질이다. 일과생활을 할 때와 반대로 수면 시에는 누워 있어 중력을 거의 받지 않는다. 이때 심장의 추동력이 떨어지면 심장에 가까운 얼굴로 혈액이 고이게 되고 사지말단으로 잘 순환하지 않아서 얼굴이 붓게 된다. 먹고 자면 아침에 잘 붓는 경우는 위기胃氣가 약하거나 식적食積이 있는 상태이고, 면부종과 홍조가 함께 있는 경우는 심화心火가 항성한 상태다.

• 수족부종

두텁고 튼튼한 혈관보다 가늘고 약한 혈관일수록 탄력성이 떨어지기 쉽다. 사지말단의 혈관은 주요 동정맥에 비해 가늘고 약하다. 노화나 큰 병후, 산후에 이 혈관의 탄력성이 떨어지면 제대로 수축 및 확장이 되지 않아 손·발가락이 부을 수 있다.

• 체간부종

고량후미나 음주를 즐겨 위장에 식적과 위열이 그득하게 차서 배출되지 않으면 체간이 붓는다. 혹은 산후나 체력 저하, 노화로 위 기능이 약해지거나 생랭生冷한 음식을 즐기면 내장기의 온도가 떨어져서 수습이 체간에 정체하기 쉽다. 혹은 신양腎陽이나 방광의 기가 허해져서 소변이 시원하게 잘 배출되지 않는 경우 옆구리와 허리가 잘 붓게 된다.

Q. 부종에 효과적인 치료 방법은?

• 한약 치료

내부 장기에 기질적인 질환이 있는 경우는 해당 질환을 치료하면 부종이 완화된다. 울혈성 심부전, 간경변, 급성신염 등의 기질적인 질환이 있는 상황에서는 이를 치료하는 것이 우선인데, 양방 의학적인 처치가 필요한 경우도 많다. 하지만 기질적인 질환이 없는 특발성 부종의 경우 양방적인 치료는 이뇨제와 염분제한 이외에는 뾰족한 수가 없다. 한방 치료는 기능적인 약화를 개선해서 특발성 부종을 치료할 수 있는 방법이 훨씬 다양하고, 한약은 이뇨제에 비해 장기적으로 복용해도 부작용이 훨씬 적다.

(1) 체내의 수분이 잘 배출되지 않는 경우

수분은 땀, 소변, 대변으로 배출된다. 땀이나 대소변의 배출이 원활하지 않으면 배출돼야 할 수분이 체내에 머물러 체수분의 절대적인 양이 높아지게 된다. 격한 운동이나 사우나 시, 혹 날씨가 많이 더운 날처럼 땀이 나야 할 상황에서도 유독 땀이 잘 나지 않는 사람이 있다. 이런 사람은 체내의 수분을 체표로 끌어올릴 힘이 없어서 피부가 건조하고 차가운 경우가 많다. 잘 붓고, 피부가 건조하고, 차갑다면 마황이 군약으로 들어간 처방으로 발한을 도와주면 좋다. 마황탕, 계지탕, 갈근탕 등이 대표적인 처방이다. 땀 배출이 잘되지 않는 부종 환자의 경우 마황제를 복용하면 땀 배출이 원활해지고 부종이 감소하면서 피부도 부드럽고 촉촉해진다. 소변이 시원치 않으면 복령, 택사 등이 군약으로 들어간 오령산의 변방이 효과적이다. 혹 과로나 노화로 신장의 양기가 떨어져 소변 배출이 원활치 않은 경우는 신기환이나 팔미원 등의 처방을 장복長服해 신장 기능을 강화시켜 주는 것이 도움이 된다. 대변이 시원치 않으면 대황, 후박, 지실, 망초 든의 통변지제通便之劑가 들어간 처방인 승기탕承氣湯류의 변방이 효과적이다.

(2) 하지부종

심장의 추동력이 떨어져 일과 후에 종아리가 붓는 경우 인삼, 황기 등의 보기제를 군약으로 하는 처방이 효과적인데 보중익기탕補中益氣湯이 대표적인 처방이다. 종아리 부종이 오래되어 정맥혈관의 탄력이 떨어지고 어혈瘀血이 생겼을 경우에는 계지복령환을 장복하면 어혈이 풀리고 혈액순환이 원활해진다. 체수분의 절대량이 많아 신체의 가장 큰 근육인 허벅지에 수분이 저류해 허벅지가 잘 붓는 경우는 택사, 복령 등 이수제를 군약으로 하는 처방이 효과적이며, 근육과 혈관의 탄력 회복을 도와주는 당귀, 백작약 등 약재에 택사, 복령 등 이수제가 합방된 당귀작약산 등이 대표적인 처방이다.

(3) 면부종

야식을 하지 않고 잠이 들었는데도 아침에 면부종이 생기는 경우는 심장의 추동력이 떨어져 사지말단으로 혈액을 보내지 못하고 심장 가까이에 있는 얼굴로 혈액이 고이기 때문이다. 인삼, 황기 등의 보기제를 군약으로 하는 처방이 효과적이다. 조금만 먹고 자도 잘 붓는 경우 위장의 식적과 습담을 배출해주고 위기를 강화하는 처방이 효과적이다. 백출, 진피 등이 군약인 평위산이 대표적인 처방이다. 홍조와 면부종이 동시에 있는 경우 심화를 꺼주고 식적과 위열을 동시에 배출시켜주는 사심탕 종류의 처방이 효과적이다.

(4) 체간부종

저녁이 되면 하루 종일 먹은 음식들이 소화가 잘 안 되고 복부가 창만해진다. 마시는 물이나 먹은 음식들의 소화, 흡수, 배출이 원활하지 않아 아침과 저녁의 체중이 2~3kg씩 차이가 나는 경우가 있다. 이런 경우에는 중초의 수습을 제거하고 중기를 보하는 백출, 후박, 창출, 인삼 등이 군약이 된 처방이 효과적인데 평위산, 보중익기탕 등이 대표적인 처방이다.

• 침구 치료

하지부종은 특히 침·부항 치료의 효과가 매우 빨리 나타나는 편이다. 기본적으로 삼음교, 음릉천, 양릉천, 족삼리 등의 혈자리가 부종 치료의 요혈이다. 승근, 승산 등의 종아리 주요 혈자리에 전기자극을 주어 종아리에 고여 있는 혈액과 체액을 상부로 순환시켜주고 위중혈에 부항 치료를 하면 치료 당일 날 밤부터 한결 편안하게 수면할 수 있다. 면부종에는 단중, 상완, 중완, 하완, 지창, 협거혈 등을 배오하면 좋다. 수족부종에는 사관혈과 내관·외관·수삼리·족삼리 등의 혈자리를, 체간부종에는 상완·중완·하완이나 기해·관원·천추혈 등 임맥任脈의 혈자리를 배오하는 것이 효과적이다.

Q. 부종을 줄이기 위한 식이요법은?

체수분의 절대량이 많은 경우의 기본 식이요법은 저염식이다. 국이나 찌개 등의 국물음식, 김치나 장아찌·젓갈 등의 염장식품을 자제하고 카레나 덮밥 등의 소스가 많은 음식도 피하는 것이 좋다. 바나나, 호박, 우유 등 칼륨과 칼슘이 풍부한 음식이 체내의 나트륨을 배출시켜주므로 도움이 된다. 위胃에 열熱이 많고 상반신이 잘 붓는 체질의 사람이 고추, 마늘, 닭고기, 소주처럼 열이 많은 음식을 먹으면 위열과 상반신, 면부종을 악화시키므로 최대한 자제한다. 생채소, 특히 상추, 배추, 케일 등의 푸른 잎채소나 미나리, 열무 등의 줄기채소는 위열을 꺼뜨리는 데 도움이 된다. 반대로 몸이 차고 위가 한寒한 경우 생채소나 과일을 많이 먹으면 위의 양기陽氣가 상하고 몸이 더 차가워져서 하지부종이 악화되므로 생랭물은 피하는 것이 좋다. 가끔 환자분 중에 "원장님, 저는 거의 샐러드밖에 안 먹는데 체중이 잘 안 빠져요"라고 하는 환자가 있다. 이는 냉한 체질의 환자가 생랭한 음식 위주로 식사를 해 심부체온이 더 떨어져 신진대사가 저하되고 부종이 심해져 체중이 줄지 않는 경우이다. 냉한 체질은 우엉, 연근, 무 등의 뿌리채소나 파, 마늘, 생강, 계피 등 온열한 성질의 음식이 내부 장기와 하초를 따뜻하게 데워줘서 하지부종에 도움이 된다. 고량후미나 음주를 즐겨해 위장에 식적이 정체되어 있고 체간이 잘 붓는 경우는 기름진 음식과 불에 구운 고기를 피하고 담백하게 식사를 해야 한다. 설탕, 꿀 등 단 음식을 절제하고 귤피차나 박하차 등 중초의 기운을 뚫어주는 차를 마시는 것이 도움이 된다.

Q. 부종을 빨리 배출시키는 생활습관은?

부종은 체내에 정체되어 있는 수분이다. 수분이 배출되는 경로는 땀, 소변, 대변이므로 발한發汗·리소변利小便시켜 부종을 해소하고, 대변이 정체되어 있는 경우 통변을 도와서 배출한다. 인체 상반신의 부종은 발한해 배출시키는 것이 효과적이다. 중요한 약속이나 회의가 있는 날 아침, 기상 시 면부종이 심하다면 유산소운동을 30분 정도 하면서 땀을 살짝 내주면 면부종이 빨리 빠진다. 이때 운동의 강도는 이마와 콧등에 땀이 송글송글 맺힐 정도의 강도가 좋다. 옆 사람과 대화는 가능하나, 노래를 따라 부르기엔 숨이 찬 정도의 강도면 적당하다. 인체 하반신의 부종은 발한과 리소변을 동시에 해 배출시키면 좋다. 40도 정도의 따뜻한 물에 배꼽까지 몸을 담그고 30분 정도 반신욕을 하는 것은 발한을 돕는데, 이때 옥미차나 녹차 등을 틈틈이 마시면 이뇨 작용이 원활해져 부종이 더 빨리 배출된다. 체간의 부종은 대변이 선통하면 잘 배출된다. 규칙적인 유산소 운동으로 장의 연동운동을 돕고, 복근을 강화하는 운동으로 복압을 증진시키면 후중감 없이 시원하게 대변을 배출할 수 있다.

하지부종 환자 치험례

- 158cm, 65kg 중등도 비만의 43세 여성.
- 복부비만, 하체비만과 하지부종으로 고민.
- 담낭제거 수술 후 소화가 항상 불편해 과식하지 않는데도 살이 찐다 함.
- 오래 앉아 있다가 일어서면 어지러움.

최 원장 맥이 굉장히 약하고 느려요. 축 가라앉아 있고요. 사무직이시니 일하실 때는 거의 앉아 계시죠? 심장이 콩닥콩닥 뛰는 유산소 운동을 마지막으로 하신 지 얼마나 되셨나요?

환자 거의 하루 종일 앉아 있고 야근도 많은 편이에요. 시간도 없고 일 끝나고 집에 가면 너무 피곤해서 운동은 거의 안 해요.

최 원장 음식은 어떤 종류를 선호하세요? 얼큰한 국물이나 매콤달콤한 양념을 좋아하진 않으시죠?

환자 담낭 수술 후 소화력이 떨어져서 맵고 짜거나 기름진 음식은 잘 못 먹어요. 피곤하면 초콜릿이나 달달한 간식을 조금 하는 편이에요.

최 원장 환자분은 짠 음식을 좋아하지 않으시고, 체성분을 봐도 체수분의 양은 평균치 정도밖에 안 돼요. 그래도 다리가 많이 붓는다고 하셨죠?

환자 네, 저녁에 집에 가면 종아리가 터질 것 같아요. 가끔은 잠을 못 잘 정도로 종아리가 붓고 아파요.

최 원장 환자분은 혈액을 순환시켜주는 펌프 역할을 하는 심장의 기운이 많이 떨어져 있어요. 심장은 근육으로 이루어진 장기라 꾸준히 심근을 사용하는 운동을 하지 않으면 점점 약해져요. 환자분의 경우는 하루 종일 앉아 있으니 종아리와 발로 혈액이 내려가는데, 심장의 근력과 기운이 떨어져서 종아리로 내려간 혈액을 위로 올려주지 못하는 거예요. 그래서 오래 앉아 있다가 일어서면 하지로 혈액이 저류되어 있고 머리까지는 올라오지 못해서 기립 시 어지러운 증상도 나타나는 겁니다.

환자 아~ 혈액이 다리에 고여서 다리는 붓고 머리에는 충분히 못 가서 어지러운 거네요.

최 원장 네, 맞아요. 제가 심장의 기운을 보강해주는 한약을 처방해드리겠습니다. 한약을 드시면 다리가 덜 붓고 기립 시 어지러운 것도 덜해지실 겁니다. 하체가 따뜻해지고 부종이 빠지면 여태까지 다이어트를 해도 빠지지 않았던 하체의 사이즈도 감소할 거예요. 그리고 한약을 복용하면서 침 치료를 병행하시면 종아리의 부종과 통증이 훨씬 빨리 경감됩니다. 비복근, 가자미근의 경결점에 침을 놓고 전류자극으로 뭉친 근육을 풀어주면서 종아리에 고여 있는 혈액을 상부로 돌려줄 거예요. 그리고 무릎 뒤쪽 오금에 위치한 위중혈에 사혈하는 습부항을 해서 종아리에 고여 있는 정맥혈을 덜어내줄 겁니다. 평소에 심근강화 운동을 꾸준히 해주세요. 심장의 추동력이 좋아져야 평시에도 혈액순환이 잘돼서 덜 붓고 덜 어지럽습니다. 일주일에 3~4회 정도 빨리 걷거나 자전거 타기 등 심장이 콩닥콩닥 뛰는 운동을 30분 이상 해주세요.

내경편: 내과·순환기계·신경정신 질환

치매

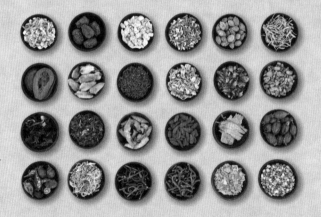

윤미나
원장

- 현 온중한의원 원장
- 전 일맥한의원 강남역점 진료원장
- 전 경희한의원 진료원장
- 전 송정 효사랑 요양병원 진료과장
- 전 첨단우암한방병원 진료과장
- 원광대학교 한의과대학 졸업
- 원광대학교 의사학교실 한의학 석사 취득
- 경희대학교 안이비인후피부과 한의학 박사 수료
- 국학기공 지도자
- 국가 공인 브레인 트레이너
- 서울시 어르신 한의약 건강증진 및
  치료 사업 지정 한의원
- 서울시 교육 멘토

온중한의원

주소 서울시 강북구 솔매로45길 94 2층
전화 02-987-1085
홈페이지 onjunghani.com
유튜브 채널 윤미나 한의사의
            건강한 온중한의원

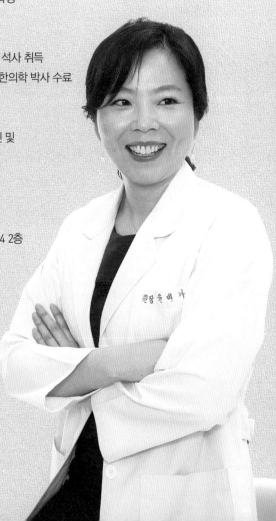

치매 예방으로 120세까지 행복하게…
치매

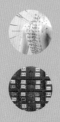

현재의 인류는 장수의 시대를 살고 있다.

만약 우리가 120세까지 살 수 있다면

그다음의 문제는 '어떻게 살 수 있는가?'이다.

늙어가는 몸과 마음을 보며

자포자기하는 마음으로 세월을 보내는 노인들이 증가하고 있다.

이는 우리나라가 OECD 국가 중 노인 빈곤율과

노인 자살률 1위라는 심각한 결과로 드러나고 있다.

나와 가족, 그리고 사회적·국가적으로 심각한 문제인 치매.

치매를 예방할 수 있는 방법은 과연 무엇일까?

한의학으로 예방하는 치매에 대해 알아보자.

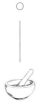

치매에 대한 일문일답

Q. 치매·경도인지장애란?

치매dementia란 정상적으로 생활을 해오던 사람이 다양한 원인에 의해 뇌 기능이 손상되어 인지 기능이 지속적이고 전반적으로 저하되어 일상생활에 현저하게 지장을 주게 되는 것을 말한다. 기억장애가 있으면서 동시에 언어장애, 방향감각 상실, 계산력 저하, 성격 및 감정의 변화 등 네 가지 중 한 가지 이상이 나타나면 치매로 진단되고 MMSE, K-MoCA 등의 검사를 통해 치매를 진단한다.

치매가 발병하기 약 5년 전부터 경도인지장애가 먼저 오는 경우가 많다. 경도인지장애mild cognitive impairment란 정상적인 노화에 따른 건망증보다는 심하고 치매보다는 가벼운 인지장애 상태로, 인지 기능이 떨어져 있으나 일상생활에는 지장을 주지 않는 치매 전 단계라고 볼 수 있다. 경도인지장애 단계에서 빨리 발견해 치료를 하면 인지장애 증상이 호전되고 치매로 진행되는 것을 막을 수 있으나 치료하지 않고 그대로 두면 점차 치매로 진행될 가능성이 높다. 따라서 스스로 건망증이 점점 심해지는 것이 느껴진다면 한의원에서 적극적으로 치료를 받아야 한다.

Q. 우리나라에서 치매·경도인지장애 환자 수가 점점 늘고 있다는데?

현재 우리나라는 고령화되는 속도가 매우 빠르고, 그에 따라 치매·경도인지장애를 앓는 환자의 수도 급격하게 늘어나고 있다. 2017년 65세 이상 노인인구 중에서 치매 환자의 수는 72만 명으로 전체 65세 이상 노인인구의 9.8%를 차지해 10명 중 1명이 치매를 앓고 있다는 결과가 발표되었다. 그리고 치매의 전 단계인 경도인지장애를 앓고 있는 환자의 수는 전체 65세 이상 노인인구의 27.8%를 차지해 4명 중 1명이 경도인지장애 환자라고 한다.

이 속도로 계속 간다면 2030년에는 전체 65세 이상 노인인구 중 치매 환자 수는 127만 명, 2050년에는 271만 명으로 급격하게 늘어날 것으로 예상된다고 한다. 이렇게 치매·경도인지장애를 앓는 환자의 수가 급격하게 증가하는 현상은 환자 개인과 가족들만의 문제가 아니라 사회적·국가적으로도 큰 문제가 아닐 수 없다.

Q. 치매의 유형 및 원인은?

· 알츠하이머형 치매(60~70%)

· 혈관성 치매(20%)

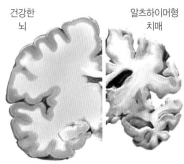
건강한
뇌

알츠하이머형
치매

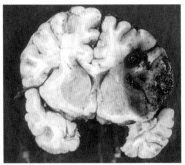

건강한 뇌(좌)와 알츠하이머형 치매(우)

건강한 뇌(좌)와 혈관성 치매(우)

· 파킨슨병, 헌팅톤병

· 알코올 수면제·안정제

· 외상

• 알츠하이머형 치매

알츠하이머병이란 치매를 일으키는 가장 흔한 퇴행성 뇌질환으로 전체 치매 환자의 3분의 2(60~70%)는 알츠하이머형 치매다. 알츠하이머형 치매AD는 베타 아밀로이드 단백질이 뇌 속에 쌓이면서 서서히 뇌의 신경세포가 손상되어 발생하게 되는데, 위 사진에서 건강한 뇌와 알츠하이머형 치매가 발병한 환자의 뇌 사진을 비교해보면 알츠하이머형 치매 환자의 뇌는 신경세포가 손상되어 뇌가 전반적으로 위축된 것을 볼 수 있다.

알츠하이머형 치매는 서서히 발병해 점진적으로 진행되는 것이 특징이다. 초기에는 주로 최근 일에 대한 기억력에서 문제를 보이다 진행이 되면 언어 기능이나 판단력 등 다른 여러 인지 기능에 이상이 나타나다가 마지막에는 모든 인지 기능 및 정신, 신체 기능까지도 상실하게 된다.

• 혈관성 치매

그다음으로 많은 유형은 전체 치매 환자의 5분의 1(20%)을 차지하는 혈관성 치매다. 혈관성 치매란 뇌경색, 대뇌허혈 및 대뇌출혈 등 혈관 손상으로 대뇌에 충분히 산소와 혈액이 공급되지 못해 뇌에 병변이 생기고 점차 치매로 진행되는 것을 말한다.

이외에도 파킨슨병, 헌팅톤병으로 인해 치매가 오는 경우, 술을 지나치게 많이 마시거나 수면제·안정제를 남용하는 경우, 외상으로 인해 치매가 발생하는 경우 등이 있다.

Q. 치매는 어떤 사람에게 잘 오는가?

· 고령(85세 이상이 65~69세에 비해 14.9배 높다)

· 여성(남성에 비해 2.85배 높다)

· 무학(교육년수 7년 이상에 비해 9.2배 높다)

· 독거(동거인이 있는 경우에 비해 2.9배 높다)

· 빈혈(정상에 비해 49% 높다)

Q. 치매·경도인지장애의 증상은?

• 경도인지장애

- 자주 쓰던 말, 이름을 잊어버리고 말을 이해하지 못함(언어 능력).
- 항상 다니던 길을 못 찾고 길을 잃음(공간지각력).
- 낯선 상황이나 사람에게 대처하지 못함(판단력).
- 물건 값 계산을 못 함(계산력).

• 초기 치매

- 집 주소, 전화번호 등 일상생활과 관련된 중요한 사항들을 기억하지 못함.
- 날짜, 계절, 장소를 인지하지 못함.

• 중기 치매

- 최근의 일들을 거의 기억하지 못함.
- 대소변을 실수함. 혼자 외출하지 못함.
- 성격이 변하고 감정 기복이 심해짐. 망상, 강박, 불안, 난폭, 무기력.

• 말기 치매

- · 언어구사 능력이 없어져서 알아들을 수 없는 소리만 낸다.
- · 대소변을 못 가리고 식사를 스스로 하지 못한다.
- · 걷지도 못할 정도로 신체 기능이 상실된다.

Q. 가성치매란?

노년기에는 점차 노화가 진행되어 체력이 약해지고 신체의 기능이 점점 떨어지게 되며, 여러 가지 질환이 발병하는 등 신체적인 변화를 겪을 뿐 아니라, 가까운 지인이나 배우자의 죽음을 경험해 정신적으로도 무기력해지고 우울해지게 되며, 사회적·경제적인 활동들이 줄어들어 활력이 떨어지게 된다. 이와 같은 여러 가지의 급격한 변화들을 경험하면서 노년기에는 점차 스스로 무기력해지고 우울감을 느끼게 된다.

노년기의 우울증은 다른 시기의 우울증에 비해 더 크게 우울감을 느낄 뿐 아니라 우울감이 심해지면 기억력이 감퇴되고 집중력이 떨어져서 인지 기능이 떨어져 보이게 되는데, 실제로 치매검사상으로도 점수가 낮게 나온다. 그래서 치매라고 잘못 진단될 수 있는데, 이렇게 노년기 우울증으로 인해 치매와 비슷하게 보이는 것을 가성치매pseudodementia라고 한다.

가성치매는 우울증에 효과적인 한약과 침, 부항, 왕뜸 등으로 치료를 하면 기억력과 집중력 및 인지 기능이 정상으로 회복되고 우울감이 개선되어 신체적·정신적으로 건강을 되찾을 수 있다. 이러한 노년기 우울증과 가성치매를 치료하지 않고 방치하면 치매로 진행될 가능성이 매우 높아지기 때문에 조기에 발견해 치료하는 것이 매우 중요하다.

Q. 한의학에서는 치매를 어떻게 치료하는가?

• 한약

한의학적 관점에서 보는 치매의 원인

- 허증: 선천허약先天虛弱, 정기부족精氣不足, 간신허肝腎虛
- 병리적 물질: 담음, 어혈
- 스트레스, 지나친 정신적 자극: 화병, 칠정

한의학에서는 우리 몸을 구성하고 생명을 유지시키는 가장 기본적인 물질을 '정精'이라고 한다. 정은 부모님에게서 물려받고 음식물을 먹어서 영양분을 섭취해 만들어지는 물질로, 오장육부 중에서 신腎에 저장이 되고 우리의 뇌를 채우고 있는 물질인 뇌수腦髓를 만드는 역할을 한다. 지속적으로 에너지를 쓰기만 하고 보충이 되지 않으면 우리 몸에서는 정이 점차 부족해지게 되고, 정이 부족해지면 뇌수가 허해지고 뇌력腦力이 약해져서 치매로 진행될 수 있다. 그래서 치매가 발병하게 되는 병리기전을 살펴보자면 태어날 때부터 선천적으로 정이 부족한데 충분히 채워지지 않거나, 노화로 인해 정기가 부족해지거나, 정혈을 저장하는 장인 신腎과 간肝의 기능이 약하면 우리 몸에서 정이 부족해져서 점차 치매로 진행된다고 볼 수 있다.

또 다른 원인으로는 우리 몸에서 수액대사가 잘되지 않아서 노폐물이 쌓여 생긴 담음과 혈액순환에 문제가 생겨 만들어진 어혈 등의 병리적 물질로 인해 뇌의 기혈 순환에 장애가 생겨서 치매가 발병할 수도 있다.

마지막으로 오랫동안 스트레스를 받으면서 생긴 우울감과 분노를 억눌러서 발병하는 화병과 칠정(희喜·노怒·우憂·사思·비悲·경驚·공恐 등의 일곱 가지 감정)으로 인해서도 치매를 유발할 수 있다. 칠정七情이란 기쁘거나喜 분노하거나怒 우울하거나憂 생각을 많이 하거나思 슬프거나悲 놀라거나驚 공포감을 느꼈을 때恐 만들어진 감정이 지나치면 그로 인해 병이 발생하게 된다는 것을 말하는데, 이러한 지나친 감정적 자극이 뇌에 영향을 주어 치매를 발병하게 만들 수 있다.

이렇듯 치매를 유발하는 병의 원인은 여러 가지가 있으므로 개개인의 체질과 환경, 병의 원인에 따라 허虛한 사람은 보補하고, 담음이나 어혈이 있는 사람은 담음이나 어혈을 제거하며, 화병이나 칠정으로 인해 치매가 온 사람은 화병이나 칠정을 풀어주는 한약을 처방해 복용하면 치매를 예방하고 치료할 수 있고, 치매 증상이 점차 악화되는 것을 막을 수 있다.

특히 한약재 중에서 녹용은 기혈氣血을 크게 보하고 정수精髓를 보충해 뇌수腦髓를 만드는 역할을 하므로 뇌세포에 영양을 공급하고 뇌력을 강화시키며 뇌 기능을 활성화시켜주어 치매를 예방하고 치료하는 효과가 크다. 그러므로 체질에 맞게 처방한 한약에 녹용을 넣어 복용하는 것이 매우 효과적이다. 그리고 녹용과 더불어 정혈을 보충해주는 약재인 당귀, 산수유와 뇌 신경을 활성화시켜주는 효능이 있는 사향을 넣은, 보약 중의 보약인 공진단拱辰丹을 복용하면 치매의 예방과 치료에 큰 효과를 볼 수 있다.

• 침

치매의 예방과 치료에 효과적이라고 알려져 있는 대표적인 혈자리들로는 백회, 사신총, 내관, 신문, 합곡, 족삼리, 태충 등이 있다. 머리 부위에 위치해 있는 백회, 사신총 등의 혈자리들을 침으로 자극하면 머리를 맑게 하고 열을 내리며 집중력과 기억력을 높여주고 인지 기능을 올려준다. 그리고 사지말단에 위치해 있는 여러 혈자리를 침으로 자극하면 경락들을 활성화시켜주어 뇌를 비롯한 전신의 기혈을 순환시킬 뿐 아니라, 사지말단과 연관되어 있는 뇌의 부위를 자극해 뇌 신경계와 전신의 신경계를 활성화시켜주므로 치매의 예방과 치료에 매우 효과적이다.

• 왕뜸

우리 몸의 하복부에 위치한 관원혈이나 배꼽 위인 신궐혈 등에 왕뜸을 올려주면 원기를 보충해주고 아랫배를 따뜻하게 만들어주어 열이 머리 쪽으로 올라가지 않도록 해 머리를 맑게 해준다. 예로부터 우리 몸은 수승화강水升火降(심장의 화 기운은 아래로 내려가고 신장의 수 기운은 위로 올라가는 상태)이 되면 건강을 유지할 수 있다고 했다. 왕뜸을 하단전에 해당하는 아랫배의 혈자리들에 올려주면 화

기운이 하단전으로 내려가고 수 기운이 머리로 올라가서 수승화강이 되어 머리가 맑아지고 기억력과 집중력이 높아지며 인지 기능이 좋아져서 치매의 예방과 치료에 크게 도움을 준다.

• 턱 관절 균형 장치와 경추 추나

우리 몸에서 중추신경계는 뇌와 척수로 구성되어 있고, 뇌와 척수는 뇌막으로 둘러싸여 있어서 외부에서 오는 충격으로부터 보호를 받고 있다. 뇌막 속은 뇌척수액으로 채워져 있는데, 뇌척수액은 뇌와 척수를 순환하면서 호르몬과 노폐물 등을 운반하는 역할을 한다. 그런데 상부경추(경추 1·2번: 축추와 환추)가 제자리에 위치해 있지 않고 비정상적으로 뒤틀려 있으면 전신 척추 구조에 문제를 일으킬 뿐만 아니라, 뇌와 척수의 신경계와 뇌척수액의 흐름에 장애를 주고 뇌 혈류 순환에 문제를 일으켜서 뇌 건강에도 좋지 않은 영향을 미치게 된다.

한편 상부경추의 관절과 턱 관절은 지렛대와 같이 서로 영향을 미치고 있다. 턱 관절에 문제가 있으면 상부경추 관절이 비틀리게 되어 뇌와 척수의 신경계와 뇌척수액의 흐름 및 뇌 혈류 순환에 문제를 발생시키고, 턱 관절의 균형을 바로잡아 주면 상부경추 관절의 위치가 정상화되어 뇌와 척수의 신경계가 안정되고 뇌척수액의 흐름 및 뇌 혈류 순환이 원활해진다. 그러므로 턱 관절을 교정해 상부경추 관절의 위치를 바로잡아 주면 뇌와 척수의 신경계가 제 기능을 하게 되고 뇌척수액과 뇌 혈류의 흐름이 원활해져서 뇌 건강에 도움이 되는 것이다.

턱 관절을 교정해 상부경추 관절을 안정시키기는 방법으로는 턱 관절 균형 장치와 경추 추나요법을 사용할 수 있다. 환자 개개인의 구강 구조에 맞춰 제작한 턱 관절 균형 장치를 입에 착용한 상태에서 적절한 스트레칭을 꾸준히 하고, 한의원에서 경추 추나요법을 받으면 상부경추 관절이 제자리를 찾게 되어 뇌신경계를 포함한 전신 신경계가 안정되고 뇌척수액과 뇌 혈류 공급이 원활해져서 치매를 예방하고 치료할 수 있다.

Q. 치매를 예방할 수 있는 생활 관리법은?

• 바른 생활습관

- 식습관(규칙적으로 하루 2~3회 식사. 영양소를 골고루 섭취한다)
- 치아 관리를 철저히 한다(치아로 꼭꼭 씹는 행위가 뇌를 활성화시킨다).
- 밤에 숙면을 취하도록 한다.
- 금주, 금연, 체중 관리

• 건강한 생활

- 취미 활동
- 봉사 활동
- 배우기
- 일기 쓰기, 매일 감사한 일 한 가지씩 생각하기

- **뇌에 좋은 체조, 호흡, 명상**

  · 기체조, 호흡, 명상
  · 산책(하루 30~40분 이상 걷기)

Q. 치매 예방과 치료에 효과적인 기체조 방법은?

- **뇌파진동**

바닥이나 의자에 앉아서 아랫배에 힘을 주고 가슴을 펴고 턱은 살짝 당겨서 척추가 바로 세워지도록 한다. 뒷목은 고정한 상태에서 고개를 도리도리하면서 좌우로 빠르게 흔들어준다. 이때 입은 살짝 벌리고 숨을 코로 들이쉬고 입으로 후~ 하면서 내쉬어 준다. 뇌파진동은 뇌세포를 활성화시키고 주의력, 사고력, 기억력 증진과 인지 기능 개선 및 감정 조절에 효과적이다.

- **배꼽힐링**

의자에 앉거나 바닥에 누워서 배꼽힐링기(힐링 라이프)나 2~3cm 두께의 둥글고 긴 막대기로 배꼽을 깊게 눌러주었다가 떼기를 반복하면서 펌핑을 한다. 배꼽 주위를 시계방향으로 돌아가면서 펌핑을 하는데, 통증이 느껴지는 부분은 더 집중적으로 자극해준다. 배꼽힐링은 장을 풀어줄 뿐만 아니라 전신 혈액순환을 돕고 자율신경계를 안정시키며 면역력을 올려주고 뇌가 활성화되도록 도와주는 등의 여러 가지 효과가 있다.

• 단전치기

단전치기는 양발을 어깨 넓이로 벌리고 11자로 평행하게 바닥을 딛고 서서 양 무릎은 살짝 구부려서 기마자세를 취한 후, 양 손바닥으로 배꼽 아래 하단전 부위를 북을 치듯이 신나게 두드리는 것이다. 양 손바닥으로 단전을 두드릴 때 양 무릎은 박자에 맞춰 상하로 살짝살짝 구부렸다 펴주면 전신 기혈 순환에 매우 좋다. 단전치기는 하단전의 온도와 압력을 올려주어 아랫배를 따뜻하고 기운이 채워진 상태로 만들어주어 우리 몸을 화 기운은 아래로 내려가고 수 기운은 위로 올라간 수승화강 상태로 만들어준다. 우리 몸이 수승화강 상태가 되면 머리가 맑아지고 진기眞氣가 채워져서 치매의 예방과 치료에 효과적이다.

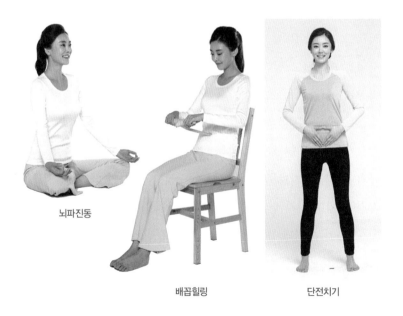

뇌파진동

배꼽힐링

단전치기

기체조를 할 때에는 의식을 어디에 집중하고 하는지가 아주 중요하다. 뇌파진동을 할 때에는 뒷목 부위에 의식을 집중하고 배꼽힐링을 할 때에는 배꼽힐링기로 눌러주는 배꼽 주위에 집중하며 단전치기를 할 때에는 아랫배에 집중하면서 기체조를 하면 의식을 집중하지 않고 할 때보다 효과를 크게 볼 수 있다. 내 몸에 의식을 집중하면서 하는 기체조는 몸에 진기眞氣를 만들어주어 눈에 보이는 육체뿐 아니라 에너지체와 정보체까지 활성화시키고 기운을 채워주고 정화시켜주는 효과를 볼 수 있고, 신체에 의식을 집중하는 것 자체가 뇌신경을 활성화시키고 뇌파를 안정시키므로 치매의 예방과 치료에 매우 효과적이다.

Q. 한의사협회에서 시행하고 있는 치매예방 사업이란?

서울특별시와 부산광역시 등의 지역 한의사회에서는 몇 년 전부터 어르신 건강증진 사업으로서 치매와 우울증을 예방하고 치료하는 사업을 시행하고 있다. 만 60세 이상 어르신들 중 치매·우울증 예방 사업에 참여하고자 희망하는 분들에게는 먼저 치매검사MMSE, K-MoCA와 우울증검사GDS를 하고, 검사 결과 경도인지장애나 우울증으로 진단이 되면 치매와 우울증의 예방과 치료에 효과가 있는 한약과 침·약침 치료 등을 무료로 해드리고 있다. 한약과 침 치료를 마친 후에는 다시 한 번 치매검사와 우울증검사를 시행하게 되는데, 그동안 사업에 참여한 환자들의 치료 전과 후의 점수를 비교해본 결과 치매와 우울증에서 모두 긍정적인 결과를 보였고, 사업에 참여한 환자들의 만족도 역시 매우 높았다. 치매·우울증 예방 사업에 참여하고 싶은 분들은 내가 살고 있는 지역에서 이 사업을 시행하고 있는지 알아보고, 사업에 참여하고 있는 한의원에 내원해 검사와 치료를 받아보기를 권한다.

지금까지는 몇몇 지방자치단체와 지역 한의사회들에서만 치매와 우울증 예방 사업을 시행해왔으나, 한의학적 치료법이 치매와 노년기 우울증에 효과가 있다는 것이 검사 결과와 여러 논문으로 증명된 만큼 이제는 국가적으로 모든 노인에게 한약과 침 등의 유효한 치료법으로 치매와 노년기 우울증을 예방하고 치료하는 데 집중적으로 힘을 쏟아야 할 것이다.

Q. 뇌과학적 관점에서 치매를 예방하는 방법이 있는가?

약 20년 전까지만 해도 사람의 뇌는 태아에서부터 성장기를 지나면서 급격하게 발달이 되다가 20~30세 무렵에 뇌 발달이 완성되고 그 이후로는 뇌가 점점 퇴화된다고 생각돼왔다. 그러나 그 이후로 여러 뇌과학자가 연구와 실험을 한 결과 그 가설은 폐기되고 최근엔 뇌신경계는 환경, 경험, 몸의 상태에 따라 죽기 직전까지 변화한다는 신경가소성plasticity 이론이 받아들여지고 있다.

뇌가소성 이론의 권위자인 마이클 머제니치Michael Merzenich 박사는 "우리의 뇌는 훈련하고 관리하면 훈련하지 않은 뇌보다 유년기에 훨씬 더 크게 개발되고, 그 상태를 유지하는 기간도 거의 무제한이 된다. 그리고 우리의 뇌는 죽기 직전까지도 개발시킬 수 있어서 70대 노인이라도 뇌 훈련을 받으면 훈련을 받지 않은 20대의 뇌와 거의 같은 수준으로 집중력과 처리 속도가 올라간다. 뇌 훈련을 받은 노인은 반응 속도, 문제해결 능력이 좋아지고 노년기 우울증도 감소하며 삶의 질이 높아지고 의료비도 적게 들어간다. 그럼으로써 치매를 예방하고 진행을 막을 수 있다"고 주장한다. 그리고 마이클 머제니치 박사는 치매를 예방하고 뇌를 건강하게 만드는 방법들을 다음과 같이 제시했다.

- 뇌가 노화되는 것을 걱정하지 말고 개인의 성장에 집중하라.
- 뇌의 능력을 최대한 활용하라.
- 현재 뇌 상태를 측정하고 상위권이 아니라면 훈련하라.
- 누군가를 돕고 행복하게 만들 때 가장 크게 혜택을 보는 것은 나의 뇌다.
- 어려움을 겪는 것은 당연하다. 이겨낼 수 있으니 두려워하지 말라.
- 모든 것에 감사하고 세상을 새롭게 보라.

내 인생을 잘 갈무리할 수 있는 소중한 노년기를 아무런 준비 없이 맞이해 그저 세월이 지나는 것을 한탄만 하면서 절망적이고 우울한 노년기를 만들지 말자. 대신 노년기에 하고 싶은 내 꿈을 찾아서 목표와 희망을 가지고 가치 있는 하루하루를 살아나가자. 그리고 내 꿈이 나뿐만 아니라 나와 주위를, 지구를 이롭게 만드는 큰 꿈이라면 더 좋을 것이며, 이렇게 멋진 노년기를 살아가는 사람에게는 치매가 비집고 들어갈 틈이 없을 것이다.

60세 이후에는 나의 노년기에 하고 싶은 가치 있는 꿈을 찾아보고, 그 꿈을 이루기 위해 운동을 통해 체력을 키우고 건강한 생활습관을 만들자. 그리고 이미 잘하는 것은 더 발전시키고 새로운 것에 도전하고 배워서 뇌를 활성화시키고 생활에 활력을 만들자. 그리고 항상 긍정적으로 생각하고 모든 것에 감사하면서 내가 지금까지 살아오면서 체험한 경험과 지혜를 주위 사람들과 나누자. 그래서 나와 모두를 이롭게 하는 홍익인간으로서 하루하루를 가치 있게 살아나가자.

수천 년 전부터 우리 한민족의 건강을 지켜온 한의원에는 우리 몸의 노화를 예방하고 뇌를 건강하게 만들어주는 한약, 침, 왕뜸, 턱관절 균형 장치, 경추 추나 등의 한의학적인 예방 치료법이 준비되어 있다. 이 치료법들은 오랜 생활 동안 만들어지고 검증돼온 우리 조상들의 지혜이고 원리이므로 현명하게 잘 활용해 치매 걱정 없이 120세까지의 삶을 건강하게, 행복하게, 평화롭게 창조해보자.

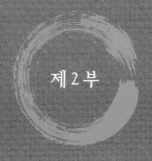

제2부

외형편

外形篇

근골격계·신경계·피부 질환

외형편: 근골격계·신경계·피부 질환

경추 통증

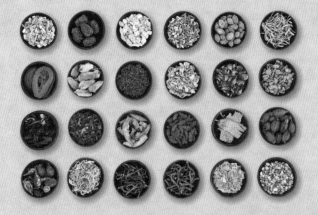

이준환
원장

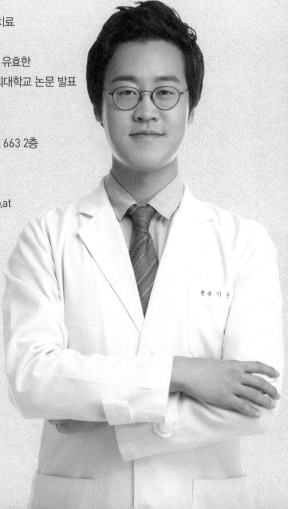

- 경희대학교 한의학 석사
- 대한경혈추나학회 정회원
- 태한의학과 동경제太韓醫學會 同耕齊 정회원
- 대한약침학회 정회원
- 대한한방피부과학회 정회원
- 침 치료를 통한 테니스엘보 치료
  – 대한침구학회지 투고
- 탈모 치료: 모발 성장 효과에 유효한
  한약재를 이용한 실험 – 경희대학교 논문 발표

아침나무한의원 서울본원

주소 서울시 영등포구 시흥대로 663 2층
    아침나무한의원

전화 02-833-0178

홈페이지 morningtree.modoo.at

반복되는 목 통증, 나도 혹시 목 디스크?

경추 통증

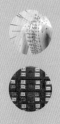

당신은 일자목인가,

아니면 거북목인가?

컴퓨터와 휴대전화를 사용하지 않는 현대인은 거의 없을 것이다.

그만큼 우리는 목에서 보내는 신호에 귀를 기울여야 한다.

일시적인 통증이 만성이 되고,

만성 목 통증은 목 디스크로 이어질 수 있다.

일상을 위협할 수 있는 질환, 경추 통증.

경추 통증을 유발하는 요인과 치료법은 과연 무엇일까?

한의학에서 진단하는 목 디스크에 대해 알아보자.

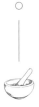

경추 통증에 대한 일문일답

Q. 목·어깨 통증, 혹시 경추 디스크인가?

"목과 어깨가 아픈데 목 디스크인가요?"

"목 디스크라면 수술해야 하나요?"

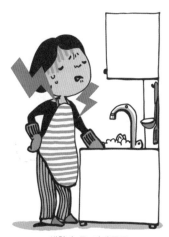

생활 속 목·어깨 통증

한의원에 내원하는 목·어깨 통증 환자들에게 가장 많이 듣는 질문이다. 대표적인 목 디스크 증상은 다음과 같다.

- 어깨, 위팔, 손 전체에 통증이 있다.
- 손가락의 감각이 저하되며 미세한 움직임이 힘들다.
  (예들 들어 젓가락질이 안 되거나 작은 콩이나 쌀알을 줍기 어렵다.)
- 저림 증상은 팔 전체가 저리지 않고 한쪽 팔 일부만 저린다.
- 통증과 상관없이 팔의 힘이 들어가지 않는다.
- 대소변장애가 발생한다.
- 머리 정수리를 누르거나, 누른 상태에서 고개를 좌우로 돌릴 때 통증이 악화된다.
- 안과에선 특별한 이상이 없는데 자주 눈이 침침하다.

위 증상 리스트 중 1항목 이상 체크되었다면 목·어깨 건강이 좋지 않다고 볼 수 있다. 만약 3항목 이상 체크되었다면 가까운 병원에 내원을 권해드린다.

수술이 필요한 목 디스크인 경우는 매우 적다. 목과 팔에 힘이 들어가지 않으며 움직임과 근력이 저하된 상태 정도만 수술이 필요한데, 전체 목 디스크 환자의 10% 내외의 적은 비율이다. 스웨덴에서 126명의 디스크 환자 대상으로 수술한 환자 그룹과 비수술 환자 그룹을 비교해 예후를 추적 관찰한 결과, 수술 환자들이 초기 호전 속도는 빨랐지만 4년 이후의 통증 및 운동 능력에서 수술 환자 그룹과 비수술 환자 그룹의 차이는 없었다.

한편 최근 레이저 수술이 간편한 수술이란 환상을 갖고 계신 환자가 많은데, 사실 레이저 수술은 조직끼리 붙는 유착이 심해질 수 있으며 경험이 부족한 의료인에게 수술을 받는 경우 신경 손상이 더 많이 발생할 수 있다. 수술을 권유받았다면 적어도 세 군데 이상의 경험이 풍부한 의사에게 진료 상담 후 공통적으로 추천하는 방식을 택하길 권한다.

Q. 손과 팔 저림 증상이 느껴지는데 경추 디스크인가?

근육통이 아닌 저림 증상이 나타나면 목 디스크라고 생각하기 매우 쉽다. 하지만 검진 후 디스크가 아닌 경우가 많고 디스크라 하더라도 수술이 필요한 정도의 중증 단계가 아닌 가벼운 디스크인 경우가 많다. 이렇듯 저림 증상을 느끼지만 심각한 단계 이전의 상황이 많다.

현대인들은 '목 디스크'라는 단어를 건강과 질병의 기준이라 생각하는 경우가 많다. 목 디스크 진단을 받으면 바로 큰 병에 걸린 것이고, 수술을 해야 한다고 생각하는 경향이 있는데 목 디스크 진단을 받더라도 모두 심각한 단계는 아니다.

목 디스크는 4단계로 나뉜다. 수핵이 디스크 밖으로 탈출 전 단계까지는 치료가 용이하다. 오히려 목 디스크가 아니라는 진단을 받아 방심하고 예전의 잘못된 일상 습관을 반복하는 경우가 더 위험하다. 이 경우가 의외로 예후가 불량하다. 일자목과 거북목은 목 디스크의 어머니라고 생각하면 된다. 방치하면 40대에 목 디스크로 진행되는 경우가 많다. 정리하면 일자목, 거북목 단계부터 생활습관 교정이 필요하고, 수핵탈출 이전 단계의 목 디스크(대부분의 목 디스크

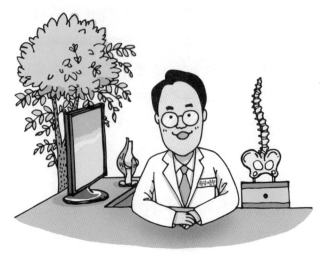

상담

증상)는 수술 없이도 한의학적 치료 방법인 침·약침, 추나 치료를 통해 개선될 수 있다.

Q. 목 디스크 저림 증상이 나타나는 과정은?

① 디스크가 수평 방향으로 커지면서 주변 구역을 압박한다. 물리적인 압박으로 해당 부위의 통증이 나타난다.
② 척추신경줄기에서 갈라지기 시작하는 신경분지에 커진 디스크 또는 터져 나온 수핵이 물리적·화학적으로 악영향을 미쳐 여러 증상들이 나타난다.

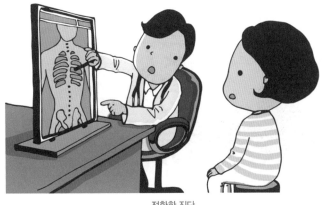

정확한 진단

Q. 손저림 증상이 나타나는 목 디스크를 자가 진단하는 방법은?

· 엄지손가락 저림: 경추 6번 신경근의 눌림

· 중지의 저림: 경추 7번 신경근의 눌림

· 새끼손가락의 저림 : 경추 8번 신경근의 눌림

· 검지와 약지의 저림: 2개의 신경근에 연결돼 있어 명확한 구별이 어렵다.

이와 같은 증상이 있다면 가까운 한의원에 내원해 적극적인 한방 치료를 권하며, 목 디스크와 신경포착을 동시에 앓고 있는 환자도 많기에 정확한 진단을 위해서는 전문가의 진단을 받아야 한다.

Q. 목 디스크 외 다른 원인으로 저림 증상이 나타나는 경우는?

일자목, 근긴장 등이 진행돼 근육, 인대에 신경이 포착될 때 저림이 나타난다. 일자목, 근긴장 등으로 신경포착 병변 과정은 다음과 같다.

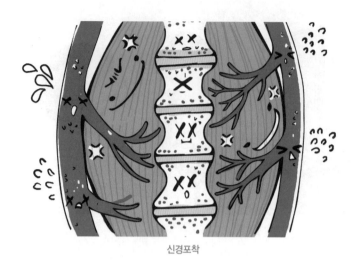

신경포착

① 인체 근육들의 긴장이 만성적으로 진행된다.

② 척추에서부터 멀리까지 뻗어 나온 가지(말초신경)들이 압박받기 시작하면서 저림 증상들이 나타난다.

Q. 일자목의 자가진단법은?

휴대전화나 컴퓨터 모니터를 바라볼 때 턱이 앞으로 빠져나오는 느낌이 있다.

- 옆모습을 봤을 때 턱이 앞으로 빠져나와 있는 모습이다.
- 딱딱한 바닥에 베개 없이 누웠을 때 턱이 위쪽으로 눌린다.
- 벽에 등을 바짝 대고 서 있을 때 벽과 목 사이가 5cm 이상이다.

Q. 일자목, 거북목이 악화되어 나타나는 신경포착 종류에 따른 자가
진단법은?

• 목근육, 어깨관절, 늑골 구역에서 신경 눌림이 발생하는 흉곽출구증후군

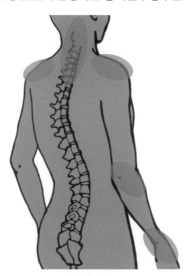

통증 범위

목에 위치한 사각근의 만성 긴
장으로 신경이 눌리는 경우이
다. 신경이 지나가는 통로 중
압박이 자주 나타나는 길목이
있다. 목의 측면 부위에 나열
된 사각근이란 근육들이 경추
와 늑골에 연결되어 있으며 이
사이사이에 신경이 지나간다.
그 때문에 이 길목에서 자주
압박이 나타난다. 쇄골 아래로
시작하는 소흉근이란 근육이
겨드랑이 아래쪽 신경을 압박하는 경우가 있다. 흉곽출구증후군은
신경뿐만 아니라 혈관도 같이 눌리는 경우가 많아 상지가 자주 부으
면서 손 저림 부위가 넓은 것이 특징이다.

• 팔꿈치 안쪽 구역에서 신경 눌림이 나타나는 팔꿈치터널증후군

팔꿈치에서 압박되는 경우 안쪽을 지나가는 척골신경이 눌려 발생
하는데 손등의 저림과 네 번째, 다섯 번째 손가락이 저리며 새끼손
가락 바깥쪽으로 손목을 굽히는 근력이 떨어지기도 한다. 척골신경

이 손목 구역에서 눌리는 경우도 있는데 이때는 네 번째, 다섯 번째 손가락이 안 펴지거나, 새끼손가락이 갈퀴 모양과 비슷하게 변형될 수 있다.

• 팔꿈치 중앙부나 손목 부근에서 신경 눌림이 나타나는 손목터널증후군

팔꿈치 아래 구역에서 정중신경이 눌리며 나타나는데 손바닥 저림 증상 유발의 대표적 주범이다. 손목을 안쪽으로 돌리는 동작 시 통증 또는 힘이 약해짐을 느낀다. 손목터널증후군은 익숙한 병명이며 현대인의 다양한 작업에서 나타난다. 치료 경과는 근육의 과사용 정도, 상지근막의 유연함, 인체 내 염증 정도에 따라 예후는 다양하게 나타난다.

자가진단에 유용한 정보로 정중신경은 세끼손가락 감각을 지배하지 않는다. 만일 새끼손가락만 저리다면 정중신경으로 인한 저림 증상은 아니다. 주먹을 쥐려 할 때 검지와 중지가 좀처럼 안 굽혀질 수 있다. 또 엄지손가락 쪽 손바닥 근육층이 얇아질 수 있다. 목 통증과 손 저림은 목 디스크가 아닐 가능성이 많다. 목 디스크가 아닌 말초신경의 눌림으로 저림 증상이 나타나는 경우가 많으며, 위에 설명한 신경포착 이외에도 다양한 신경 눌림이 존재한다.

Q. 목 통증은 왜 만성적으로 반복되는가?

현대인 질환의 키워드는 '만성'이다. 생명에 치명적인 급성 질환들은 적어지고, 생명에는 지장이 없으나 반복되는 통증으로 생활의 질을 저하시키는 질환이 점차 많아지고 있다. 만성 방광염, 만성 위염, 만성 갑상선질환, 만성 근섬유통증, 만성 척추질환 등 현대인에게 이미 익숙한 만성질환명은 많다.

그중 현대인의 대표 만성질환 중 하나가 목·어깨 통증이다. 이유는 명확하다. 현대인은 근육을 골고루 사용하지 않고 특정 근육 부위만 반복해 사용하기 때문이다. 한 번 악화된 관절과 근육을 충분한 휴식 시간 없이 반복적으로 사용하다 보면 점차 피로가 누적되어 결국 통증을 유발한다.

근육이 건강하기 위해선 근육수축과 근육이완 밸런스가 맞아야 한다. 사무직장인들은 모니터를 보며 정적인 특정 자세를 유지한다. 목 근육들은 버티기만 할 뿐 밸런스가 맞는 움직임과 휴식이 없기에 근육은 결국 과수축 또는 위약 상태로 악화된다. 환자들이 자주 하는 질문이 있다. '무거운 물건을 드는 것도 아닌데 휴대전화를 잠깐만 봐도 목이 왜 이리 아픈가요?' 일리 있는 질문이다. 가벼운 휴대전화 하나 드는 동작에 근육이 피곤할 이유가 없는 것 아닌가. 이렇게 오해하기 쉽다. 근육수축과 근육이완 밸런스가 깨질 수 있는 대표적인 예가 휴대전화를 사용하는 자세다. 휴대전화 사용 시간이 점차 많아질수록 목과 어깨의 통증은 반복되며 만성질환이 되어간다.

편한 자세라고 생각해 습관이 된 자세들 중 의외로 목이나 어깨에 악영향을 주는 경우가 많다. 다음의 셀프체크 목록 중 습관이 된 자세가 많으면 많을수록 목의 통증은 만성화될 가능성이 높아진다. 자신의 습관을 체크해보자.

• 목·어깨의 만성 통증을 유발하는 자세 셀프체크

· 턱을 괴는 자세, 거북이처럼 목 빠진 자세

· 소파 팔걸이에 눕는 자세

· 엎드려 고개를 든 자세

· 높은 베개 사용

· 컴퓨터, 휴대전화 사용 자세

특히 휴대전화를 사용하는 자세에 따라 목에 가해지는 머리 무게가 다르다. 휴대전화를 보는 목의 각도가 커질수록 목에 가해지는 머리 무게가 커진다.

· 정면 응시 경우: 5kg 하중

· 15도 각도 경우: 12kg 하중

· 60도 각도 경우: 27kg 하중

목의 각도에 따라 하중 차이가 많으므로 휴대전화 사용 자세에 유의해야 한다.

Q. 목 디스크, 나는 괜찮은가?

최근 5년간 목 디스크 환자 수는 꾸준히 증가하고 있다. 2010년에 69만 9,858명에서 2015년에 86만 9,729명으로 5년 사이 24% 증가했다. 가장 큰 폭으로 증가한 연령대는 40대다. 30대에 비하면 4배 이상 증가하며 60대까지 고루 발생한다. 이를 토대로 본다면 20~30대는 목 디스크와 거리가 멀어 보인다. 하지만 목과 어깨의 통증으로 고생하는 20~30대 환자는 매우 많다. 젊은 20~30대층은 목 디스크는 아니지만 일자목 환자가 많다. 일자목 환자 60% 이상이 10~30대에 분포한다. 일자목 특성상 경추의 충격완화 능력 저하, 목의 하중이 어깨까지 압박되어 목·어깨 통증이 쉽게 나타난다. 또한 근육 기능의 저하는 만성적인 저림 증상도 유발한다.

결국 일자목은 목 디스크의 주원인이다. 목과 어깨의 하중을 분산시키지 못한 채 점차 피로가 누적되어 목 디스크로 진행되는 경우가 많다. 40대부터 목 디스크 환자가 급증하는 건 20~30대 때 일자목 환자들이 적절한 치료 없이 방치한 결과라고 볼 수 있다.

Q. 교통사고로 인한 목·어깨 통증, 목 디스크로부터 안전한가?

요즘엔 퇴행성 질환, 즉 목 디스크, 오십견, 허리 디스크 등의 질환을 개선하기 위한 정보들을 비교적 쉽게 찾아볼 수 있다. 하지만 의외로 교통사고로 인한 통증 양상 및 통증을 개선하기 위한 정보가 적다. 예를 들면 교통사고 후에 엑스레이x-ray상 목뼈에는 이상이 없다고 진단 받았는데 수일, 수주 후 목과 어깨가 아픈 경우 치료가 필요한지, 스스로 회복 가능한지 애매하다. 또 다른 예로 교통사고 직후에는 근육통만 있었는데 수일 후 두통과 어지럼증이 나타났을 때 교통사고로 인한 증상인지, 일반적인 두통인지 애매하다. 교통사고 후유증은 우리가 자주 접하는 상황이 아니기 때문에 나타나는 혼란이다.

어느 환자의 경우를 소개하면 교통사고로 인한 목·어깨 통증으로 엑스레이 검사를 받았다. 검사 결과 일자목은 있지만 뼈에 문제가 없다는 소견을 듣고 이후 치료를 받지 않았다. 그런데 3개월이 지난 후 통증을 느껴 자비로 다시 엑스레이 검사를 받았다. 검사 결과 디스크 소견을 들었다고 한다. 이는 사고 직후에 디스크는 없었지만, 그 충격으로 일자목에서 목 디스크로 빠르게 진행한 경우이다. 교통사고에서 출혈 또는 골절이 의심되는 경우를 제외하고는 CT, MRI는 자비로 검사해야 한다. 그렇기에 엑스레이 위주로 검사하며 그 결과에 의존하게 된다. 엑스레이 결과 특별한 이상이 없을 때에는 통증을 느껴도 방치하게 된다. 통증이 느껴진다면 방치하지 말고, 한방 치료를 통해 통증이 완전히 해소될 때까지 치료하는 것이 정답이다.

교통사고 시 인체에 가해지는 충격 중 가장 큰 것은 목과 어깨에 받는 충격이다. 안전벨트로 몸통이 고정되어 있는 반면, 무게가 많이 나가는 머리는 관성으로 충돌과 동시에 강하게 앞쪽으로 갔다가 다시 뒤쪽으로 오는, 채찍을 휘두르는 형태의 움직임이 순간적으로 발생한다. 충격이 가해지면 구조가 파열되지 않도록 우리 근육과 인대는 순간적으로 매우 긴장하게 된다. 근육이 버티면서 근육과 뼈의 연결 부위가 강하게 스트레스를 받게 된다. 엑스레이에는 나타나지 않지만 근육과 인대는 과긴장, 염증, 심한 경우 파열도 나타난다. 근육과 인대의 손상은 적절한 치료가 필요하다. 만일 적절한 치료가 없다면 시간이 흘러 결국 목 디스크가 나타나거나 만성 통증이 나타날 수 있다.

한방 의료기관 내원 시 한의사 진단에 따라 교통사고 환자의 건강

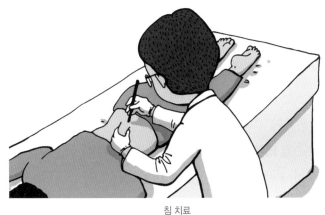
침 치료

개선에 필요한 의료 서비스는 대부분 무료로 가능하다. 한약, 침·약침, 추나 등 효과적인 치료가 진행된다. 어떤 치료가 가장 효과적인지 묻는 경우가 있는데, 각각의 치료는 역할과 효과가 다르다. 한의사 진단에 따라 환자에게 최적화된 치료가 제공된다. 한약은 근육, 인대 회복에 필요한 요소를 포함하고 있으며 급성에서부터 만성까지 다양한 증상에 효과적이다. 약침은 직접 근육과 인대에 회복촉진 요소를 공급한다. 추나 치료는 좁아진 척추의 간격을 다시 회복해 혈관 및 신경의 통로를 개선한다.

대한한의사협회에선 전국 한방 진료기관을 내원한 교통사고 환자 191명을 대상으로 설문조사를 했다. 증상 개선도를 설문조사한 결과는 우수함(45%), 호전을 느낌(43%) 등으로 전체 환자의 88%가 만족 그 이상을 표현했다. 교통사고 이후 다음과 같은 증상이 있다면 반드시 한방 치료를 권한다.

- 엑스레이상 특별한 점은 없으나 일정한 부위에서 통증이 지속되는 경우
- 수술 후에도 여전히 통증이 지속되는 경우
- 목과 어깨의 자세가 달라진 경우
- 상지 또는 손에 저림 증상이 나타나는 경우

Q. 목 디스크를 비롯한 다양한 통증별 치료 방법은?
증상과 상황에 따라 맞춤별 치료가 효과적이다.

• 추나 치료

혈관과 신경의 통로가 좁아져 생기는 증상들 중 골격 및 관절의 배열이 틀어지면서 혈관과 신경의 통로가 좁아지는 경우가 많다. 척추와 척추 사이의 간격이 좁아지는 경우, 척추가 좌우로 틀어져 좁아지는 경우, 관절 움직임의 제한으로 통로가 좁아지는 등 다양한 경우가 있다. 추나요법은 관절의 가동 범위를 회복하는 데 뛰어나다.

추나요법은 뼈의 배열을 직접적으로 교정하면서 동시에 근육과 인대의 경직된 부위를 이완시킨다. 추나 치료는 관절 배열의 악화 상태, 환자의 생활 패턴에 따라 치료 기간이 결정된다. 생활습관은 관절 배열에 큰 영향을 미치기 때문에 만일 일자목을 유발하는 생활습

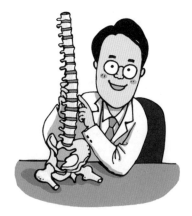

추나 치료

관이 지속된다면 치료 효과에 큰 마이너스 요인이다. 개인의 컨디션과 병력에 따라 추나 치료 기간은 다양하며 주 2회 기준으로 짧게는 3주에서 길게는 6개월이 걸린다.

• 약침 치료

침 치료의 효과를 바탕으로 환부에 직접 치료약을 주사하는 치료다. 근육과 인대의 피로가 축적되면서 만성적으로 단축되어 목 관절의 간격을 좁게 만든다. 시간이 지나면서 결국 디스크의 공간까지 영향을 미쳐 발생하는 목 디스크의 경우 약침 치료는 중요한 치료다. 추나 치료와 함께 목 관절을 좁게 만든 근육과 인대의 길이를 약침 치료를 통해 회복한다. 약침 치료에 사용하는 약물은 다양하다. 환자의 체질과 증상에 맞는 약침은 한의사의 진단 하에 결정하는 것이 가장 효과적이며 안전하다. 근육을 지나가는 신경, 혈관을 압박하거나 근육에 공급되는 혈관을 압박하면서 근육이 약해지는 신경포착의 경우에도 약침 치료는 중요한 치료다. 압박을 유발하는 근육을 약침 치료를 통해 정상 길이로 회복시켜 압박된 혈관, 신경을 치료한다.

• 한약 치료

만성 목 통증의 원인은 목의 주요 근육에 연결된 동맥혈, 정맥혈의 순환 저하에서 시작된다. 한약이 이러한 침체된 순환을 촉진시킬 수 있는 에너지를 공급한다. 녹용은 인체 전반의 기력을 강력히 보충한다. 숙지황, 산수유, 작약은 근육에 필요한 혈血을 보하며 당귀,

천궁이 소통시킨다. 환자의 체질에 맞춰 산약, 인삼, 부자, 육계, 두충, 황기, 시호, 우방자, 도인, 목단피, 복령, 택사, 창출 등의 약재 중에서 한의사의 진단 하에 선택된다. 다양한 약재들이 어우러져 장부의 기력을 보충하며 막힌 경락을 소통시켜 목 부위의 근육 컨디션을 개선하고 주요 동맥혈과 정맥혈의 침체된 순환을 개선할 수 있다. 한약 치료 기간은 통증 양상, 발병된 기간에 따라 다양하다. 충분한 한약 치료는 치료 후 재발까지 예방이 가능하다. 개괄적으로 구분한다면 다음과 같다.

· 목 디스크 및 신경포착이 나타난 기간: 한약 치료 기간

3개월 이하: 한약 치료 기간 1개월

3개월~6개월 이하: 한약 치료 기간 2개월

6개월 이상: 한약 치료 기간 3개월

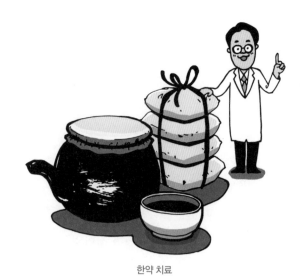

한약 치료

Q. 목 디스크 환자가 일상생활에서 주의해야 할 사항은?

① 특정 동작으로 20분 이상 유지하면 근육과 관절이 뻣뻣해진다. 목 건강에 더욱 중요한 것은 자세를 자주 바꿔주는 것이다. 버티기만 하는 동작은 움직임과 휴식이 없기에 근육은 결국 과수축 또는 위약 상태로 악화된다.

② 올바른 베개 높이는 자신의 팔꿈치 두께만큼의 높이다. 그 높이의 베개를 머리가 아닌 목에 받쳐 사용한다.

③ 경추근육 스트레칭 시 목 뒤에 수건을 자신의 팔꿈치 두께만큼 높이로 받치고 무릎을 세워 눕는다. 턱을 가슴 쪽으로 당겨 수건을 누른 채 20초 유지한다. 이후 10초간 편안하게 이완한다. 이 동작을 5회 반복한다.

④ 컴퓨터와 휴대전화를 사용할 때 눈높이에 맞는 각도로 사용한다. 목이 지나치게 앞으로 나가지 않도록 턱을 가슴 쪽으로 당긴다. 의자에 앉을 때 다리를 꼬면 목이 앞으로 나가기 쉽다.

외형편: 근골격계·신경계·피부 질환

어깨 통증

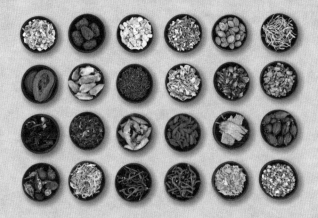

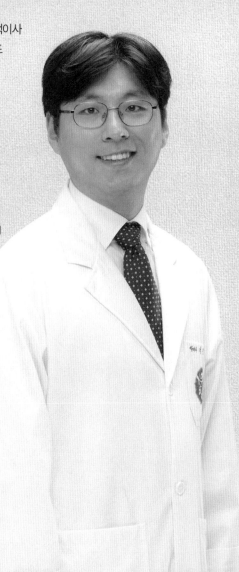

김정현
원장

- 현 기운찬한의원 대표원장
- 전 대한공중보건한의사협의회 정책이사
- 전 대한공중보건한의사협의회 대표
- 동국대학교 한의과대학 졸업
- 한의계 진료모임 '길벗' 대표
- 대한스포츠한의학회 정회원
- 척추신경추나의학회 정회원

기운찬한의원
주소 서울시 중랑구 면목동 549-3
　　　광현빌딩 2, 5층
전화 02-436-8875 / 02-491-98871
홈페이지 www.giunchan.net

오십견부터 목 디스크까지, 어깨 통증의 모든 것!

어깨 통증

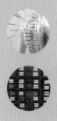

몸에서 가장 많이 움직이는 대표적인 관절, 어깨.

어깨관절은 많이 사용하는 만큼

다양한 질환에 노출되기 쉽다.

어깨에 문제가 발생하면 생활에 불편함을 겪을 수밖에 없다.

그 때문에 평소 어깨 관리와 어깨질환을

예방하는 일이 반드시 필요하다는 사실!

어깨질환은 왜 생기는 걸까? 또 어떻게 예방하는 것이 좋을까?

한의학적 관점에서 바라본 어깨 통증 치료와 예방법에 대해 알아보자.

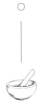

어깨 통증에 대한 일문일답

Q. 어깨는 어떻게 생겼나?

먼저 어깨의 정의부터 보자. 어깨를 국어사전에서 찾아보면 '사람의 몸에서, 목의 아래 끝에서 팔의 위 끝에 이르는 부분'이라고 되어 있다. 목 아래부터 팔 시작점까지의 광범위한 부분을 지칭하기에 어깨가 아프다고 하면 그 부위가 애매할 수 있다. 보통 어깨가 아프다고 하는 분들은 크게 두 부분으로 나눠서 볼 수 있다. 첫 번째는 목덜미에서 이어진 근육군이다. 승모근, 견갑거근 등의 근육이 뭉쳐 있거나, 목에서부터 신경이 눌려서 생기는 통증을 호소하는 환자들이 있다. 피로와 스트레스로 인한 통증인데, 이 부분의 문제는 목과 같이 연관 지어볼 수 있다. 두 번째는 팔로 이어지는 어깨관절을 말한다. 어깨관절은 구조적으로 복잡하기도 하고 고장이 잘 나는 부분이다. 어깨관절의 구조를 살펴보면 어깨는 움직임의 범위(관절 가동성)가

큰 것이 특징이다. 이를 위해 위팔뼈와 어깨뼈가 만나는 관절와상완
관절Gleno-Humeral joint, GH joint은 다른 관절들에 비해 느슨한 구조로 되
어 있다. 볼&소켓 구조라고도 하는데, 대칭이라고 할 수 있는 고관
절에 비해 소켓이 훨씬 더 조금 감싸고 있는 형태다. 대신 어깨 주위
의 여러 근육이 관절을 감싸면서 잡아주어 가동성과 안정성을 같이
추구할 수 있는 구조이며, 이때 어깨 주위에서 관절을 직접적으로
잡아주는 4개의 근육을 회전근개라고 한다. 극상근, 극하근, 견갑
하근, 소원근이 바로 회전근개의 근육이다. 그리고 회전근개에는 포
함되진 않지만 어깨관절에 있는 중요한 근육, 흔히 알통근육이라고
하는 상완이두근이 있다. 이 상완이두근은 어깨관절 쪽에서 시작
하며, 특히 두 갈래 중 긴 부분이 시작되는 힘줄은 관절강 안을 지
나가게 되어 관절의 움직임과 밀접한 관계가 있다.

어깨를 움직일 때에는 위팔뼈와 어깨뼈 사이의 관절만 움직이는
것이 아니라 어깨뼈 자체도 움직이게 되는데, 이는 실제 관절의 정
의에는 맞지 않지만 흉곽으로부터 어깨뼈가 미끄러지면서 움직이
는 것 또한 하나의 관절Scapulo-
Thoracic joint, ST joint로 본다. 그 외
에 흉골과 쇄골이 만나는 흉
쇄관절Sterno-Clavicular joint, SC joint,
쇄골과 견갑골이 만나는 견쇄
관절Acromio-Clavicular joint, AC joint이
있다. 뼈와 뼈가 만나는 관절
은 관절낭으로 감싸져 있고,

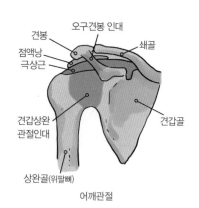

어깨관절

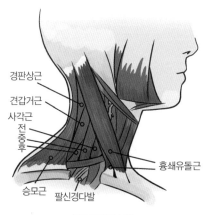

목의 근육과 신경

이 안에는 관절이 움직일 때 마찰을 줄여줄 수 있도록 관절액이 차 있다. 뒤에서 다시 다루겠지만 우리가 오십견이라고 부르는 질환은 이 관절낭에 어떠한 이유로 염증이 생겨 굳어버리는 병을 말한다.

어깨에 대한 이해를 돕기 위해 목에서 어깨로 이어지는 부분에 걸쳐 있는 근육들을 설명하면 목 뒤쪽에는 승모근과 견갑거근이, 목옆에서 앞쪽으로는 사각근과 흉쇄유돌근이 있다. 사각근 아래에는 목에서부터 뻗어 나온 많은 신경이 지나가는데, 이 신경이 눌릴 때 목 디스크와 같은 신경자극 증상이 나타날 수 있어 종종 목 디스크로 오인되곤 한다. 거북목이 될 경우 목 앞과 옆에 위치한 사각근과 흉쇄유돌근의 긴장과 단축이 일어나 신경이 눌리게 되는데, 이러한 문제를 흉곽출구증후군이라고 한다.

Q. 어깨에 발생하는 질환과 치료 방법은?

어깨 부분에서 발생하는 여러 가지 질환에 대해 살펴보자.

• 오십견

오십견은 어깨가 아프다고 하
면 다들 가장 먼저 '오십견이
아닌가?' 하는 생각이 들 정도
로 대표적인 어깨질환이다. 이
오십견은 동결견, 유착성 관절
낭염이라고도 하며 관절와상
완관절을 감싸고 있는 관절낭

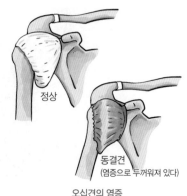

정상

동결견
(염증으로 두꺼워져 있다)

오십견의 염증

에 염증이 생겨서 굳어버리는 질환이다. 오십견은 발병부터 회복까
지 1년 이상 긴 기간에 걸쳐 지속되는 질환으로, 치료에 긴 시간이
걸려 상당한 인내를 요한다. 동결견이라는 별칭에서 나타나듯 어깨
가 굳어버리기 때문에 본인 스스로 힘을 주어 움직이는 능동운동을
할 때뿐만 아니라, 다른 사람이나 다른 힘에 의해 어깨가 움직여지
는 수동운동 시에도 통증이 나타나는 특징이 있다. 병이 진행됨에
따라 점점 통증이 심해짐과 동시에 관절의 가동 범위도 제한되는
데, 가동 범위의 제한은 추후 통증은 호전되더라도 후유증으로 남
게 되는 경우가 있다. 그 때문에 오십견의 치료는 관절 가동 범위의
확보를 목적으로 한 추나요법 등의 물리적 요법과 염증을 가라앉히
고 회복을 돕는 약침 치료와 한약 치료가 효과적이다.

• 회전근개 병증

오십견과 더불어 어깨 통증을 유발하는 대표적인 원인으로 회전근
개의 문제를 꼽을 수 있다. 회전근개의 문제는 다시 몇 가지로 나누

어볼 수 있는데 어깨충돌증후군, 견봉하점액낭염, 회전근개의 염증과 파열이 있으며, 이 문제들은 각각 개별의 질환이라기보다는 서로 연관이 깊은 질환이다. 어깨충돌증후군은 회전근개 중의 하나인 극상근건이 오훼견봉궁 아래에서 반복적인 마찰을 일으켜 극상근건의 염증이 일어나는 질환으로, 심해질 경우 파열로까지 이어질 수 있다. 이는 견봉의 모양과도 관련이 있는데, 견봉이 갈고리처럼 생긴 경우 편평한 모양의 견봉을 가진 사람보다 더 문제가 생기기 쉽다. 이때 회전근개만 문제가 발생하는 것이 아니다. 견봉 아래에는 점액낭이 있어 마찰의 완충 작용을 하는데, 과도한 사용은 이 견봉하점액낭의 염증을 야기한다. 이를 견봉하점액낭염이라고 하는데, 어깨관절 문제에서 가장 초기의 문제라고 할 수 있어 빠른 치료와 관리 및 휴식이 필요하다. 질환 초기에는 약침 치료를 통해 염증을 빠르게 가라앉힐 수 있는데, 이러한 회전근개 문제의 증상은 일반적으로 능동운동 시 통증이 심하게 나타나고 가동 범위가 제한된다. 수동운동에서는 통증이 없거나 통증이 있더라도 능동운동 때만큼 심하지 않다. 또한 특정 동작과 각도에서 통증이 나타나며, 이러한 동작과 각도를 통해 문제가 있는 부위와 심각한 정도를 파악할 수 있다.

• **석회화건염**

석회화건염은 극상근의 힘줄에 석회가 침착되어 통증을 만들어내는 질환으로, 정확한 원인은 밝혀지지 않았지만 퇴행성 변화로 인한 문제로 짐작된다. 석회화건염은 석회가 침착되는 시기에 따라 형성기, 휴지기, 흡수기로 나눌 수 있는데, 일반적으로 흡수기에 통증이 극심하게 일어난다. 이때 약침 및 한약 치료를 통해 통증을 줄이고 회복을 빠르게 할 수 있다. 다만 치료 중 일시적으로 통증이 더 심해지는 경우도 있다.

• SLAP 병변

SLAP 병변은 상부 관절와순 전후방 병변Superior labrum from anterior to posterior lesion이라는 이름에서 알 수 있듯이, 어깨관절 중 소켓 구조의 테두리 연골 조직인 관절와순의 위쪽 앞에서부터 뒤까지 손상되는 질환을 뜻한다. 야구 선수 류현진을 통해 널리 알려진 이 병은 공을 던지는 동작으로 인해 손상되는 경우가 많은데, 이두근의 장두가 관절와순을 잡아 뜯어서 생기는 문제라고 보면 된다. 이러한 SLAP의 경우는 수술을 하는 때도 많지만, 초기에는 약침, 추나, 한약 등의 치료를 통해 관리할 수 있다.

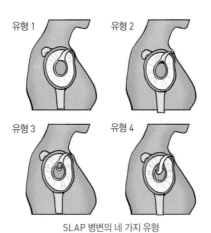

SLAP 병변의 네 가지 유형

어깨를 두 부분으로 나누어 그중 어깨관절의 질환들에 대해 살펴보았다. 이제 목덜미에서 이어진 근육군의 문제를 보도록 하겠다.

• 경추간판탈출증

목에서 신경이 눌려 어깨의 통증 양상으로 나타나기도 하는데, 그중 가장 익숙한 병명은 아무래도 경추 디스크일 것이다. 디스크는 뼈와 뼈 사이에 쿠션 역할을 하는 조직으로 말랑말랑한 젤리 같은 수핵과 딱딱한 껍질인 섬유륜으로 이루어져 있다. 이 디스크가 압력으로 인해 붓거나 터져서 수핵이 흘러나와 신경을 압박하거나 신경에 염증 반응을 일으켜 생기는 병이 경추 디스크라고 부르는 추간판탈출증이다. 이렇게 신경이 눌렸을 때 신경분절에 따른 통증이

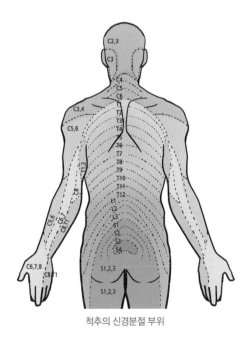

척추의 신경분절 부위

나타나는 부위는 179페이지 그림과 같다.

경추 디스크는 염증을 가라앉히기 위한 약침 요법과 디스크에 가해진 압력을 낮추고 구조적인 문제를 바로잡는 추나요법, 디스크의 염증을 가라앉히고 회복을 돕는 한약 치료 등을 통해 효과적으로 치료할 수 있다.

• 흉곽출구증후군

흉곽출구증후군은 쇄골과 1번 늑골, 견갑골로 인해 형성된 흉곽의 위쪽 공간을 지나가는 혈관, 그리고 신경이 압박되는 질환이다. 증상은 팔 및 손의 저림과 통증, 혈액순환장애로 인한 냉감 및 온도 저하.

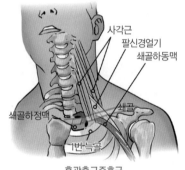

흉곽출구증후군

이러한 흉곽출구증후군의 상당수는 목 앞쪽 근육의 긴장으로 인해 나타나며, 거북목 등의 자세와 연관이 깊다. 그 때문에 많은 경우에 사각근의 긴장을 이완시키는 추나요법과 약침 치료를 통해 호전될 수 있다.

Q. 어깨에 좋은 운동과 생활습관은?

어깨 통증은 운동과 생활습관을 통해 예방하고 관리할 수 있다. 무엇보다 중요한 원칙은 적당한 운동과 충분한 휴식이다. 흔히 운동을 하면 무조건 건강해질 것이라고 생각하는데, 적당한 운동은 근육을 강화하는 데 도움이 되지만 지나친 운동은 오히려 염증을 유발하고 퇴행성 변화를 가져온다. 특히 어깨는 소모품이라고 하는 말이 있을 정도로 과도한 사용은 문제를 야기한다. 참 애매한 말이지만 '적당'한 정도로 운동을 해야 하며, 운동 후에는 충분히 휴식을 취해줄 필요가 있다. 특히 어깨를 과하게 쓰고 난 직후에는 냉찜질(아이싱)을 통해 부종과 염증을 관리하는 것이 좋다. 또한 일상적으로 모니터 및 휴대전화를 사용하는 시간이 증가하게 되면서 거북목과 어깨가 앞으로 말리는 라운드 숄더, 굽은등과 같은 자세 불균형 상태가 많아졌다. 이러한 자세는 목과 어깨의 앞쪽 근육들의 긴장과 단축을 만들게 되어 흉곽출구증후군이나 어깨충돌증후군들의 원인이 될 수 있다. 모니터의 높이가 너무 낮거나 너무 높지 않게 맞춰주고, 등을 펼 수 있는 의자를 사용해 바른 자세를 유지하는 것이 좋다.

중간중간 휴식과 스트레칭을 하는 것도 필요한데, 보통 1시간 업무에 5분 정도의 휴식과 스트레칭을 권장한다. 스트레칭의 목적은 근육의 이완이며 이를 위해 천천히, 지긋이 해야 한다. 간혹 스트레칭을 한다고 어깨를 휙휙 돌리는 것과 같이 과격한 동작을 하시는 분들을 보았는데, 이렇게 잘못된 방법으로 스트레칭을 하게 되면 오히려 손상을 가중시킬 수 있다. 앞서 말한 라운드 숄더의 반대되는 동작, 즉 앞면 근육들의 긴장을 이완시키는 스트레칭 동작을 소개한다.

- **No money exercise**

'No money exercise'라고 하는 운동은 어깨의 외회전 운동인데, 이는 뒷면 근육을 강화하는 역할도 하기 때문에 길항근의 밸런스를

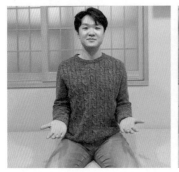
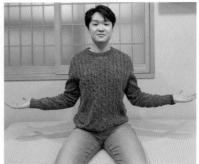

No money exercise

맞춰줄 수 있다. 손바닥이 위로 간 상태에서 팔꿈치는 90도로 구부리고 팔을 바깥으로 벌리는 동작으로, 최대한 벌린 상태에서 5초간 고정해주고 다시 천천히 돌아오기를 반복하면 된다.

• 어깨 돌리기 운동

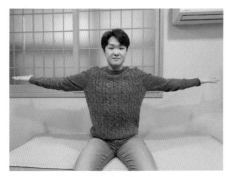

어깨돌리기 운동

앞서 소개한 운동과 유사한데, 이 운동은 손바닥이 위로 향한 상태에서 팔을 벌리고 뒤쪽으로 회전해주는 운동이다. 이 또한 천천히, 지그시 돌려주면 앞쪽 근육이 이완된다. 혹시 독자들 중 어깨에서 소리가 나는 분들은 이 운동을 하고 나면 소리가 줄어드는 것을 바로 확인할 수 있다.

• 도리도리 운동

이 운동은 목의 근육긴장을 해소하고 일자목을 바로잡는 데 효과가 있다. 방법은 바로 누운 상태에서 베개를 베지 않고 턱을 살짝 당겨 준다. 이 자세에서 좌우로 천천히 끝까지 고개를 돌리는 것을 반복한다. 이때 턱이 들리지 않도록 하는 것과 너무 빠르지 않게 어지럽지 않을 정도의 속도로 해주는 것이 중요하다. 이 운동은 경추의 문제를 가진 환자들에게 많이 소개한 운동으로 특히 효과가 좋았다.

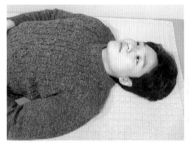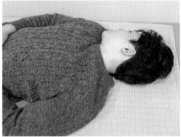

도리도리 운동

이상으로 어깨의 구조부터 어깨 통증의 감별 진단 및 치료와 생활 관리까지 살펴봤다. 마지막으로 당부하고 싶은 것으로 아프기 전 평소에 관리하는 게 가장 중요하며, 문제가 생겼을 때는 그것이 비록 작은 문제라 생각되더라도 가까운 한의원에서 진찰받기를 권한다. 초기에 정확하게 진단하고 치료 및 관리하면 가볍게 지나갈 것을 참다가 또는 혼자 어떻게 해보려다가 병을 키워 오는 경우를 종종 보게 된다. 독자들께선 그런 일이 없도록 예방 및 치료에 힘쓰시길 바란다.

외형편: 근골격계·신경계·피부 질환

척추와 골반 불균형

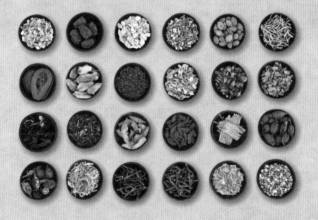

김영목
원장

- 현 다인한의원 원장
- 전 부흥한의원 원장
- 경원대학교 한의과대학 졸업
- 스포츠한의학회 정회원
- 척추신경추나의학회 정회원

다인한의원
주소 경기도 성남시 수정구 수정로 175-1
전화 031-8039-7577
홈페이지 www.dihaniwon.com

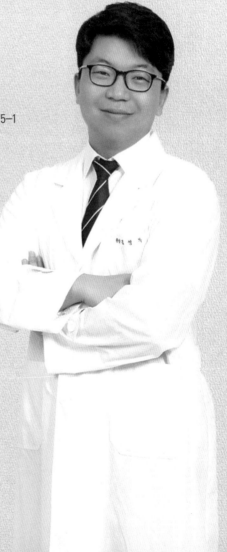

척추를 바로잡아 몸 건강 잡기!

척추와 골반 불균형

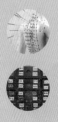

우리 몸의 기둥, 척추.

척추는 신체를 지탱해주는 것뿐 아니라

신경을 통해 사지말단으로 감각 신호를 전달하는 역할을 한다.

그런데 이 중심축이 무너진다면?

각종 신체 통증은 물론 신경계 질환으로 이어질 수 있는데

틀어진 척추와 골반을 바로잡는 방법은 없을까?

건강을 위협하는 신체 불균형으로부터

나를 지킬 수 있는 한의학의 체형교정법에 대해 알아보자.

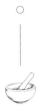

척추와 골반 불균형에 대한 일문일답

Q. 척추와 골반의 균형이 왜 중요한가?
척추는 우리 몸의 기둥이라고 볼 수
있다. 사람을 나무라고 비유했을 때
골반과 다리는 뿌리, 척추는 기둥으로
보면 된다. 나무의 경우 뿌리를 통해
영양 흡수를 비롯해 다양한 생명유
지 과정이 일어나는데, 사람의 경우에
도 마찬가지다. 우리 몸은 신경을 통
해 생명유지를 위한 신경 신호를 전달
하는데, 이 과정은 모두 뇌와 사지말
단을 연결하는 척추를 통해 전달된다.
따라서 척추와 골반의 균형이 틀어지

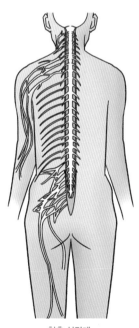

척추 신경계

면 단순히 허리나 목의 통증뿐만 아니라, 신경계의 문제도 생길 수 있다. 척추 주변 신경의 압박으로 단순한 신경통도 생길 수 있고, 디스크나 척추관협착증 등의 질환 확률이 높아져 거동에 문제가 생길 수도 있다.

곧 몸에서 일어나는 모든 통증은 척추를 치료하는 것이 핵심이라는 것이다. 무릎이나 발목이 아파도, 두통이 있어도 통증이라는 감각은 척추를 통해 뇌로 전달되기 때문이다. 목과 허리의 통증뿐 아니라 디스크나 협착증 등의 질환, 손 저림과 발 저림, 기타 만성 관절 질환 등이 있는 분들은 척추와 골반의 균형을 맞추어놓는 것이 치료의 첫걸음이다.

Q. 사람마다 척추도 다르게 생겼나?

사람마다 얼굴이나 체형이 다르듯 척추와 골반도 모양이 제각각이다. 정상 척추의 경우 페이지 다음 그림과 같이 목과 허리는 오목하게, 등과 골반은 볼록하게 뒤로 나온 양상으로 전체적으로 S자 형태를 2번 그리면서 내려오게 된다. 켄달Kendall 박사의 자세분석 유형에 따르면 환자분들에게서 많이 관찰되는 유형으로 척추후만-전만 자세, 굽은등 자세, 편평등 자세 등이 있다.

• 척추후만-전만 자세

척추후만-전만 자세의 경우 등과 허리의 커브가 과도하게 형성되어 있는 경우 발생한다. 간단한 예로 배가 나온 남자분들을 상상해보자. 배가 나오면서 엉덩이는 뒤로 쭉 빠진 오리 궁둥이 형태를 하고

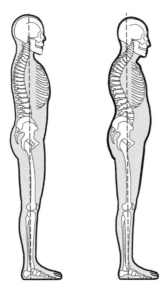

정상 척추(좌), 척추후만-전만(우) 자세

있고, 허리는 과도하게 앞으로 구부러져 벨트는 땅을 보고 있다. 바로 이런 체형을 척추후만-전만 자세라고 하는데 꼭 뚱뚱한 사람만 생기는 것은 아니다. 이 경우 허리의 과도한 신전으로 인해 허리의 압력이 높아져 협착증이 올 가능성이 높다.

• **굽은등 자세**

골반이 앞쪽으로 기울면서 허리가 펴지고 등은 구부정한 자세가 굽은등 자세다. 이해를 돕기 위해 마른 노인분들을 생각해보면 좋다. 무릎이 살짝 구부려져 있고, 배에 힘이 없어 골반이 앞으로 기울어지며 등이 굽어 고개만 들고 다니는 분들. 이런 분들을 버스 정류장에 가면 하루에도 몇 분씩 만날 수 있다. 이러한 척추를 갖고 계

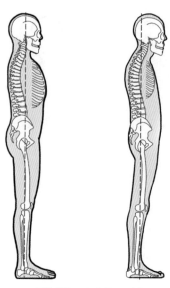

정상 척추(좌), 굽은등(우) 자세

신 분들은 척추후만-전만 자세와 반대로 골반이 뒤로 과하게 기울어 있다. 따라서 골반을 끌어올려 주고, 허리와 배에 힘이 생기게 해 주어야 한다. 골반이 기울면서 허벅다리도 앞으로 끌고 가기 때문에 무릎이 뒤로 꺾이는 현상이 나타나 무릎관절 문제도 생기기 쉽다.

• 편평등 자세

편평등 자세는 허리의 커브가 사라진 상태인 것이 특징이다. 편평등 자세는 옷을 입고 봤을 때는 멀쩡하게 바로 서 있는 자세처럼 보인다. 그러나 서 있을 때도 허리 척추가 앞으로 오목하게 구부러지지 않고 수직으로 서 있는 형태를 취하게 된다. 이와 균형을 맞추려 등이나 목의 척추도 S자 형태의 커브가 없어지거나 일자로 펴지

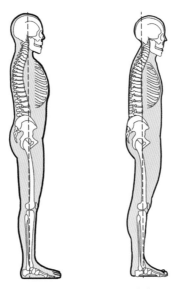

정상 척추(좌), 편평등(우) 자세

는 형태가 만들어진다. 대체로 요즘 젊은이들에게 많이 보이는 증상이다. 겉보기에는 바로 잘 서 있는 것 같지만 허리나 목의 힘이 약해 피로도 빨리 느끼고 자주 뻐근해져 통증을 호소한다.

Q. 척추와 골반이 비뚤어진 것은 어떻게 알 수 있나?

환자분들은 "걸을 때 몸이 기우는 것 같아요", "주변 사람들이 제가 틀어진 것 같대요" 등으로 증상을 호소하며 치료를 원한다. 그러나 정확한 치료를 위해서는 어느 부위가 어떻게 틀어졌는지 확인이 필요하다. 필자의 경우는 하지길이 검사, 그린만Greenman 박사의 12단계 검사, 척추촉진 등 다양한 방법을 통해 환자의 상태를 파악한다. 하지길이 검사는 엎드린 상태에서 양쪽 다리의 길이 차이를 분석하는

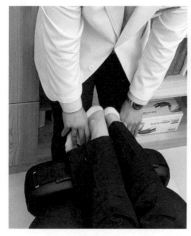
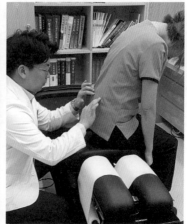

하지길이 검사 그린만 자세분석

것이다. 무릎을 구부려보고, 다리를 벌려보고, 고개를 좌우로 돌리기도 하면서 다리 길이의 변화를 체크한다. 다치거나 골절이 있었던 다리가 아니고서는 양쪽 다리 길이가 차이가 난다면 골반의 틀어짐으로 인해 발생했을 가능성이 높다.

그린만 박사의 자세분석은 12단계로 이루어져 있다. 걸을 때, 서 있을 때, 앉았을 때 척추, 골반, 무릎의 움직임 및 위치를 분석하는 것이 첫 단계다. 척추의 자세 유형도 이 단계에서 관찰이 가능하다. 이후 허리를 앞으로 구부릴 때, 양쪽 다리를 번갈아가며 들 때, 허리를 좌우로 기울이거나 돌릴 때 등 다양한 자세를 취하며 골반과 척추의 움직임을 살펴본다. 양쪽의 움직임이 차이가 나는 사람이 대부분이고 이때의 차이를 기록해두었다가 전신의 상태를 파악하는 데 이용할 수 있다.

하지길이 검사와 그린만 박사의 12단계 검사가 끝나면 치료에 앞서

척추의 마디마디 분절들을 손
으로 눌러가며 치료 부위를 정
한다. 등 뒤에서 척추의 마디
를 촉진하며 올라갈 때 척추
가 일직선으로 잘 뻗어가며 연
결되어 있을 것 같지만 그렇지
않은 사람이 대부분이다. 중간
에 척추 하나가 좌측 또는 우
측으로 엇나가 있는 사람도 있
고, 어느 특정 마디를 기준으

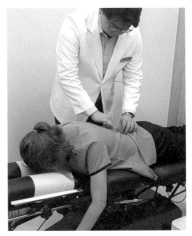

척추촉진

로 한쪽으로 틀어져서 올라가는 사람도 있다. 비뚤어져 있는 척추
는 그 위아래 척추와의 관계나 전신의 움직임 등을 파악해 필요한
경우 제 위치로 맞추어 넣는 치료를 하게 된다.

Q. 비뚤어진 척추와 골반을 어떻게 치료하나?

한의원에서 척추와 골반을 치료하는 방법은 다양하다. 침 치료나
약침 치료로 척추 주변의 근육이나 인대, 신경을 치료하는 방법, 전
신과 해당 부위에 영향을 줄 수 있는 악화인자들을 제거하는 한약
치료도 있다. 그중에서도 가장 효과가 높은 척추골반 치료법은 추나
요법이다. 추나요법은 한의사가 손을 비롯한 신체 부위로 환자의 몸
을 자극해 교정·치료하는 한방 수기치료법이다. 척추뿐 아니라 관
절, 근육, 혈관, 신경 등의 손상이나 기능을 회복시키는 것도 추나
치료로 가능하다.

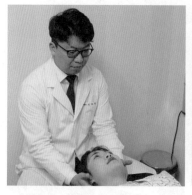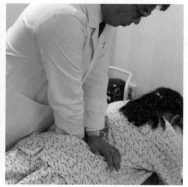

추나요법에서도 다양한 기법을 통해 환자를 치료한다. 관절교정 추나기법을 통해 순간적으로 삐뚤어진 척추를 맞추는 치료를 할 수 있다. 또 관절가동이나 관절신연 추나기법으로 관절을 풀어주고 움직임을 부드럽게 해주기도 한다. 통증이나 염증이 심한 경우에는 근막 추나기법을 통해 해당 근육을 풀어내면 긴장이 완화된다. 이러한 기법들은 정확한 문제 부위 진단과 치료할 부위를 정하는 것이 핵심이다. 전신 관절과 척추의 관계를 파악하고 문제가 있는 부위만 치료해 증상을 완화시키고 교정을 해나가야 한다. 그래야 환자의 부작용 위험을 덜고, 치료 효과도 높일 수 있다.

Q. 추나 치료를 받을 때 유의해야 할 점은?

물론 추나 치료는 모든 환자가 다 받을 수 있는 것이 아니다. 척추와 주변부의 기형이 있거나, 골절 또는 종양이 있는 상태라면 안전상의 이유로 해당 부위는 추나요법을 받기가 힘들다. 또한 뇌졸중이나 뇌경색 등 혈관질환이 있는 경우는 목 주변부의 추나 치료 중에 혈관의 문제가 생길 수 있어 조심해야 한다. 그 외 고령자나 장기간의 스테로이드 치료를 받으신 분들, 심한 골다공증 환자분들은 관절이 약하기 때문에 추나 치료를 받는 데 주의를 기해야 한다.

Q. 추나요법의 효과는?

추나요법은 신체적 통증이 있는 질환을 앓고 있을 때 효과가 좋다. 허리와 목, 어깨에 만성 통증이 있는 분들에게 도움이 되는데, 특히 그 원인이 근무나 생활상의 자세 문제로 인한 경우는 추나 치료가 도움이 될 수 있다. 디스크 질환이나 협착증 등 척추질환에서도 추나 치료는 아주 효과적인 치료다. 디스크나 협착증은 대체로 외부 요인보다는 생활상의 척추 압력 증가로 인해 일어난다. 이는 척추 교정을 통해 바른 배열만 만들어주면 자연스레 회복이 될 가능성이 높다.

학생들의 경우에도 추나 치료가 도움이 된다. 성장장애가 있는 학생들의 경우 구부정한 자세로 책상에 앉아 있는 경우가 많다. 이런 학생들은 부적절한 자세로 인해 성장장애는 물론 집중력, 학습 능력 저하까지 올 수 있다. 이때 경추 추나 치료를 통해 머리로 가는 혈액 순환을 원활하게 해주면 집중력 향상에 도움이 된다. 그 외에도 현재는 불편한 부분이 없지만 체형교정의 목적으로 예방 차원에서 추나 치료를 하기도 한다. 오다리가 심하거나 등이 굽은 분들, 거북목이 심한 분들은 잠재적인 척추골반질환 위험성을 갖고 있는 분들이다. 이런 분들은 미리 체형교정을 목표로 추나 치료를 받아서 휘어지거나 틀어진 관절을 잡아주는 것이 좋다.

Q. 교통사고 환자도 추나 치료를 받을 수 있나?

교통사고가 나면 골절이 아닌 이상 추나 치료를 함께 행하게 된다. 사고의 충격으로 인해 척추와 골반, 주변 관절이 틀어지는 것도 있지만 대부분 근육이나 힘줄 등의 긴장이 많이 발생하게 된다. 간혹 환자분들 중에는 추나요법이 '뚜둑' 소리를 내며 뼈를 교정하는 것에만 국한된다고 생각하시는 분들이 있다. 하지만 추나 치료는 교통사고로 목이나 허리가 뻐근한 연부 조직의 치료에 효과적이다. 침이 닿기 힘든 척추 깊은 곳의 통증, 그리고 특정 자세나 동작을 하기 어려운 경우 추나 치료를 통해 해당 관절을 풀어준다면 회복을 도울 수 있다. 특히 한의원의 교통사고 치료에서는 추나 치료가 포함된다. 그 때문에 교통사고로 인해 한의원 치료를 받는 경우 특별한 이유가 없으면 추나 치료를 함께 받는 것이 회복에 큰 도움이 된다. 교통사고 후유증은 생각보다 회복 기간이 길고 통증의 정도도 다변하므로 사고 이후 일찍 한의원을 찾아 가능한 치료를 모두 받는 것이 좋다.

Q. 추나 치료를 받을 때 병행하면 좋은 치료는?

추나 치료를 하는 경우 환자분들은 "침도 맞아야 되나요?"라고 물어보시는 경우가 있다. 증상에 따라 다르겠지만 침 치료, 약침 치료, 한약 치료 등 한의원의 치료들을 복합적으로 같이 받는 것이 효과가 좋다.

· 침 치료

추나로 치료하는 부위는 주로 척추와 관절로 이루어진 뼈와 뼈가 맞

닿는 부위다. 물론 근육이나 힘줄 부위도 추나 치료를 하기도 하지만 다른 치료가 더 효율적인 경우도 있다. 추나 치료를 하기 전 침치료를 통해 근육 등의 연부 조직을 풀어주면 추나 치료를 할 때 수월하게 교정을 할 수 있다.

• 약침 치료

염증으로 인한 통증, 신경압박으로 인해 저리는 증상이 있는 경우에는 신경가동술과 같은 추나 치료를 하기 전 약침 치료를 시행하기도 한다. 약침은 한약재에서 추출한 통증 감소

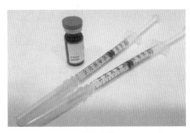

신경 약침

물질을 정제해 주사로 주입하는 치료법이다. 염증이나 신경압박으로 인한 통증을 감소시키는 효과가 있다.

• 한약 치료

내과적인 문제가 있는 분들은 한약 치료와 추나 치료를 병행하는 것이 치료에 도움이 된다. 일반적으로 척추와 골반 부위는 등 뒤에서 치료하기 때문에 등 뒤의 문제들에만 집중하는 경향이 있다. 하지만 내장은 척추와 골반 앞에 인접해 있다. 따라서 만성 기침으로 허리가 아픈 분, 만성 설사나 변비로 배가 항상 빵빵하거나 허탈해져 있는 분. 이런 분들은 허리만 계속 치료한다고 해서 요통이 낫지 않을 가능성이 있다. 허리가 아픈 것은 결과이고, 만성 통증질환의

원인은 내장질환에 있을 수 있기 때문이다. 이런 경우 본인의 전신적인 불편 증상들을 상세히 얘기하고 그에 맞는 한약 치료를 병행하면 좋은 치료 결과를 얻을 수 있다.

Q. 추나 치료는 어떤 분들에게 추천하는가?

추나 치료는 많은 분이 편하게 접할 수 있는 척추·관절 치료법이다. 치료를 적용할 수 있는 범위도 다양하다. 약이나 주사에 공포심이 있는 경우 통증, 척추질환뿐 아니라 성장, 두통, 소화불량, 자세교정, 골반교정 등이 포함된다. 추나는 현재는 비보험 치료이기 때문에 한의원별로 비용과 치료 과정이 다를 수밖에 없다. 하지만 추후 건강보험이 적용될 예정이므로 치료에 따른 부담도 적어질 것이다. 더불어 추나와 관련해 가장 큰 단체인 척추신경추나의학회에서 현재까지 약 4,000명의 한의사가 추나 의학 정규 과정을 수료해 진찰하고 있기 때문에 어렵지 않게 추나 치료를 받을 수 있게 되었다. 앞서 언급한 증상 외에도 다양한 신체적 불편함을 추나 치료를 통해 수술 없이, 통증 없이 치료할 수 있다. 질환뿐 아니라 비질환의 상황, 내 몸이 어딘가 불편하고 삐뚤어진 것같이 느껴지는 모든 분에게 추나 치료를 추천해드리는 바이다.

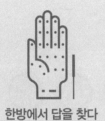

한방에서 답을 찾다

외형편: 근골격계·신경계·피부 질환

교통사고 후유증

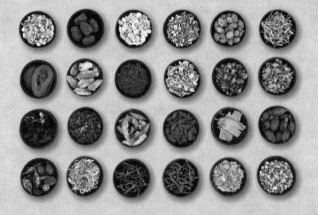

김태준
원장

- 세명대학교부속한방병원 일반의과정 수료
- 대한태원의학회 학술부회장
- 대한양생학회 정회원
- 봉독임상연구학회 정회원
- 척추신경추나의학회 정회원
- 대한응용근신경학회 정회원
- 대한한방안이비인후피부과학회 정회원

다나슬한의원

주소 서울시 중구 다산로 101-4 승지빌딩 5층

전화 02-6952-7512

홈페이지 http://danasl.kr

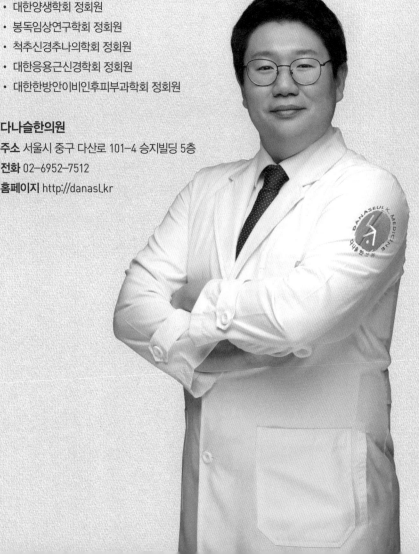

절대 가볍게 여기면 안 되는 무서운 후유증

교통사고 후유증

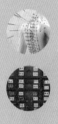

우리나라 도로 위를 달리는 자동차 수는 약 2,300만 대!

현대인에게 교통사고란 언제 어디서든 발생할 수 있는 위험 요소이며
사망자 수의 몇십 배가 되는 부상자가 지금 이 순간에도 발생하고 있다.
그만큼 교통사고 후유증으로 고통받는 사람들이 증가하고 있는데
문제는 많은 이가 교통사고 후유증의 심각성에 대해
잘 모르고 있다는 것이다.
절대로 가볍게 넘겨서는 안 되는 교통사고 후유증!
그 증상과 원인을 한의학적 관점으로 알아보고
구체적인 치료·관리법을 확인해보자.

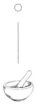

교통사고 후유증에 대한 일문일답

Q. 왜 교통사고 후유증은 사고 직후보다 시간이 지난 뒤에 나타나는가?

교통사고 후유증이 사고 직후보다 시간이 꽤 지난 뒤 나타나는 것은, 우리가 긴장을 하고 있을 땐 아픈 것을 못 느끼나 시간이 흘러 긴장 상황이 해소된 이후 아픔을 느끼며 앓아눕는 증상과 비슷한 측면이 있다. 이런 상황을 일반적으로 정신력으로 아픔을 극복했다고 하는데, 이는 의학적 측면에서도 일견 타당성을 찾을 수 있다. 의학적으로는 스트레스 상황에서 작용하는 신경과 호르몬이 위 질문의 실마리가 된다.

우리 몸은 경미한 교통사고라도 작은 일로 인식하지 않고 큰 스트레스 상황으로 받아들인다. 이때 인체는 스트레스 상황에 대응하기 위해 자율신경autonomic nerve을 활성화한다. 자율신경은 생존을 위한 행위를 할 때 활성화되는 신경이다. 뇌의 의식적 행위와 구별이 되기에 자율이라는 이름을 가지게 된 신경으로, 고등학생들이 정규수업 이외에 자율적으로 하는 공부를 지칭할 때 사용되는 용어인 자율학습처럼 생존을 위해 자율적으로 움직이는 신경이다.

• 교통사고와 교감신경

자율신경은 교감신경과 부교감신경으로 구성된다. 교감신경sympathetic nerve은 스트레스 상황, 즉 위기 상황에서 생존을 위해 몸의 제반 구성요소(근육, 심장, 동공, 기관지)를 긴장하게 만들어준다. 부교감신경parasympathetic nerve은 앞에서 말한 교감신경에 의해 긴장한 제반 구성요소들을 이완시켜주는 신경이다. 일상의 예를 들면 교감신경은 학생이 지각하지 않기 위해 빨리 달릴 때, 부교감신경은 지각하지 않고 무사히 학생이 교실에 들어와 앉아서 쉴 때 작용하는 신경이다. 비유하자면 교감신경은 달리기를 할 때 쓰는 긴장된 신경으로, 부교감신경은 요가를 할 때 쓰는 이완된 신경으로 볼 수 있다.

교통사고와 같이 외부의 강력한 스트레스 상황에서 우리 몸은 생존을 위해 자율적으로 작동하는 자율신경 중 긴장하고 민첩하게 대응할 수 있게 하는 교감신경을 활성화시킨다. 교감신경이 활성화되면 우리 몸은 부신수질(콩팥 옆에 있는 인체 호르몬 생산공장)에서 아드레날린(에피네프린), 노아드레날린(노에피네프린), 도파민 등의 호르몬을 생산하며, 이 호르몬은 위기 상황에서는 안정 시보다 10배 이상 분비된다. 위기 상황이 지나고 이들 호르몬의 농도가 감소하면 인체는 통증을 인식하기 시작한다.

결국 교통사고라는 스트레스 상황에 직면하면 초반에는 신경과 호르몬의 활성에 의해 위기에 능동적으로 대응하나 시간이 지남에 따라 신경의 활성도와 호르몬 농도 감소, 그리고 통증을 느끼는 후유증이 발생하므로 교통사고 후유증은 사건 시점에서 시간이 경과한 후 발생할 수밖에 없는 것이다.

이처럼 교통사고가 발생하고 며칠 뒤에 후유증이 나타날 수 있으므로 첫 며칠간 아무 통증이 없다고 '나는 강철 체력이므로 교통사고는 굳이 치료 안 해도 괜찮아!'라고 과신하지 말고 치료를 빨리 시작해야 한다. 또한 통증이 약간 나아졌다고 성급하게 판단하고는 치료를 마무리하지 않아야 한다.

Q. 교통사고 후유증에는 어떤 증상들이 있는가?

교통사고 후유증에 대해 일반적으로는 목, 어깨, 허리, 무릎 등의 통증을 많이 떠올리지만, 실제 임상 현장에서는 근골격계 통증뿐만 아니라 심리적 불안감, 수면장애, 소화기계의 불편감, 그리고 비뇨기계의 불편감을 호소하는 경우도 관찰된다.

• 근골격계 통증

근골격계 통증은 머리부터 발끝까지 다양한 양태로 증상이 나타난다. ① 모든 환자에게 공통적으로 발생하는 통증과 ② 교통사고가 측방추돌인지, 전방추돌인지, 후방추돌인지 등의 사고 형태에 따라 ③ 운전자인지, 비운전자인지에 따라 호소하는 증상이 차이가 난다.

모든 환자에게 가장 통증이 많이 유발되는 부위는 목과 허리 부분이다. 자동차라는 앉아 있는 공간에서 갑자기 사고가 발생하면 가속–감속의 물리적 자극에 의해 목과 허리가 강력하게 한 번 앞으로 움직였다가 다시 의자로 밀려오는 현상이 발생한다. 이렇게 자의적인 움직임이 아닌 강력한 외부의 자극에 의한 움직임이 발생한 경우 우리 몸은 비정상적인 움직임 과정에서 목과 허리를 구성하는 많은 근육과 인대에 미세한 손상이 동시다발적으로 발생하게 된다. 이와 같은 동시다발적 미세 손상에 의해 가볍게는 목과 허리의 담이 결린 것 같은 근육통이 나타나지만, 손상의 정도가 큰 경우 근육과 인대에 생긴 손상이 해당 부위 주변을 지나는 감각신경에도 영향을 주어 찌릿하게 저리는 통증이 유발될 수 있다. 또한 교통사고 이전 과거력으로 목 디스크나 허리 디스크를 가지고 있는 환자분들의 경우 외부의 충격으로 인해 디스크 증상이 재발하는 경우도 자주 관찰되므로 가볍게 여겨서는 안 된다.

근골격계의 통증은 충돌 유형별로 상이한데, 측방 충돌의 경우 전후방 충돌에 비해 충돌한 측면의 어깨 부분에 통증을 호소하는 경향이 있다. 전후방 충돌의 경우 흉골(가슴뼈)이 안전벨트에 눌림으로써 통증을 호소하는 경향이 관찰된다.

운전자와 비운전자를 비교할 경우 운전자는 팔꿈치·손목·무릎·발목에 통증을 호소하는 경우가 많은데, 이는 사고 당시 운전대를 강하게 잡고 있는 상태로 브레이크를 급하게 밟는 운전자의 움직임에서 기인한다.

또한 사고 이후 손가락·발가락 관절에 대해서도 통증을 호소하는 분들이 있는데, 이런 분들의 경우 과거력을 들어보면 사고 이전에도 해당 부위가 약했던 분들이 많다. 이를 바탕으로 볼 때 원래 아픈 부위, 즉 약한 부위는 교통사고라는 강력한 외부 자극이 주어질 때 다시 통증이 발생할 가능성이 높아지므로 평소 본인이 불편했던 곳이 있다면 사고 후 증상의 변화를 환자 스스로 잘 관찰해야 할 필요가 있다.

• 불안장애

교통사고라는 큰 외부적 충격이 정신·심리적으로 작용할 때 1개월 미만으로 증상이 있을 경우에는 '급성 스트레스 장애'로 분류한다. 1개월 이상 증상이 지속될 경우 '외상 후 스트레스 장애'로 분류할 수 있다. 불안장애의 증상은 정신을 차리지 못하고 멍하게 있는 것, 자율신경의 교란으로 인해 잘 놀라는 것, 심장이 두근거리거나 잠을 잘 들지 못하는 수면장애 양상, 그리고 우울이나 불안 등의 심리적 상태가 대표적이다. 이와 같은 불안장애 증상의 경우 위에서 살펴본 근골격계 증상과 같이 모든 환자분에게 다 발생하는 것은 아니기 때문에 발생 빈도는 상대적으로 낮은 편이다. 이는 스트레스의 객관적 경중보다 스트레스를 받아들이는 개인의 심리적 감수성에 비례해 불안장애 증상이 나타나기 때문이다. 즉 일반적으로 조금 둔감한 사람보다 감수성이 예민한 분들에게서 더 많이 나타난다.

• 소화기계 불편감

교통사고의 경우 흔히 물리적 충격만 생각하는 분들이 많아서 교통사고로 속병이 날 수 있다는 것을 간과하는 분들이 많다. 실제 임상에서는 생각보다 높은 빈도로 소화기계 불편감을 호소하는 분들이 관찰된다. 이는 신경계적 원인과 심리적 원인으로 설명될 수 있다.

우선 신경계적으로 살펴보면 앞에서 살펴본 자율신경 중 교감신경이 그 원인이 된다. 교통사고라는 외부의 강력한 충격이 가해질 경우 자율신경 중 교감신경이 위기 상황에 대한 대응 신경계로서 우선적으로 작동하게 된다. 교감신경은 우리 몸이 위기 상황에 신속하게 대처하도록 하는 신경으로 이 신경이 우세하게 작용하면 위장관 기능이 저하된다. 시험 기간에 긴장을 많이 하면 밥을 먹지 않아도 배가 고프지 않으면서 위장의 기능이 떨어져 더부룩한 불편감을 느끼는 것과 비슷한 상황으로 생각하면 된다.

심리적 원인에 의해 속발된 경우는 사고 후 겪는 스트레스 장애의 연장선으로 볼 수 있다. 사즉기결思則氣結, 즉 외부적 스트레스로 인한 우울·불안한 상황에서 생각이 많아지거나 전신의 순환력이 저하되기 때문이다. 이렇게 순환력 저하로 밥맛이 없어지거나 소화가 되지 않고 자주 체하는 증상이 생길 수 있으므로 교통사고 후 소화기계 불편감을 간과해서는 안 된다.

• 비뇨기계 불편감

비뇨기계 불편감은 소화기계 불편감과 비슷하게 일반적으로는 교통사고와 상관성이 낮을 것으로 생각한다. 생각보다 사고 후 비뇨기계 불편감을 호소하는 분들이 많다. 세균 감염이나 종양 등으로 인한 일반적인 경우와 달리 교통사고 후유증으로 인한 비뇨기계 불편감은 자율신경 중 교감신경의 항진으로 발생한다. 교감신경이 항진되면 소변을 저장하는 방광의 수축을 억제하게 된다. 방광은 수축해야 요도를 통해 소변을 배출할 수 있는데, 수축을 못 할 경우 소변이 나오지 못해 불편감을 겪게 된다. 댐에 물이 가득 찼는데 수문을 열지 못해 물이 밖으로 흐르지 못하는 경우와 비슷한 상황으로 소변 불편감이 올 수 있다.

Q. 교통사고 후유증에 대한 한의학적 치료란?

《동의보감》 같은 한의학 서적은 아주 옛날 책인데, 한의원에서 교통사고 치료가 되나?'라고 의구심을 품는 분들이 있을 것으로 생각된다. 이에 대한 의구심은 '과거에는 교통사고가 없었을까?'라는 질문을 통해 해결할 수 있을 것이다.

오늘날 교통수단이 자동차, 버스, 오토바이 등이라면 과거에는 말과 마차가 빠른 교통수단을 차지했다. 말과 마차가 자동차에 비해 상대적으로 속도가 느리기는 하나 도보로 걷는 것보다는 훨씬 빠른 속도로 이동하는 것을 감안하면 오늘날의 교통수단과 비슷한 위상을 가진다고 생각할 수 있다. 말과 마차의 경우 오히려 안전벨트가 있는 자동차에 비해 땅에 떨어지는 사고가 더 많이 발생할 수 있고, 실제로 낙마 사고 등으로 중상을 입거나 사망하는 경우가 많았다. 즉 오늘날 자동차 사고가 나서 외부적 충격을 받는 것과 과거 말에서 떨어져 외부적 충격을 받는 것은 별반 다르지 않다. 따라서 한의학적으로 과거와 동일한 치료법을 적용해 치료할 수 있는 것이다.

Q. 교통사고 후유증에 대한 한의학적 치료 대원칙은?

교통사고 후유증에 대한 한의학적 치료 대원칙은 1단계 어혈 치료,

2단계 강근골 치료, 3단계 음양균형 치료로 구성되어 있다.

이와 같은 3단계 치료 원칙은 과거 교통사고에서부터 사용한 한의학 치료법으로 '한의학=보약'이라는 일반적인 인식과 차이가 있기에 반드시 설명이 필요하다.

• 어혈 치료

1단계 어혈瘀血 치료는 어혈이라는 비정상적 순환산물을 제거하는 치료법이다. 어혈이라고 하면 흔히 죽은피를 떠올리는 분들이 많을 것이다. 하지만 어혈은 엄밀히 말하면 죽은피가 아니다. 왜냐하면 죽은피는 살아 있는 인체에 있을 수 없기 때문이다. 살아 움직이는 인체에 죽은피가 있는 것은 영화에서나 볼 수 있는 좀비 상태에서나 가능한 것이다. 어혈은 외부 충격으로 자율신경계와 호르몬 균형이 깨지면서 우리 인체의 전신 순환력이 저하될 때 생기는 비정상적 순환산물이다. 이 비정상적 순환산물이 인체 제반 손상 부분에 있을 경우 염증 반응을 지속적으로 촉발하고 통증과 여러 불편감을 유발하므로 여러 한의학적 치료법을 통해 어혈을 제거하는 것이 교통사고 치료의 제1단계가 되는 것이다.

• 강근골 치료

2단계 강근골强筋骨 치료는 1단계 어혈이 치료된 후 교통사고로 인해 약해진 근육과 골격을 강화하는 것이다. 앞서 교통사고에는 심리적·소화기계적·비뇨기계적 후유증도 있다고 했는데, 근육과 골격 치료가 근골격계 통증 외의 증상들을 어떻게 치료할 수 있는지 의

문을 갖는 분들이 있을 것이다. 우리 몸의 근육과 골격은 자율신경이 나오는 통로들을 감싸는 보호막과 같다. 이 보호막이 약해져 있으면 약해진 보호막에서 발생한 염증 반응이 신경에 계속 영향을 주어 신경계 회복을 저하하기 때문에 심리적·소화기계적·비뇨기계적 불편감 치료에 강근골 치료가 필요한 것이다. "건강한 신체에 건강한 정신이 깃든다"는 말이 이와 같은 측면에서 의학적으로도 타당성을 가진다.

• 음양균형 치료

3단계 음양균형陰陽均衡 치료는 1·2단계 이후 통증과 불편감이 재발하지 않도록 하는 재발 방지 단계다. 음양은 우리의 정신과 육체를 상징하는 것으로 이와 같은 정신과 육체에 균형을 맞춤으로써 재발 방지까지 하는 마무리 치료는 전인적인 관점에서 인체를 바라보는 한의학적 치료의 정수다. 몸을 보한다는 치료적 관점에 소극적인 서양 의학에 비해 한의학이 가지고 있는 치료적 강점이라 할 수 있다.

Q. 교통사고 후유증에 대한 한의원에서의 치료 방식은?

위에서 살펴본 세 단계의 치료 대원칙은 실제 한의원에서는 한의학적 진단, 한약, 침 치료, 약침 치료, 부항 치료, 뜸 치료, 추나 치료, 한의학적 물리치료, 한의학적 심리지지 요법 등의 다양한 방식으로 진행된다.

• 한의학적 진단

한의학적 진단은 맥진, 설진, 복진의 고유한 진단법을 이용해 진행된다. 맥진脈診은 한의원 하면 가장 먼저 떠오르는 맥을 잡으면서 진료하는 것으로서 사람의 몸 상태는 28맥의 양태 중에서 확인된다. 대개 교통사고 후유증이 있는 분들은 삽맥澁脈(꺼끌꺼끌하게 맥이 흘러가는 느낌이 나는 맥)이 많이 나타나는데, 이는 치료 원칙에서 살펴본 어혈이 있을 때 주로 나타나는 맥상이다. 설진舌診은 맥진과 동일한 위상을 가지는 진단법으로 혀의 색과 태의 정도를 통해 몸의 상태를 진단하는 방식이다. 어혈이 있는 분들의 경우 혀의 색이 조금 어두우면서, 특히 혀의 측면에 검붉은 점들이 관찰되며 백태나 황태가 많이 끼는 경우가 많다. 복진腹診의 경우 환자분은 천장을 보며 누워 있고 한의사가 배를 눌러 전신의 순환력을 확인하는 진단법으로 어혈이 있는 분들의 경우 왼쪽 전상장골(골반 왼쪽 뼈의 앞으로 나온 부위)를 눌러봤을 때 통증을 느끼면서 펴져 있던 다리를 오므리며 인상을 쓰는 분들이 많다. 이와 같은 한의학적 고유 진단법인 맥진, 설진, 복진을 통해 환자분의 현 상태를 확인하는 것이 진료 실제의 첫 단추다.

• 한약 치료

한약 치료는 앞에서 살펴본 1단계 어혈 치료, 2단계 강근골 치료, 3단계 음양균형 치료의 세 단계 치료 대원칙에 입각해 치료가 진행된다.

1단계 어혈 치료의 경우 환자의 소화력, 정신·심리적 상태를 고려해 어혈을 치료하는 약 중 환자에게 가장 잘 맞는 약을 일대일 맞춤으로 한의사가 처방한다. 어혈의 경우 대표적인 처방은 당귀수산當歸鬚散이라는 약이나 일대일 맞춤 의학이라는 장점이 있는 한의학에서는 일률적으로 똑같은 처방을 하는 것은 아니다.

2단계 강근골 치료의 경우 약해진 부위가 목인지, 어깨인지, 허리인지, 무릎인지에 따라 한약 처방이 달라진다. 목이 아플 경우에는 회수산回首散, 허리가 아플 때는 육미지황탕六味地黃湯 등이 대표적이나 환자의 상태에 따라 처방되기에 이 또한 일률적으로 처방이 되지 않는다.

3단계 음양균형 치료의 경우 기氣가 허한 사람, 혈血이 허한 사람, 기의 순환이 잘되지 않으며 스트레스를 많이 받는 사람 등 그 환자의 상태에 맞추어 재발을 방지할 수 있는 최선의 방향으로 한약을 처방한다. 기가 허한 사람은 사군자탕四君子湯, 혈이 허한 사람은 사물탕四物湯, 기의 순환이 잘되지 않으며 스트레스를 많이 받는 사람은 소요산逍遙散 등이 대표적이나 앞의 1·2단계 치료와 동일하게 일대일 맞춤 한약으로 처방되지, 일률적으로 처방되는 것은 아니다.

• 침 치료

침 치료는 정경혈침 치료(한의학에서 쓰는 혈자리 침 치료)와 경근침 치료(약해진 근육과 인대를 직접적으로 자극하는 침 치료)를 병행해 시행한다. 정경혈침 치료는 1·2·3단계의 상황에 맞추어 필요한 혈자리를 선별해 치료한다. 1단계 치료는 어혈을 해소하는 데 도움이 되는 태백太白·태연太淵 등의 혈자리를 이용하며, 2단계 치료는 강근골에 도

움이 되는 풍지風池·풍부風府·견정肩井·천정天井·요양관腰陽關 등의 혈
자리를 이용하며, 3단계 치료는 합곡合谷·태충太衝 등의 혈자리를 이
용해 음양균형 회복에 도움이 되도록 치료를 시행한다.

• 약침 치료

약침 치료는 한약과 침을 합한 현대 한의학적 치료법이다. 앞의 치료
법들과 다르게 생소한 분들이 많을 것으로 생각되어 부연 설명을 하
면 다음과 같다. 한약재를 증류 추출해 만든 약침액을 아픈 경근(근
육과 인대), 정경혈(한의학에서 쓰는 혈자리)에 직접 주입하는 방법으로
소화기계를 거쳐 흡수되는 한약보다 조금 더 빠르게 아픈 부위로 바
로 약효 성분을 넣어주는 방식이다. 이와 같은 약침 치료도 1·2·3단
계의 치료 계획에 맞추어 환자별로 맞춤으로 치료를 시행한다. 1단계
치료는 어혈을 해소하는 데 도움이 되는 도인桃仁·홍화紅花 등의 약재
를 이용한 약침을, 2단계 치료는 강근골에 도움이 되는 우슬牛膝·두
충杜沖·속단續斷 등의 약재를 이용한 약침을, 3단계 음양균형 치료는
녹용·사향 등을 이용한 약침을 사용한다. 물론 약침 치료도 앞의 한
약 치료와 같이 환자의 몸 상태에 맞추어 가장 적합한 약침을 선택해
사용한다. 앞에서 제시한 약침들은 각 단계의 대표적인 약침을 예를
들어 제시한 것으로 이를 일률적으로 쓰는 것은 아니다.

• 부항 치료

부항 치료는 유리 또는 의료용 플라스틱으로 된 부항을 이용해 아
픈 경근 또는 정경혈을 풀어주는 방식이다. 부항은 사혈(피를 뽑는

것)이 병행되는 습부항과 사혈이 병행되지 않는 건부항으로 나뉜다. 두 가지 방식 모두 전신의 순환력을 증가시키는 목적을 가지고 있다. '어혈=죽은피'로 선입견을 가지신 분들의 경우 무조건 피를 뽑아야 한다고 생각을 하기도 하나 앞에서 살펴봤듯이 '어혈=비정상적 순환산물'이므로 순환력을 개선시키는 두 가지 부항 모두 치료 의의가 있으므로 습부항만 고집할 필요가 없다. 너무 기력이 약한 환자는 습부항을 계속할 경우 체력이 약화될 수 있기 때문에 환자의 몸 상태를 정확히 진단하고 치료하는 주치의 한의사의 판단을 신뢰하면 좋을 것으로 생각된다.

• 뜸 치료

뜸 치료는 쑥을 이용해 국소 통증 부위에 적용하는 국소뜸 치료와 복부 전반에 온열 자극을 주어 소화력 및 비뇨기 회복에 도움을 주는 왕뜸 치료가 있다. 국소뜸 치료의 경우 쑥 뜸을 작게 만들어서 아픈 경근과 정경혈에 올려두는데 최근엔 미용상의 이유로 화상을 걱정하는 분들을 위해 전기로 온열자극을 주며 온도를 조절할 수 있는 전기 뜸을 사용한다. '뜸=화상'이라는 편견은 버려도 좋다.

• 추나 치료

추나 치료는 한의학적 교정치료법이다. 추나는 근육과 뼈를 밀고 당긴다는 의미로 사고 때문에 틀어진 구조를 다시금 정상 구조로 잡아주는 교정치료법이다. 추나 치료는 골격이 틀어진 환자에게 적용되는 골격 추나, 근육과 인대가 손상된 환자에게 적용되는 경근 추나, 소화기와 비뇨기가 신경계 교란으로 인해 기능이 저하된 분들에게 사용되는 내장기 추나 등으로 구성되어 있다. 특히 골격이 틀어져 있는 환자의 경우 틀어진 상태가 익숙해져 자꾸 틀어진 모양으로 돌아가려 하는 골격 속성 때문에 치료가 오래 걸리므로 추나 치료를 하는 것이 필요하다.

• **한의학적 물리치료**

간섭파 요법, 저주파 요법, 경피경근온열 요법, 적외선조사 요법 등은 앞에서 제시된 한의학적 치료 효과를 배가시켜주는 의미로 한의원에서 시행하고 있는 물리치료 요법이다. 물리치료기기 자체도 효과가 좋으나 한의학 치료 요법과 합해질 경우 그 시너지 효과는 더욱 크게 나타나고 있다. 간혹 한의원에도 물리치료가 있는 걸 모르는 분들이 계셔서 다시금 강조를 했다.

• **한의학적 심리지지 요법**

한의학적 심리지지 요법은 불안장애 양상을 가지는 분들에게 적용되는 한의학적 고유 치료법이다. 대표적인 치료법으로 이정변기 요법移精變氣療法이 있다. 이는 교통사고라는 스트레스 상황에 환자가 매몰되지 않기 위해 한의사가 치료 과정에서 상담을 하면서 일상생활에 복귀하도록 지지해주는 치료법으로 교통사고가 발생하고 난 뒤 최대한 빠른 시기에 시행해야 한다. 시행이 빠를수록 '외상 후 스트레스 장애'로 진행되는 것을 막을 수 있다.

Q. 한의원에서의 교통사고 후유증 치료 기간과 비용은?

교통사고 후유증의 경우 치료 시작 시점이 빠를수록 치료 기간이 단축되는 경향성을 보이나, 재발 방지 3단계까지의 치료 기간은 개인의 회복력에 따라 차이가 나기에 일률적으로 예측하기는 어렵다. 다만 경험상 아무리 빠른 회복력을 보인 환자의 경우에도 30일의 기간은 소요되었으므로 최소 30일은 치료받는 것을 권장한다.

자동차보험으로 접수가 된 경우 앞서 소개한 한의학적 모든 치료법은 자동차보험에서 처리가 되기 때문에 환자 본인 부담금은 없다.

한의학 치료 사례

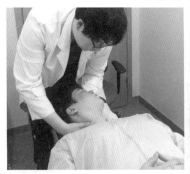

경추 추나 치료

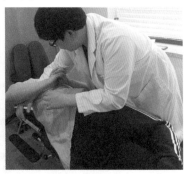

요추 추나 치료

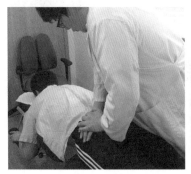

골반 추나 치료

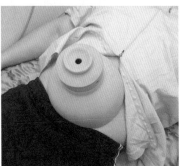

복부 왕뜸 치료

외형편: 근골격계·신경계·피부 질환

난치성 통증과 허리 디스크

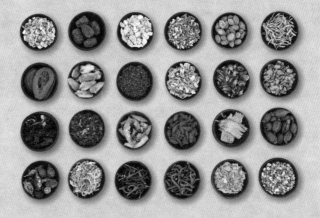

최지훈
원장

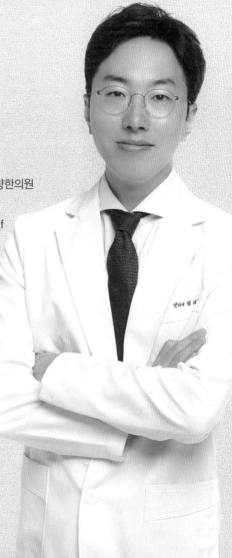

- 현 침향한의원 대표원장
- 전 효사랑병원 한의과 과장
- 전 갑산한의원 부원장
- 대구한의대학교 한의과대학 졸업
- 대한동의방약학회 정회원
- 한의상담치료학회 이사
- Ostepathy course 수료
- EFT level2 수료

침향한의원

주소 경기도 김포시 북변동 375-17 1층 침향한의원

전화 031-986-0017

홈페이지 https://blog.naver.com/entwoorf

난치성 통증, 그 원인은 무엇인가?

난치성 통증과 허리 디스크

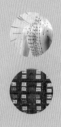

허리가 아프면 허리 디스크일까?

무릎이 아프면 무릎 관절염일까?

통증이 느껴지면 해당 신체 부위에

문제가 발생한 것으로 생각하는 건 어쩌면 당연한 일이다.

하지만 치료를 계속해도 통증이 사라지지 않는 경우가 있다.

원인을 알지 못해 다리, 무릎, 허리 통증으로

하루하루를 고통받으며 생활하는 현대인이 늘고 있는데

난치성 통증의 원인은 무엇일까?

한의학에서 본 난치성 통증의 원인과 치료법을 확인해보자.

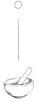

난치성 통증과 허리 디스크에 대한 일문일답

Q. 난치성 통증이란?

"무릎이 아픈데 소염진통제는 물론, 연골주사를 맞아도 효과가 없어요."

"1년 넘게 발목이 아픈데 좋다는 치료를 다 받아도 차도가 없어요."

"족저근막염으로 진단받고 여러 병원에서 치료를 받았는데 통 낫지를 않아요."

환자들이 실제로 한의원에 찾아와 호소했던 증상들이다. 난치성 통증은 원래 치료 기간 자체가 길고 완치가 어려운 난치성 질환(퇴행성 관절질환, 협착증 등)과는 다르다. 난치성 통증이란 분명히 증상은 있지만 별다른 진단명이 내려지지 않거나 단순 염좌나 염증, 근육통 등 간단한 질환으로 진단되었는데 이상하게도 잘 낫지 않는 질환을 의미한다.

실제로 무릎이나 발목이 아파서 고가의 MRI까지 찍어봤는데 검사상 이상 소견이 없는 경우, 혹은 인대가 살짝 늘어난 것 같다고 진단을 받았는데 막상 1년 이상 통증이 낫지 않는 경우, 단순한 염증이 있다고 했지만 소염진통제를 먹어도 염증과 통증이 사라지지 않는 경우 등이 이에 해당한다.

Q. 난치성 통증과 허리 디스크의 관계는?

난치성 통증을 호소하는 환자의 진찰 결과, 절반이 넘는 경우에서 통증을 호소하는 부위에는 아무런 이상이 없는 경우가 많았다. 예를 들어 무릎 통증으로 수년간 고생한 환자가 있었다. 이 환자는 막상 무릎에는 염증 소견이 잘 보이지 않았을뿐더러 무릎을 자유자재로 움직일 수 있었고, 걷거나 활동하는 데 아무런 지장이 없었다. 하지만 환자는 관절의 사용 여부와는 무관하게 무릎 안쪽에 강한 통증을 호소하고 있었다.

사실 이 환자의 무릎의 통증은 허리 디스크로 인해 생긴 것이었다. 허리의 디스크가 튀어나오면 무릎의 감각을 담당하는 신경을 압박할 수 있다. 신경이 디스크에 눌리면 눌린 신경에 염증이 생기게 된다. 허리 디스크로 인해 무릎의 감각을 담당하는 신경에 고장이 났기 때문에 환자는 허리가 아니라 무릎에 통증을 느낀다. 즉 허리의 병 때문에 무릎의 통증이 생길 수 있다. 무릎의 관절염으로 진단받고 무릎에 연골주사를 아무리 맞아도 통증이 사라지지 않는 이유가 이 때문이었다. 이 환자는 허리에 장침 시술 등 한방 치료를 받은 이후 오랫동안 낫지 않던 무릎이 많이 가벼워졌다고 좋아했다.

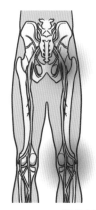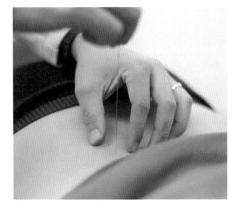

허리 디스크에 장침을 시술한 후 무릎이 호전된 사례

그 외에도 사진상으로 무릎 연골이 멀쩡했지만 무릎이 아팠던 환자, 발목에 1년 이상 온갖 치료를 받아도 차도가 없던 환자, 발바닥에 충격파와 주사, 그리고 깔창 치료 등이 거의 효과가 없었던 환자 모두 척추 치료를 통해 호전되었다. 허리 디스크가 원인이 되어 허리 아래의 다른 관절에 통증이 생긴 경우였다. 디스크가 모든 난치성 통증의 원인이 되는 것은 아니지만 많은 경우가 이에 해당한다.

난치성 통증 환자에게 허리 때문에 다리가 아플 수 있다고 설명하면 선뜻 받아들이기 힘들어하는 경우가 많다. 왜냐하면 허리 디스크는 이름에서부터 허리가 많이 아플 것 같은 느낌을 주는 것이 사실이기 때문이다. 실제로 급성으로 허리 디스크가 터진 경우는 다리의 극렬한 신경통과 더불어 허리에서도 강한 통증이 느껴진다. 하지만 오래된 만성 디스크의 경우에는 초반에는 허리가 아프다가, 시간이 지나면서 허리 통증이 없어지고 다리로 통증이 내려가는 경우가 많다. 이런 경우 시간이 더 지나면 무릎이나 발목 혹은 발의 통증만 남아 있고 허리는 비교적 멀쩡한 경우가 많다. 환자들은 이때부터 무릎이나 발목 치료를 받으러 여러 병원을 다니지만 디스크로 인해 생긴 다리 통증은 다리만 치료해서는 잘 낫지 않는다.

Q. 하반신의 통증이 척추 문제인지 알 수 있는 방법은?
전문가의 상세한 진찰과 검사가 동반돼야 정확히 알 수 있는 문제이지만, 환자가 호소하는 증상만 들어봐도 어느 정도 짐작해볼 수 있다.

- **일반적인 경과에 비해 오랫동안 낫지 않는 통증**

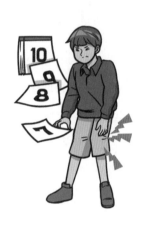

뼈가 부러졌다 하더라도 대개 2~4달 안에 붙는 것이 정상이다. 특수한 질병(관절염, 엘보우, 오십견 등)을 제외하고, 추가적인 악화 요인이 없다면 대개 정해진 치료 기간 안에 회복되는 것이 정상이다.

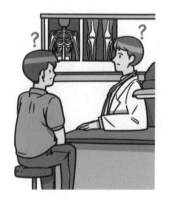

- **오랫동안 낫지 않아 MRI 촬영까지 했는데 별 이상이 없는 경우**

MRI는 현재로선 신체를 제일 자세히 볼 수 있는 검사 방법이다. 통증이 있는 관절에 MRI를 찍어봤는데 별 이상이 없다고 하면 다른 부위(척추 디스크)의 문제를 의심해볼 수 있다.

- **해당 부위를 사용할 때는 별로 아프지 않고, 오히려 앉아서 쉬거나 자려고 누워 있을 때 아픈 경우**

발목에 이상이 있다면 발목을 사용할 때 아픈 것이 정상이고, 무릎이 아프다면 걸을 때 아픈 것이 정상이다. 관절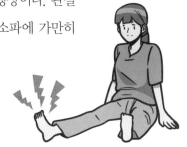을 쓸 때는 오히려 안 아프다가 소파에 가만히 앉아 있을 때 아프다거나, 자려고 누워 있는데 무릎이 아프다면 척추 문제로 관절의 통증이 생기는 것을 의심해볼 수 있다.

- **다른 병원에서 치료를 받았는데도 낫지 않는 통증**

다른 의사 선생님들이 해당 부위를 적절히 치료했는데도 낫지 않는다면, 혹은 쉽게 통증이 재발한다면 근본 원인이 있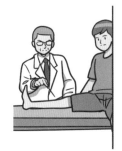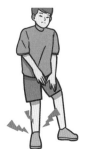는 부위가 현재 통증이 느껴지는 부위와 다를 수 있다.

- **통증의 양상이 '저리다, 당긴다, 따갑다, 화끈거린다, 시리다' 등 이상한 느낌을 호소하는 경우**

일반적인 인대나 근육, 힘줄, 관절 등의 통증과 달리 척추에서 신경이 눌려서 생기는 통증은 특이하고 이상한 감각의 신경통인 경우가 많다. 환자 스스로 '아픈데 뭔가 이상한 느낌'으로 아픔을 호소하는

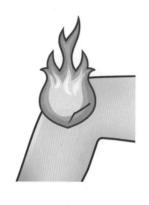

경우도 많았다. 이때 허리에 MRI를 찍어
보면 허리의 문제가 드러나는 경우가 많
다. 무릎으로 연결된 신경이 척추 사이에
눌려 있다거나 발목의 인대와 관련된 신
경이 압박되는 경우도 있다. 가벼운 경우
척추에는 문제가 없지만 척추 바깥에서
무릎으로 내려가는 도중에 신경이 눌리
는 경우도 있다. 이렇게 척추의 문제가 아닌 경우는 빨리 회복되는
편이라서 몇 년간 고생하던 통증이 정확한 부위의 침 치료 몇 번에
사라지는 경우도 있다.

Q. 난치성 통증의 또 다른 원인은?

난치성 통증의 원인이 디스크에만 있는 것은 아니다. 예를 들어 몇
년간 심한 허리 통증을 호소했던 환자가 있었다. 그런데 검사상으로
척추나 골반에 이상이 없었고,
허리를 이리저리 움직이거나
활동을 해봐도 특별히 더 아프
지는 않았다. 특이한 점은 소
화가 안 될 때 등과 허리가 더
아프다고 호소했다. 체한 것
같은 느낌이 늘 있고 소화가
안 될 때가 많다고도 했다.
이런 경우 분명히 허리 통증

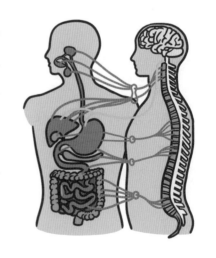

을 호소하지만 허리만 치료해서는 통증의 회복에 한계가 있었다. 결국 위장과 소화기를 같이 치료해주니 이 환자는 허리 통증의 빠른 호전을 보였다. 위장과 연결된 교감신경이 척추를 타고 등과 허리와 이어져 있기 때문이다. 체했을 때 등을 두드리면 속이 편안해졌던 것을 기억해보면 알 수 있다. 등과 위장은 밀접하게 연관되어 있어 가끔 등의 통증이 교감신경을 타고 허리로 내려오는 경우도 있다.

관절이나 척추의 통증질환이라고 해서 다 근육과 인대, 척추의 문제만 있는 것은 아니다. 스트레스를 받으면 어깨와 목이 뻣뻣해지는 경험을 해본 적이 있을 것이다. 이 경우 스트레스는 그대로인데 어깨와 목만 치료해준다고 해서 통증이 다 사라지지는 않는다. 매일 뻐근해진 목을 이리저리 돌려보아도 굳어 있는 어깨가 쉽사리 풀리지 않는 현대인이 쉽게 이해할 만한 내용이다. 신기하게도 이런 환자들에게 혹시 여행을 다녀오는 동안에도 통증이 심했냐고 물어보면 '어라, 그러고 보니?' 하는 표정으로 여행 기간 중에는 하나도 아픈 줄 몰랐다고 이야기한다.

통증에 영향을 끼치는 다른 원인 중 대표적인 것들로는 스트레스, 수면 부족, 만성 피로, 소화불량 등이 있다. 그 외에도 한의학적으로 양기와 혈액의 부족이 통증의 회복을 더디게 할 수 있다. 체력이 떨어지고 나이 드신 어르신들이 뼈가 오래도록 안 붙는다는 이야기는 주변에서 들어본 적이 있을 것이다. 또한 밤새 뒤척이다 일어나면 다음 날 하루 종일 몸 여기저기가 아픈 경험은 누구나 공감할 수 있을 것이다.

기온이 떨어지거나 몸을 차게 하면 더 아프다고 하는 환자분들도 있

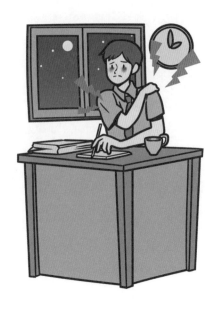

다. 이런 경우는 실제로 체중이 적게 나가는, 마르고 약한 환자들에게서 흔히 볼 수 있는 증상이다. 손발도 차고 체온이 낮으며 추위를 많이 타는 환자들은 혈액순환장애가 있다. 혈액순환장애도 통증을 유발하거나 악화시키는 대표적인 원인 중 하나다. 이런 환자들은 몸을 따뜻하게 해주는 한약 치료를 통해 관절통까지 같이 사라지는 효과를 보았다. 몸이 따뜻해지면서 체력이 좋아진 건 물론이다.

또한 경락에 문제가 있는 경우에는 아무리 현대 의학적인 관점에서 좋은 치료를 해도 호전이 더디거나 미약한 경우가 있다. 예를 들어 디스크 수술 이후에도 다리의 신경통이 계속 남아 있던 환자가 있었다. 척추의 장침 치료를 통해 어느 정도 신경의 저린 증상을 치료했으나 어느 순간부터는 호전 속도가 느렸다. 고민 끝에 저린 부위를 지나가는 경락을 목표로 하여 혈자리에 침을 놓자 그간 각종 주사 요법이나 장침에도 반응이 적던 신경통이 그 자리에서 사라졌다. 경락은 우리 몸의 모든 구조물을 연결하고 기혈을 전달하는 통로가 된다. 이 통로가 막히게 되면 아무리 좋은 약과 치료라도 한계가 있다. 위의 경우처럼 경락의 흐름 또한 난치성 통증 치료에 중요한 키 포인트가 되는 경우가 많다.

이처럼 오래되고, 잘 낫지 않고, 검사상 이상이 없는 완고한 통증은 척추질환이 관절로 내려가서 생기는 경우와 근골격계가 아닌 다른 질환의 문제가 통증의 원인이 되는 경우가 많다. 또한 경락의 문제가 있을 경우 현대 의학적인 관점에서는 적절한 치료를 받았음에도 회복에 한계가 있는 경우가 있다. 이런 환자는 치료에 많은 시간과 돈을 쓰게 되지만 계속해서 통증에 시달린다. 오랜 투병 끝에 진통제에만 의존하거나 그마저도 진통제에 내성이 생겨 밤낮없이 괴로움에 시달리는 분들도 많다. 하지만 정확한 진단과 근본적인 치료가 되면 100% 다 좋아지지는 않더라도 반드시 호전될 수 있다. 포기하지 말고 정확한 한의학적 원인을 찾아 신체 음양기혈의 조화로움을 찾을 수 있는 적절한 한방 치료를 받으시길 바란다.

외형편: 근골격계·신경계·피부 질환

스포츠 한의학 클리닉

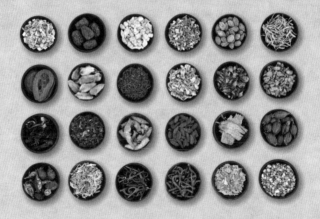

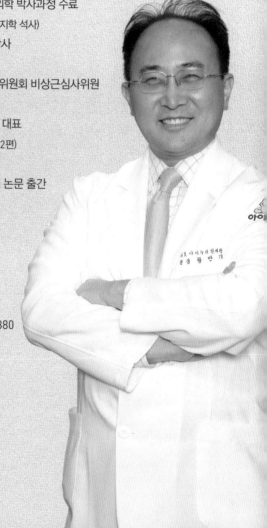

황만기
원장

- 현 서초 아이누리한의원 대표원장
- 경희대학교 한의과대학 학사 · 석사 · 박사 졸업(한의학 박사)
- 서울대학교 의과대학 일반대학원 의학 박사과정 수료
- 연세대학교 행정대학원 졸업(사회복지학 석사)
- 이화여자대학교 의학전문대학원 강사
- 경희대학교 사회교육원 교수
- 건강보험심사평가원 진료심사평가위원회 비상근심사위원
- 소아청소년 전문 아이누리한의원
  전국 네트워크(37개 지점) 설립자 겸 대표
- SCI급 국제의학 논문 4편(특허 논문 2편)
- 소아청소년 전문 한의원 업계 최초
  아동(만 2~15세) 대상 인체적용시험 논문 출간
  – 한방소아과 전문서적 20권 집필

서초 아이누리한의원

주소 서울시 서초구 서초동 1621–1
　　　 희원빌딩 2층

전화 02-3474-1075

홈페이지 http://blog.naver.com/yy0380

스포츠 선수들의 건강을 책임진다!

스포츠 한의학 클리닉

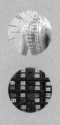

대한민국 스포츠 선수들의 건강을 책임지는 한의사 팀 닥터!

그리고 1900년대 후반부터 현재에 이르기까지

선수들 곁에서 함께 활약해오고 있는 스포츠 한의학!

스포츠 클리닉과 한의학의 융합이 만들어내는 효과란 과연 무엇일까?

운동 중 일어나는 부상 치료부터 재활, 그리고 예방까지

스포츠 종목의 특성과 선수 개인의 체질에 맞춰 이루어지는

스포츠 한의학 클리닉의 모든 것을 알아보자.

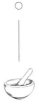

스포츠 한의학 클리닉에 대한 일문일답

Q. 스포츠 한의학이란?

스포츠 한의학Sports Korean Medicine은 여러 가지 한의학적 방법(침, 뜸, 부항, 한약, 추나 등)을 활용해 스포츠 활동에서 비롯되는 각종 부상 예방과 치료, 그리고 재활에 실제적인 도움을 주고, 나아가 운동을 통해 건강한 삶을 누릴 수 있는 요소를 개발하고 연구하는 전문적인 학문 분야다.

우리나라에서는 1980년대 초중반부터 스포츠 분야에 응용되기 시작한 학문으로, 좁은 의미로 보면 스포츠 활동을 하다가 발생하는 부상을 예방·치료하고 재활을 돕는 학문이다. 넓은 의미로 보자면 운동생리학, 운동역학, 생화학, 영양학, 운동치료학 등 다양한 학문을 종합적으로 포괄하고 있다. 그러므로 단순히 운동선수들의 부상에만 국한된 것이 아니라 운동 부족으로 발생할 수 있는 일반인의 질병 예방 및 치료와도 깊이 연관되어 있다.

스포츠 한의학의 주요 연구 목표는 각 스포츠 종목마다 자주 발생하는 부상 유형에 대한 한의학적 맞춤형 체질치료법을 정립하고, 컨디션을 조기에 회복해 운동 능력을 향상시킬 수 있는 현대 과학적 근거에 기반한 한약 등을 개발하는 것이다.

Q. 한의학적인 치료는 어떻게 스포츠 현장에서 활용되고 있나?

운동선수들에게 흔히 발생하는 증상으로는 염좌, 요통, 슬관절 부상, 타박상, 근육 경련 등이 있다. 이때 응급처치로 스포츠 한의학을 활용할 수 있는데, 그중 대표적인 것이 침구재활 요법(침 치료 + 뜸 치료 + 부항 치료 + 추나 치료 + 약침 치료 + 봉침 치료 + 첩대 요법 + 전기자극 병행 치료)이다. 권투나 레슬링 등과 같이 체급이 구분되는 스포츠 선수의 경우에는 부작용 없는 한방 다이어트 요법을 적극적으로 활용하기도 한다. 또 시합을 앞두고 긴장하기 쉬운 선수들을 심리적으로 안정시키기 위한 처방으로서 한약을 통한 심신안정 약물 요법, 두침 요법 등과 함께 한의학적 호흡법 및 도인안교법 등이 병행되고 있다.

Q. 양방 의학과 대비되는 스포츠 한의학만의 장점이 있다면?

자연친화적인 한의학적 치료 수단은 부작용이나 몸에 무리가 없다. 또한 도핑 염려 없이 안전하게 부상을 예방하고, 컨디션을 유지시키면서 재활을 돕는다는 점이 스포츠 한의학만의 커다란 특징이다. 스포츠 한의학은 개인의 특징을 무시하고 천편일률적으로 치료를 진행하지 않는다. 스포츠 선수들의 체질적 편향성에 따른 세세한 신체적·심리적 특성까지 한약 처방에 충분히 반영하는 체질별 맞춤 치료라는 점이 양방 의학과의 차이다.

Q. 스포츠 한의학이 선수들의 심신 안정에 활용된 구체적인 사례가 있나?

물론이다. 스포츠 한의학은 선수들의 신체적인 부상 회복뿐 아니라 심리적인 긴장 완화를 위해서도 많이 활용되고 있다.

• 수영 황제, 마이클 펠프스

올림픽 개인 통산 19번째 금메달을 딴 수영 황제 마이클 펠프스는 2016 리우데자네이루 올림픽에서 심신 긴장 완화를 위해 양쪽 어깨에 부항 치료를 받아 화제가 됐었다.

• 바둑의 신, 이세돌 9단

이세돌 9단을 비롯한 대한민국 바둑의 신들은 집중력 향상과 스트레스 완화를 위해 머리에 침을 맞는다. 2010 광저우 아시안게임 남녀 바둑 단체전에서 우리 선수들이 금메달을 싹쓸이했을 때, 한의사 주치의에게 침을 맞았다는 사실은 이미 언론을 통해 알려진 사실이다.

Q. 경기를 앞두고 받는 한의학 치료와 평소 체력단련을 위한 한의학 치료의 차이는?

한의학은 기본적으로 체질적 편향성에 따른 개인별 맞춤 치료라는 명백한 특징이 있기 때문에 스포츠 한의학 클리닉 분야에서도 마찬가지로 각 선수별 신체 및 심리 상태의 부조화를 최대한 빨리 정상화하기 위한 상황별 접근과 치료를 전개한다. 예를 들어 경기를 바로 앞두고는 교감신경 흥분성 때문에 신체적인 긴장감이 컨디션을 무너뜨릴 수 있다는 점에 더욱 초점을 맞춰 한약 처방을 진행한다. 반면 평상시에는 정상 컨디션을 경기 일정에 맞춰 최고 레벨로 끌어올리는 데 초점을 맞추고 한약 처방을 상황에 따라 진행한다.

Q. 한의학적 치료로 효과를 본 운동선수들의 사례는?

피겨스케이팅 국가대표였던 김연아는 청소년 국가대표 시절 관절 및 척추 부상을 당해 한의학적 치료 방법인 추나 치료를 받았다. 그리고 축구 선수 박지성은 맨체스터 유나이티드 주전 선수 시절 한의학적인 방법으로 컨디션을 적극적으로 관리하면서 최고의 기량을 선보이기도 했다. 골프 선수 최경주도 마찬가지였다.

Q. 국제 스포츠 대회에서 스포츠 한의학이 공식적으로 활용된 적이 있나?

피로 회복과 컨디션 조절, 긴장 완화, 스트레스 조절, 그리고 골절을 포함한 근골격계 부상의 조기 회복 등이 스포츠 한의학에서 임상적으로 가장 효과를 발휘하는 분야다. 이에 대한 현대 과학적인 논문 근거가 꾸준히 축적되고 있으며, 매우 오랫동안 각종 공신력 있는 국제 스포츠 대회에서 스포츠 한의학 클리닉이 참가 선수들과 임원들의 호응 속에 적극적으로 활용되었다. 2018 평창 동계올림픽, 1988 서울 올림픽, 1986 서울 아시안게임 및 2002 부산 아시안게임, 2003 대구 유니버시아드, 2011 대구 세계육상선수권대회 등 국제경기가 열릴 때마다 많은 한의사가 선수촌 병원 스포츠 한의학 클리닉에 직접 참여해 선수, 임원, 경기 진행요원, 그리고 관람객에 대한 한의학적 건강관리에 최선을 다해왔다. 특히 지난 1988년 9월 17일부터 10월 2일까지 전 세계 159개국에서 8,465명의 선수단이 참가한 가운데 개최된 제24회 서울 올림픽은 스포츠 한의학 클리닉이 스포츠 의학의 당당한 하나의 분과로서 확실히 자리매김하는 계기가 되었다.

Q. 국가대표 선수들은 주로 어떤 스포츠 한의학 처방을 받게 되나?

부상을 당한 선수들의 경우에는 임상적 상황(체질적 편향성과 병증의 심각도 등)에 따른 맞춤 한약 처방을 받게 된다. 〈Korean Journal of Sport Science〉에서 엘리트 선수들의 한약 복용 실태와 도핑 안전성 검증이라는 논문을 찾아보면 선수들이 적극적으로 한약을 복용하는 이유는 운동 후 피로 회복이 가장 주된 목적이었다. 실제 임상적으로 스포츠 한의학 처방에는 심폐 기능의 개선, 지구력 향상, 피로 회복, 집중력 상승을 도와주는 한약 등 매우 다양한 효능을 가진 처방들이 준비되어 있다.

Q. 처방 한약과 식품 한약의 차이는?

시중에서 쉽게 구매할 수 있는 '식품 한약'의 경우 도핑에 대한 안전성을 담보할 수 없다. 혹시 도핑에 문제가 되었을 때 식품 한약을 사먹은 선수나 지도자에게 모든 책임이 귀속된다. 반면 전문 의료용 한약인 '처방 한약'은 한약의 최고 전문가인 한의사에 의해 국가의 한약공정서에 수재된 한약재로만 처방이 진행된다. 처방 한약은 도핑에 대한 규정을 철저히 준수하기 때문에 선수들이 한약을 복용할 때는 반드시 한의사에게 상담을 받고 진맥 과정을 거쳐 맞춤 처방된 한약을 복용하는 것이 안전하고 비용 측면에서도 효과적이다.

Q. 한약과 도핑 테스트의 관계는?

결론부터 말하자면 대한민국 한약공정서에 수재된 한약 중 도핑 상시금지약물은 전혀 없으며 지금까지 우리나라에서 한의사가 처방한 전문 한약으로 인한 도핑 위반 사례는 단 한 건도 없었다. 다만 한국 도핑방지위원회KADA 홈페이지에는 2013년 한약재 성분 분석 및 도핑 관련 물질 연구 보고서를 바탕으로 한 한약 도핑 관련 정보가 모두 공개되어 있는데, 도핑 금지 성분을 포함할 가능성이 일부 있는 한약재로 마황·마인·호미카·보두 4개를 언급하고는 있다. 하지만 우리나라 한약공정서 수재 한약 중에는 아나볼릭 스테로이드anabolic steroid 등과 같은 도핑 상시금지약물이 전혀 없기 때문에 스포츠 선수들은 처방 한약을 안심하고 복용해도 좋다. 질병 치료와 운동성 피로 회복, 체력 강화 및 부상 방지, 그리고 재활 기간 단축과 스트레스 완화 등의 구체적인 목적을 위해 적절한 처방 한약의 적극적인 복용이 권장된다.

위에서 언급한 네 가지 한약만 경기 직전과 경기 중에 복용을 피하면 된다.

• 마황

감기약이나 비만 치료제로 오랫동안 널리 처방돼온 마황麻黃은 흥분제 금지약물인 에페드린을 약 1~2% 함유하고 있다. 에페드린의 반감기, 즉 성분이 2분의 1로 줄어드는 시간은 3~6시간인데, 과학적인 실험에 의하면 마황이 함유된 한방 감기약인 소청룡탕小靑龍湯 과립제를 1일 3회, 3일간 복용한 경우 에페드린이 48시간 내에 100% 배출되었다. 완전 소실기는 반감기의 약 10배이므로 단기간 복용 시에는 3~4일, 장기간 복용 시에는 6~7일의 약물 휴지기만 경기 전에 가진다면 도핑 문제로부터 충분히 안심해도 된다.

• 마인

대마의 씨인 마인麻仁은 도핑 금지약물인 THCtetrahydrocannabinol를 일부 함유하고 있는데 산지에 따라 함유량의 차이가 크다. THC가 거의 검출되지 않는 것도 있고 이웃나라인 일본에서는 마인이 도핑 금지약물에 해당되지 않는다. THC는 지용성으로 반감기가 4일이며, 우리나라에서는 주로 변비약으로 많이 처방되는데 일반적으로 유통되는 껍질이 제거된 약용 마인은 도핑에 안전하다.

• 호미카와 보두

위장약이나 진통제로 임상적으로는 매우 드물게만 사용되는 호미카(마전자)와 보두는 약 1~2%의 스트리키닌strychnine을 함유하고 있다. 지용성이고 반감기가 53시간에 이르는데 이들은 일반적으로 독성이 심해 사용하는 경우가 극히 미미하기 때문에 도핑에 문제가 될 소지가 거의 없다.

Q. 보약으로 복용하는 처방 한약은 도핑과 상관없나?

운동선수들에게 가장 많이 처방되는 공진단을 비롯한 일반적인 보약들은 도핑에 100% 안전하다.

Q. 스포츠 한의학 분야에서 한방 응급처치법이 따로 있나?

스포츠 활동 중 굉장히 많이 나타나는 응급 상황은 급성 통증인 두통, 복통, 근육통, 관절통, 사지통을 비롯해 급체(식체), 급성 염좌, 급성 경련 등이다. 이런 상황이 발생했을 때는 작약감초탕芍藥甘草湯과 같은 한약 치료와 침 치료 등을 통해 응급 상황에 대처하고 있다. 특히 침구 요법은 운동선수의 응급처치 및 상해 치료에 탁월한 임상적 효능이 있다. 부상 현장에서 한의사의 간단한 시술만으로도 선수를 즉각 경기에 복귀시킬 수 있을 뿐 아니라 경락의 적절한 자극과 조절 작용으로 선수들의 경기력 향상과 체력 증강에 기여할 수도 있다. 스포츠 응급 상해 중에서도 특히 급성 염좌, 경부근 좌상, 요통, 슬관절질환, 타박상, 근육 경련, 견관절질환, 테니스엘보 등의 상황에서 한의학적 치료가 매우 효과적이다. 2013년 최정상급

SCI 국제의학저널인 〈Pain〉에는 급성 요통의 경우 침 치료 환자군이 양방 진통주사를 맞은 환자군보다 부작용 없이 통증 감소 효과가 37.3% 더 높았다는 최신 연구 결과도 있다.

Q. 현대 과학적으로 효능이 밝혀진 스포츠 한약의 종류는?

• 쌍화탕

쌍화탕雙和湯의 운동수행 능력 개선에 대한 과학적 논문들을 살펴보면 조혈 작용과 유영游泳 시간 증가에 매우 효과적인 것을 알 수 있다. 또한 부신피질 기능부전 개선에 어느 정도 효과가 있으며, 운동선수의 운동 능력 및 피로 회복에 통계적으로 유의미하다는 논문 결과가 있다.

• 보중익기탕

보중익기탕補中益氣湯의 운동수행 능력 개선에 대한 논문들을 살펴보면 젖산lactate 농도 감소 및 글루코스glucose·피루브산pyruvate 농도 증가에 유의미하고, 축구 선수들의 근력, 유연성, 민첩성 및 환기량 증가와 심박수, 최대 심박수 감소에 효과적이라는 결과가 있다.

- 근대 5종 선수들의 조혈 기능과 최대 산소 섭취량 향상
- 장거리 선수들의 유리지방산FFA: Free Fatty Acid, 遊離脂肪酸과 젖산 및 전해질 대사에 유의미한 차이 발생
- 심근의 인슐린insulin 저항성 감소 및 글루코스 운반 대사 활성화

- **생맥산**生脈散

  - 유영 시간 증가와 간장 보호 작용 효과
  - 운동 지속 시간 연장 및 심박수 저하 효과
  - 근육 내 글리코겐glycogen 함량 증가와 LDH 활성도 감소
  - 젖산 내성과 운동 지속 시간에 긍정적 영향
  - 항산화와 운동성 피로 회복에 효과적

- **사물탕**四物湯**, 팔진탕**八珍湯**, 사군자탕**四君子湯

  - 글루코스 사용 증대, 젖산 축적 억제, 빠른 회복, CPK의 빠른 회복, 리파아제lipase 안정화 효과
  - 여자 필드하키 선수들에 대한 헤모글로빈 및 최대산소섭취량 수준 향상
  - 고교 남자 농구 선수들의 고강도 훈련 시 6주 동안 사물탕을 투여한 결과, 에너지 기질(총단백질total protein, 알부민albumine, 글루코스, FFA)과 혈청 효소(LDH, CPK, 리파아제)에서 유의미한 긍정적 변화 유도
  - 고교 여자 농구 선수들의 고강도 훈련 시 6주 동안 사군자탕을 투여한 결과, 에너지 기질과 혈청 효소에서 유의미한 긍정적 변화 유도

- **보중치습탕, 청서익기탕**

  - 체중조절 태권도 선수에게 보중치습탕補中治濕湯 투여 후 신체 조성과

전해질 및 레닌renin 등의 호르몬 변화에 유의미한 변화 유도

· 청서익기탕淸暑益氣湯 장기 투여 후 심박수, 글루코스, 젖산, 지질 농도lipid profile, 산-염기 균형acid-base balance, 카테콜아민catecholamine 등에 유의미한 변화 유도

Q. 경기 중 뼈가 부러지는 일도 생기는데, 뼈가 빨리 붙도록 도와주는 한약이 있나?

가속화加速化 재활 프로그램에 크게 도움이 되는 접골탕이 바로 그것이다. 2배 빠른 골절 회복 속도를 현대 과학적인 동물 실험 논문을 통해 입증했다. 엑스레이 측정을 통해 골절된 흰쥐의 뼈 성장과 회복 속도를 살펴보았을 때, 접골탕을 복용한 흰쥐에서 약 2배가량 빠르게 골절 상태가 회복되는 효과를 보였다. 두 군의 시기별 골 성장 길이를 터키의 비교Tukey's comparison를 이용해 산출한 결과, 통계적으로 유의미하게 더 빠른 속도의 성장을 보인 것이다.

· 접골탕

접골탕接骨湯의 주요 한약재는 보혈補血 작용을 하는 당귀當歸, 천궁川芎, 녹용鹿茸이다. 보기補氣 작용을 하는 인삼人蔘 등과 더불어 골절 치료에 효과가 있는 몇 가지 다른 한약재를 조합하는데 황기黃芪, 구기자枸杞子, 만삼蔓蔘, 토사자菟絲子, 속단續斷, 석곡石斛, 보골지補骨脂, 합환피合歡皮로 골절 회복에 임상적으로 큰 효과를 보이는 매우 유명한 처방이다. 또한 접골탕의 주요 성분인 당귀의 경우 이미 기존의 연구(《뼈세포 증식 능력에 관한 당귀의 효능 연구》)에서 당귀가 직접적으로

세포 증식, 알카리성 탈인산화 효소 활동, 단백질 분비를 자극하고, 용량에 따라 뼈 전구세포에 의한 1형 콜라겐 합성을 촉진해 뼈세포 증식에 관여한다고 보고된 바 있다.

Q. 복합 스포츠 한약 이외 스포츠 한의학 분야에 활용되는 단일 스포츠 한약은?

• 항 스트레스 효과가 입증된 단일 스포츠 한약

육계, 음양곽, 육종용, 숙지황, 황기, 파극천, 백출, 감초, 오미자 등

• 내인성 테스토스테론 증가 효과가 입증된 단일 스포츠 한약

녹용, 합개, 동충하초, 인삼, 해삼, 오가피, 사상자, 백질려 등

• 면역력 개선 효과가 과학적으로 입증된 단일 스포츠 한약

여정자, 황기, 황정, 백작약, 하수오, 구척, 녹용, 인삼, 토사자, 구기자, 보골지, 숙지황, 맥문동, 백합, 선모, 두충, 백편두, 백출, 오미자, 동충하초, 자하거, 산수유, 당귀, 계혈등, 아교 등

• 항산화 능력 증강 효과가 밝혀진 단일 스포츠 한약

인삼, 구기자, 영지, 하수오, 단삼, 황기, 동충하초 등

• 헤모글로빈 함량 증가 효과가 밝혀진 단일 스포츠 한약

당삼, 대조, 당귀, 숙지황, 황기 등

- **심혈관계 기능 증강 효과가 입증된 단일 스포츠 한약**

오가피, 맥문동, 인삼, 황기, 보골지 등

- **중추신경 흥분성 조절 효과가 밝혀진 단일 스포츠 한약**

오미자, 오가피 등

- **항산소 결핍 작용 효과가 입증된 단일 스포츠 한약**

삼칠근, 구기자, 당삼, 맥아, 백출, 백작약, 당귀, 숙지황, 용안육 등

Q. 체급이 있는 스포츠의 경우 선수들의 체중 조절이 필수적인데, 한의학적 치료의 도움을 받을 수 있나?

많은 스포츠 선수들이 체중 감량과 과중한 훈련에 따르는 체력 저하를 막기 위해 흔히 특정한 양약이나 건강보조제를 사용한다. 이와 같은 경우 인체에 자칫 부작용을 초래하거나 도핑 위험 성분이 포함될 수 있다. 따라서 부작용이 없고 도핑에도 안전한 한의학적인 치료(한약)가 경기력 향상과 부상 회복, 그리고 체중 조절에도 매우 필수적이다. 즉 체급별 경기를 하는 많은 스포츠 선수들이 이침 요법耳針療法, 약물 요법, 기공 요법氣功療法 등을 활용해 인체에 무리가 되지 않게 자연스럽고도 효과적으로 체중을 줄일 수 있으며, 양궁이나 사격, 바둑 등과 같이 심리적인 안정이 중요한 종목은 한의학적인 호흡법이나 기공법을 활용해 훈련을 진행한다면 더욱 도움이 될 것이다.

Q. 스포츠 한의학의 장단점은?

스포츠 한의학의 장점은 스포츠 상해를 한의학의 원리와 치료기법으로 더욱 신속하고 안전하게 치료하는 데 기여할 수 있다는 것이다. 또한 경기력 향상과 상해 치료를 위해 한약을 투여함으로써 인체에 부작용을 주지 않으며, 심신의 전반적 기능을 개선하고 컨디션 조절에 도움이 되며, 도핑 문제에 있어서도 안전하다는 점이 스포츠 한의학의 특징이라고 할 수 있다.

스포츠 한의학의 단점은 지금까지 많은 과학적 연구들이 상당한 수준으로 이루어져 왔음에도 불구하고 아직도 더 많은 것들이 새롭게 밝혀져야 하는 단계, 즉 초보적인 걸음마 단계라는 점이다.

Q. 스포츠 한의학의 연구 방향은?

스포츠 한의학의 연구 방향에 대해서는 다음과 같은 것들로 정리할 수 있다.

· 각 운동 종목별로 빈발하는 부상에 대한 한의학적 치료법의 객관화
· 개개인의 체질적 편향성을 고려한 한의학적 운동처방 연구
· 운동수행 능력을 향상시키는 한약과 제형의 연구 및 개발
· 체중관리·비만의 효과적인 한의학적 예방 및 치료 프로그램의 개발
· 한국 전통 체조의 개발과 보급

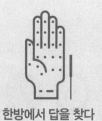

한방에서 답을 찾다

외형편: 근골격계·신경계·피부 질환

여드름

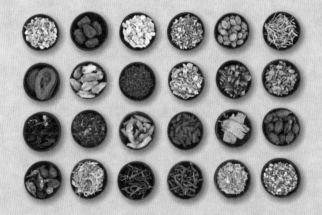

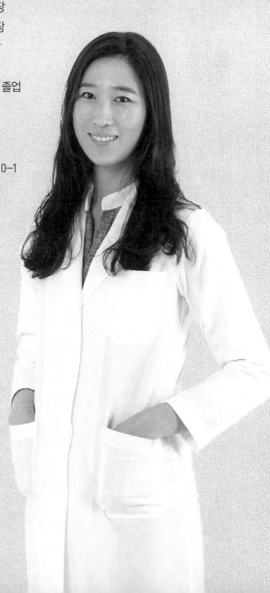

정겨운
원장

- 현 미래솔한의원 신촌점 원장
- 전 미래솔한의원 일산점 원장
- 전 프리허그한의원 진료원장
- 동국대학교 한의학과 졸업
- 서울대학교 식품생명공학과 졸업
- 대한한의사협회 회원

미래솔한의원 신촌점

주소 서울시 서대문구 연세로 10-1
　　　즐거운빌딩 6층

전화 02-312-8275

홈페이지 www.miraesol.com

여드름 뿌리 뽑기, 한의원 치료로 가능하다!

여드름

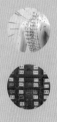

청춘의 상징, 여드름!

하지만 여드름을 가볍게 넘겨서는 안 된다.

우리의 몸속 상태를 나타내 주는 하나의 지표이자 피부질환이기 때문!

문제는 여드름을 치료한다 하더라도 다시 재발한다는 것이다.

지긋지긋하게 올라오는 여드름을 뿌리 뽑기 위해서는

그 원인을 알고 생활습관을 개선하는 것이 핵심이라고 하는데

한의학에서 본 여드름의 원인과 치료법을 알아보자.

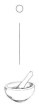

여드름에 대한 일문일답

Q. 여드름 치료, 꼭 필요한가?

평소에 여드름이 안 나는 피부라도 컨디션이 안 좋을 때, 잠을 못 잤거나 스트레스를 받았을 때 음주 후 하나둘씩 올라오는 여드름을 누구나 경험해봤을 것이다. 이렇게 피부는 내 몸속의 상태를 드러내주는 지표라고 할 수 있다. 여드름을 대수롭지 않게 생각하고 방치하는 환자들이 간혹 있다. 그러나

여드름은 적절한 관리와 치료가 필요한 피부질환이다. 여드름은 크게 면포성과 화농성으로 구분할 수 있다. 면포성 여드름은 모낭 안에 피지가 고여 있는 상태로, 염증 없이 오돌토돌하게 만져지는 형태로 확

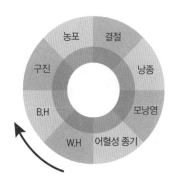

인된다. 이러한 면포성 여드름이 제때 치료되지 못하고 남아 있다가 염증 반응을 일으키게 되면 화농성 여드름으로 발전하게 되며 구진, 농포, 결절 등 다양한 형태의 여드름이 생기게 된다. 염증성 여드름은 잘못 손대거나 방치하면 점점 악화되어 영구적인 조직 손상을 야기하며 흉터 난 자국을 남기게 되므로 내 여드름의 상태를 잘 파악하고 그에 맞는 처치를 받는 것이 중요하다.

Q. 여드름 유형에 따른 치료법은?

• 면포성 여드름

화이트헤드, 블랙헤드, 좁쌀여드름이라 불리는 면포성 여드름은 염증 반응을 일으키기 전 상태다. 피부는 표면의 모공을 통해 피지가 자연스럽게 흘러나와 촉촉하고 윤기 있는 피부를 이루게 된다. 만약 이때 피지가 과도하게 분비되거나 표피의 과각화로 인해 모공이 막히게 되면 피지가 모공을 통해 원활히 배출되지 못하고 면포를 이루어 여드름을 형성하게 된다. 이렇게 생긴 여드름 씨앗은 2~3개월에 걸쳐 면포 형태로 드러나게 된다. 따라서 당장 올라온 여드름을 치료하더라도 피부 속에 남아 있는 씨앗은 수개월이 지나도 계속 올라

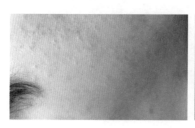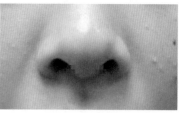

올 수 있다. 치료를 해도 여드름이 자꾸 반복된다고 느껴지는 것이 이 때문이다.

• 구진성 여드름

단순 면포(화이트헤드, 블랙헤드)가 자극받아 붉게 부어오른 상태. 손으로 뜯거나 문지르는 물리적 자극, 스트레스 등으로 상열上熱이 생기는 심리적 자극, 미세먼지·자외선 등의 환경적 자극이 구진성 여드름의 촉발 요인이 될 수 있다. 이러한 형태의 여드름은 염증이 악화되고 있는 상태다. 그 때문에 압출을 하더라도 이후 하얗거나 노란 농이 올라오는 경우가 생길 수 있고 상태에 따라 추가 압출이 필요한 경우가 많다. 잘못 압출하면 아프기만 하고 씨앗을 제거하지 못해 더 깊이 퍼지는 경우도 있다. 따라서 구진성 여드름의 경우 적절한 시기에 효율적으로 압출하기 위해 전문가와 상담이 필요하다. 또한 약침 치료, 한약 치료, 약초필링 치료 등을 병행해 진행을 막을 수 있다.

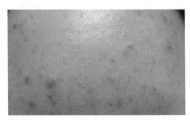 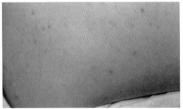

• 농포성 여드름

산처럼 부어오른 여드름 한가운데 산꼭대기 부위로 노랗게 농이 생긴 것을 확인할 수 있다. 몸에서 염증 반응이 일어나는 과정 중 나의 면역세포가 균을 무찌르기 위해 싸우게 되는데, 그 후 남은 사체와 잔여물들이 노란 고름으로 남은 것이다. 농포성 여드름이 생겼을 때는 세안만 올바르게 해줘도 자연스럽게 탈락된다. 하지만 구진이 함께 있을 때에는 추가적인 치료가 필요할 수 있다. 상태에 따라 고름을 걷어내 주는 것이 효과적일 수 있다. 주의할 점은 농포성 여드름을 잘못 압출하게 되면 속에 남아 있는 씨앗이 안에서 더 깊은 염증으로 퍼져나갈 수 있다는 점이다. 따라서 여드름의 상태를 보고 완전압출을 진행할지, 고름만 걷어낼지 판단하게 된다. 농포성 여드름의 경우 해독 능력이 떨어져 있거나 호르몬 균형이 깨진 경우가 많기 때문에 이를 바로잡는 한약 치료가 필수다.

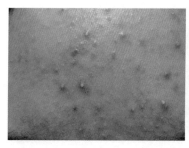 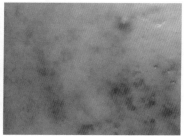

• 결절성 여드름

주로 남성에게 많이 나타나는데 단단한 조직이 만져지는 게 특징이다. 여드름 씨앗이 염증화되면 주위 조직과도 염증 반응을 일으킨다. 이때 농이 만들어지고 조직을 손상시키는데 이 과정에서 조직 유착과 변형이 일어난다. 이렇게 조직이 변성되면 융기된 형태의 단단한 여드름이 생긴다. 씨앗이 깨끗하게 압출되지 않고 곪아서 주변 조직과 유착되어 있으므로 치료가 장기화되거나 흉터가 남을 가능성이 높아진다. 결절성 여드름은 남아 있는 씨앗이 반복적으로 화농성 여드름을 유발한다. 그러므로 몸의 염증 상태를 개선할 수 있는 한약 치료 및 약침 치료가 병행돼야 효율적인 치료를 기대할 수 있다.

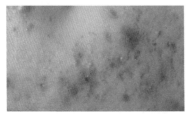 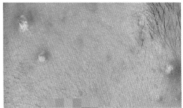

• 응괴성 여드름

결절성 여드름이 좀 더 진행되어 내부에서 여러 종류의 여드름이 합쳐지거나 염증이 퍼진 상태의 여드름이다. 2차 감염으로 표피 손상이 오기도 쉬운 상태이며 흉터도 큰 범위로 남게 된다. 압출 시 씨앗은 모두 깨져 있는 상태로 피고름과 삼출액이 뒤섞여 배출된다. 열과

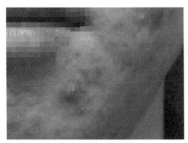 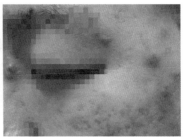

독소를 배출하는 한약 치료와 약침 치료가 반드시 필요한 상태다.

• 찰상성 여드름

여드름을 스스로 압출하기도 하고 오돌토돌하게 만져지는 여드름을 나도 모르게 뜯거나 손을 대는 경우가 종종 있다. 이런 이유로 찰상성 여드름 자국이 생기게 된다. 제대로 된 압출이 이루어지지 않아 여드름 뿌리나 씨앗이 피하에 그대로 남아 있기 때문에 반복적으로 여드름이 올라온다. 상처가 나서 2차 감염이 증가해 염증이 깊어지게 되기도 한다. 보통 심리적인 불안 요인이 있거나 습관성인 경우가 많다. 심리적 안정이나 심열을 내리는 스트레스 치료가 병행돼야 한다.

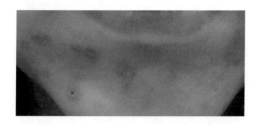

Q. 성인이 갑자기 여드름이 나는 이유는?

여드름은 청춘의 상징으로 알려져 있다. 자녀의 여드름을 치료하고자 함께 내원하신 부모님들은 "저도 학생 때 여드름이 있다가 크니까 없어졌는데 꼭 치료해야 할까요?"라고 물어보신다. 물론 사춘기 여드름은 호르몬의 영향을 받아 생기기 때문에 사춘기가 지남에 따라 호르몬이 변화하고 안정화되면서 자연적으로 감소할 수 있다. 그러나 요즘 학생들은 과거 부모님 시대와는 다르다. 매일 화장을 하거나 밤늦게까지 스마트폰이나 컴퓨터를 사용해 수면의 질이 떨어지거나 인스턴트 음식을 섭취하는 등 과거와는 다른 여드름 악화 요인들을 갖고 있다. 이러한 생활습관에서 오는 악화 요인들이 호르몬 불균형과 해독 능력 약화에 영향을 주는 경우가 많아 여드름 발병률이 점점 증가 추세에 있다.

사춘기 여드름이 있던 사람은 성인 여드름을 갖게 될 확률이 높은데, 어릴 때 여드름이 전혀 없던 사람도 성인이 된 이후부터 성인 여드름으로 고생하는 경우도 있다. 청소년기 여드름은 피지선이 발달한 이마, 코 주변 볼 부위의 T존 위주로 발달하는 것이 보통이다. 반면 성인 여드름은 얼굴 가장자리, 턱, 목의 U존 위주로 발달한다. 보통 화농성 여드름으로 생기거나 피부의 재생 능력 저하를 수반하기 때문에 사마귀 같은 면역성 피부질환이나 두드러기 같은 각종 알레르기성 피부질환, 지루피부염, 접촉피부염, 수포성 피부질환을 동반하는 경우가 많다. 이 경우 여드름 치료에 더욱 주의해야 한다. 상열감, 수족냉증, 하복냉증, 땀 분비 이상, 두근거림, 소화불량, 대

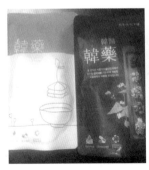
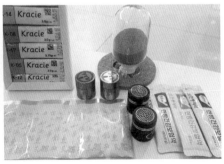

변 불규칙, 수면장애와 같은 증상을 동반하는 경우도 있다. 이런 경우 단순히 눈에 보이는 피부 치료뿐 아니라 음식 습관이나 스트레스 정도를 파악해 상태를 개선해야 한다. 그 때문에 침 치료와 한약 치료를 통해 장기적으로 몸의 건강 상태를 개선하고 면역력을 기르는 것이 중요하다.

Q. 부위별 여드름의 특징은?

일반적으로 생각하는 사춘기 여드름은 보통 피지선이 발달한 T존 위주로 생긴다. 하지만 사람마다 피지선의 발달 정도가 다르고 몸 상태에 따라 심해지는 부위도 다를 수 있는데, 부위별 여드름 특징을 살펴보자.

• 이마 여드름

이마는 피지선 분포가 많아 여드름이 쉽게 발생한다. 상대적으로 살이 적고 뼈에 인접해 있어서 비교적 깊은 염증이 생기지는 않지만 구진성 여드름으로 생기기 쉽고 자국이 잘 남는 부위다. 앞머리를 내리고 다니거나 모자를 즐겨 쓰는 것은 이마 여드름을 악화시키는

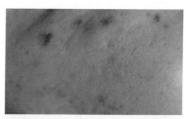
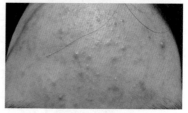

요인이 된다. 이마 부위 증상은 주로 스트레스가 많거나 심열心熱이

과다해 상열감을 호소하거나 식사가 불량해 위열胃熱이 왕성한 경우
가 많다.

• 볼 여드름

볼 부위는 인체의 간이나 폐와
연관이 깊다. 살이 많아 피부
조직이 두껍고 비교적 재생이
잘되는 부위이므로 치료를 받
으면 회복이 용이하다. 그러나
염증 반응도 그만큼 심하게 나
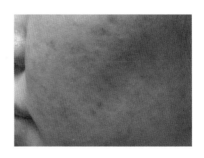
타난다. 또한 흉터가 깊게 남을 수 있고, 색소성 자국이 남아 홍조
가 생기기 쉬워 치료 시기를 놓치게 되면 후유증이 커질 수 있다.

• 코 여드름

인체를 상초, 중초, 하초로 나
눌 때 얼굴 중앙에 위치하고
있는 코는 중초, 즉 위장 및
간, 폐에 해당한다. 코의 모공
이 넓어지거나 블랙헤드가 잘
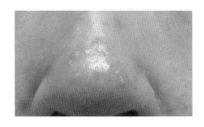
생길 수 있어 집에서 필링이나 코팩과 같은 제품을 사용하는 환자가
많다. 하지만 이런 자극들이 염증을 심화시키거나 모공을 확장시킬
수 있다. 코는 혈류가 원활하지 못한 경우 재생이 잘 안 되고 흉터
자국이 잘 남을 수 있는 부위다. 코 여드름이 적절한 처치가 되지 못

하면 주사비와 같은 심각한 질환으로 진행되기도 한다.

• 턱·목 여드름

턱은 하초에 해당해 대장, 신
장 기능, 자궁 생식기 기능과
관련이 깊다. 보통 여성의 경우
생리 주기에 따라 턱의 여드름
이 악화된다. 면역력이 약한
경우 입 주변까지 악화되는 경

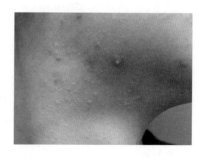

우를 볼 수 있다. 턱은 피부가 얇은 부위이고 굴곡진 턱뼈가 있기 때
문에 전문가의 압출이 필요한 부위다. 결절성 여드름이나 켈로이드
성 흉터가 생기기 쉽기 때문이다. 생리 불순, 탁하거나 덩어리진 생
리혈, 생리통, 생리 전후에 여드름 증상의 악화와 호전이 반복되는
경우에는 자궁 치료나 하체 순환력 개선 치료를 병행해야 한다.

• 등·가슴 여드름

등이나 가슴은 우리 몸에서 피지 분비가 가장 많은 곳 중 하나이다.
등·가슴 여드름은 면역력 저하 및 내분비계 이상과 관계가 깊다. 밤

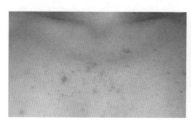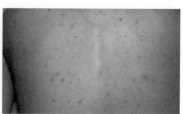

낮이 바뀐 생활, 불규칙적인 식습관, 과도한 스트레스는 호르몬 불균형을 초래하고 면역력을 약화시킨다. 이런 경우 등 하부까지도 증상이 나타날 수 있다. 특히 가슴은 열이 모이는 곳으로 여성의 경우 속옷에 의한 압박과 마찰, 액세서리 착용 등으로 자극받기 쉽다. 남성의 경우 운동으로 땀을 흘리거나 모낭염으로 발전하기 쉬운 부위다.

Q. 여드름 자국과 흉터는 어떻게 치료해야 할까?

여드름이 완화되거나 생활관리 및 한약 치료를 통해 증상이 많이 개선된 이후에도 여드름 흉터나 자국은 지워지지 않고 남아 있는 경우가 많다. 사람은 저마다 피부 재생 능력이 달라 치료 기간과 예후가 차이가 난다. 이때 침 치료와 한약 치료를 병행하면 재생 능력을 개선시킬 수 있어 더 큰 치료 효과를 누릴 수 있는데, 여드름 흉터와 자국에 대해 조금 더 자세히 알아보자.

• 송곳형(아이스픽형)

송곳으로 찍은 듯 뾰족하게 파인 형태로, 모공성 흉터라고도 불린다. 모공을 중심으로 좁고 깊이 파이는 것이 특징이다. 표피의 염증으로 피부 상층부가 갈라져 생기거나 모공 주위의 염증으로 인해 주변 조직이 손상되면서 모공이 확장되어 생긴다. 단순한 흉터 치료로는 큰 효과를 보기 어려운 경우가 많다. 또한 치료가 장기간 진행되는 경우가 많아 전문가와 상담해 효과적인 치료 계획을 세우는 것이 중요하다.

• 박스형

넓고 편평하게 파인 형태다. 경
계가 분명하게 보이며 화농성
여드름이 제대로 치료되지 못
하고 손으로 짜거나 뜯어내 피
부 조직이 손상되어 생긴다.
울퉁불퉁해 눈에 잘 띄고 화

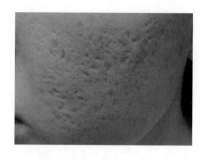

장으로도 완전히 가려지기 어려운 형태가 많다. 미용적으로 치료가
필요한데 장기간의 시술이 반복돼야 호전될 수 있다.

• 원형(롤링형)

원형 흉터는 경계선이 명확하
지 않게 완만하게 이어진 형태
다. 화농성 여드름으로 손상
된 조직이 아무는 과정에서 조
직의 위축이 일어나 함몰되는
데, 그 부위 피부 조직은 탄력

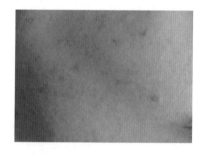

이 떨어지며 재생 능력이 약해지게 된다. 따라서 충분한 재생 치료
와 한약 치료를 통해 피부 조직에 영양을 공급하고 혈류를 좋게 한
뒤 흉터 치료를 병행해야 효과를 볼 수 있다.

• 켈로이드형

파인 흉터가 아니고 융기된 흉터다. 주로 목과 턱 부위에 잘 생기며

볼이나 가슴 등에도 나타날 수 있다. 켈로이드성 피부는 상처 조직이 치유되는 과정에서 콜라겐 조직의 과증식으로 부풀어 오르는 흉터가 남는 특성을 갖고 있다. 이러한 특성을 갖고 있는 사람에게 염증성 여드름이 생기면 반흔성 켈로이드 흉터를 남길 가능성이 높기 때문에 빠른 치료가 필요하다.

• 여드름 자국

붉은 기가 도는 경우 생긴 지 얼마 안 된 경우가 많다. 이러한 자국의 경우 적절한 치료를 받으면 2~3개월 후 많이 호전

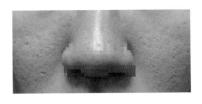

되는 것을 볼 수 있다. 검붉게 착색되거나 자주색을 띠는 경우 재생 능력이 떨어져 치료 기간이 길어지는 경우가 많다.

Q. 한의원 치료는 피부과와 어떻게 다를까?

한의원의 여드름 치료는 크게 피부 치료와 내적 치료로 구성된다. 피부 치료는 피부과에서 하는 치료와 유사한데, 압출 치료와 같이 눈에 보이는 피부 상태를 치료하는 것을 말한다. 내적 치료는 피부 상태를 악화시키는 진짜 원인을 찾아 치료하는 것이다. 눈에 보이지 않는 장부의 문제를 고쳐나가는 체질 개선 치료가 그것이다. 피부과에서 치료를 받아도 지속적으로 재발하는 경우가 있는데, 이는 피부 치료만 하고 내적 치료를 하지 않아서이다. 여드름 재발을 최소화하기 위해 증상이 발생하는 과정을 이해하고 내 몸의 부족한 부

한의원	피부과
약침, 침 · 한약재를 사용 · 혈류 개선과 염증 완화	**염증주사, 연고** · 항생제, 항진균제, 스테로이드제 사용
한약 · 원인 치료, 체질 개선을 위한 한약 복용 · 면역력 강화, 상열하한증 개선	**복용약** · 증상 치료를 위한 피지억제제, 항생제, 스테로이드제 복용

분과 과도한 부분을 파악해야 한다. 그 뒤 이를 보완해 균형을 맞추는 한약 치료와 침 치료를 받는 내적 치료 과정을 통해 반복적으로 재발되는 여드름을 치료해갈 수 있다.

Q. 여드름 관리법은?

· 가볍게 화장하고 올바로 세안하기

여드름 피부를 가리기 위해 화장을 더 많이 하게 되는 경우가 있는데, 이는 모공을 막아 면포 생성을 촉진하거나 피지 분비를 증가시킬 수 있다. 화장품을 고를 때에는 오일과 알코올 성분이 없는 제품, 광물성이 아닌 수용성 타입을 선택하도록 한다. 특히 남성 화장품이나 일부 여드름 전용 제품에서 알코올 성분이 포함된 걸 볼 수 있는데, 일시적으로 시원한 느낌이 들 수는 있으나 수분을 증발시켜 각화를 일으키고 여드름을 악화시키게 된다. 또한 여드름 환자들은 깨끗해야 한다는 강박 때문에 세안을 과도하게 하거나 필요 이상의 세안을 하는데, 이는 피부를 자극하고 건조하게 만들어 오히려 염증이 심해질 수 있다. 세수하다가 여드름이 터졌다고 하는 환자들이 있는데, 너무 압을 주어서 세안을 한다면 피지 주머니가 파괴되어 주위 조직과 염증 반응을 일으켜 악화될 수 있다. 스크럽제로 각질 제거를 자주 하는 경우 민감하고 건조한 피부 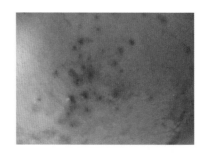 가 될 수 있으며 접촉성 피부염을 유발하기도 하므로 주의해야 한다. 특히 손으로 여드름을 압출하거나 필링 제품, 여드름 패치 등을 사용해 여드름을 잘못 관리하는 것보다 하루빨리 적절한 치료를 받는 것이 중요하다.

• 식습관 바로잡기

우리가 먹는 음식이 결국 우리 피부 세포를 이루게 된다고 해도 과언이 아니다. 기름지고 자극적인 음식은 간의 해독 능력을 떨어뜨리고, 몸속에 독소와 노폐물을 과도하게 축적해 불필요한 열을 발생시켜 열 조절력을 저하시킨다. 또, 밤늦 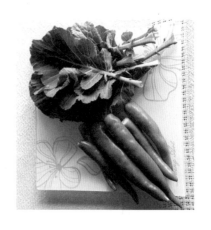 게 먹거나 급하게 먹는 습관은 소화기에 무리가 가며 염증성 여드름의 원인이 될 수 있다. 그 때문에 야식이나 폭식, 과식하는 습관이 있는지 돌아보는 것이 도움이 된다. 당지수가 낮은 음식 섭취(밀가루나 사탕 등의 단당류 피하기), 충분한 섬유소(채소와 과일) 섭취를 생활화하는 것도 도움이 된다.

• 술, 담배, 커피 줄이기

음주와 흡연은 면역력을 떨어뜨리고 혈류를 나쁘게 하는 주범이다. 혈액순환이 나빠지면 염증 반응이 증가하며 재생 능력은 현저히 저하된다. 피부 세포는 혈류로 영양과 산소를 공급받기 때문에 술과 담배는 금해야 한다. 또한 커피는 장을 차게 하기 쉽고, 카페인의 이뇨 작용은 피부를 건조하게 만들며 숙면을 방해하기도 하므로 커피를 줄이는 것이 좋다.

• 스트레스 해소와 운동하기

스트레스는 만병의 근원이라고 하는데 여드름에서도 독이 된다. 스트레스를 받은 이후 여드름이 올라오는 경험을 한 적이 있을 것이다. 스트레스를 피할 수 없다면 적절히 푸는 방법을 찾아보는 것이 좋다. 환자의 피부와 몸 상태에 따라 명상이나 요가와 같이 상열을 가라앉힐 수 있는 운동을 하거나 줄넘기, 산책과 같은 가벼

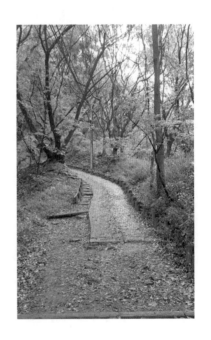

운 유산소운동을 병행하는 것이 효율적이다. 단, 얼굴에 열이 나고 땀이 많이 흐를 정도의 고강도 운동은 피해야 한다. 마찬가지로 매운 음식을 즐기거나 장시간 사우나와 찜질은 과도한 열을 발생시키므로 피해야 한다. 야외운동을 할 때에는 자외선 차단제를 바르거나 모자, 선글라스 등을 착용해 피부를 보호하는 것이 중요하다.

• 규칙적 시간에 충분한 수면 취하기

숙면을 취하지 못하거나 불규칙한 수면 습관을 가진 경우 호르몬의 불균형을 가져와 피지 분비에 이상이 생길 수 있다. 수면 불량은 면역력 저하로 이어져 염증성 여드름을 심화시킨다. 또한 우리 몸은 자는 동안 세포를 복구하고 면역력을 회복하므로 충분한 숙면이 필요하다. 일정 시간의 적절한 수면은 피부 보약이라고 생각하면 된다.

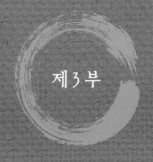

제3부

잡병편

雜病篇

소아·부인·남성 질환

잡병편: 소아·부인·남성 질환

틱장애, 뚜렛장애, ADHD

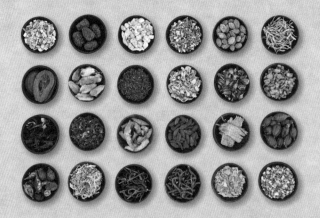

황태환
원장

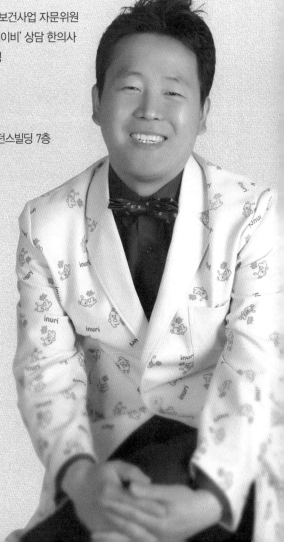

- 현 울산 아이누리한의원 대표원장
- 전 국립 한국한의학연구원 조사패널
- 전 울산 KBS라디오 건강패널
- 전 산청군 한의약건강증진 HUB보건사업 자문위원
- 전 네이버 육아카페 '맘스홀릭 베이비' 상담 한의사
- 경희대학교 한방소아과 박사과정
- 대한한방소아과학회 정회원

울산 아이누리한의원

주소 울산시 남구 삼산로 272 프리던스빌딩 7층

전화 052-225-1075

홈페이지 www.inurius.blog.me

한방 치료로 우리 아이 뇌 건강 지키기!

틱장애, 뚜렛장애, ADHD

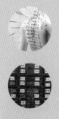

틱장애, 뚜렛장애, 그리고 ADHD까지
어린이의 뇌 건강을 위협하는 장애들!

사소한 행동과 말투의 변화부터
과잉행동장애로 이어지는 소아 정신질환은 왜 발병하는 걸까?
우리 아이의 평생을 좌우하는 소아 정신질환은
무엇보다 부모가 제대로 알고, 제때 치료해야 한다.
한의학으로 지키는 우리 아이의 뇌 건강!
그 진단법과 치료 방법을 꼼꼼히 확인해보자.

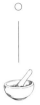

틱장애, 뚜렛장애, ADHD에 대한 일문일답

Q. 눈을 깜박이거나, 고개를 까닥까닥거리거나, 특이한 소리를 반복적으로 내는 틱으로 고생하는 아이들이 많다고 하는데?

최근 역학조사에서 틱장애 유병률은 인구 1,000명당 42명, 뚜렛장애는 인구 1만 명당 0.5~59명으로 나타났을 정도로 틱 유병률은 꽤 높은 편이다. 특히 남자가 더 많다. 틱장애의 발병 연령은 대체로 만 2~15세 사이로 만 5~7세에서 가장 흔하게 발병한다.

Q. 틱이란?

틱tic은 불수의적으로 갑자기 빠르게, 반복적으로, 불규칙하게 움직이는 근육의 상동적인 움직임이나 발성을 말한다. 틱장애는 유병 기간과 증상에 따라 크게 일과성 틱장애, 만성 틱장애, 그리고 뚜렛장애로 분류한다.

	일과성 틱장애	만성 틱장애	뚜렛장애
유병 기간	4주 이상 1년 이내	1년 이상	1년 이상
증상	운동 틱과 음성 틱 중 하나만 나타나거나 동시에 나타남	운동 틱이나 음성 틱 중 하나만 나타남	운동 틱과 음성 틱을 함께 보임

• 일과성 틱장애

기질적 원인과 심리적 원인이 중요하며 이들이 복합적으로 작용하기도 한다. 심인성 틱은 자연히 소실되기도 하며, 스트레스나 불안은 틱 증상을 악화시킬 수 있다. 가장 흔한 틱 증상은 눈을 깜박거리거나 얼굴을 씰룩거리는 것으로 얼굴, 목, 상지, 하지로 이동한다. 틱장애는 보통 12개월 이내에 소실되나 스트레스가 있을 때 재발한다. 음성 틱은 드문 편이다. 대부분의 일과성 틱장애는 더 심한 틱장애로 이행되지 않으나, 스트레스가 있을 때는 재발한다. 극소수에서는 만성 운동 또는 음성 틱장애나 뚜렛장애로 진행되기도 한다. 가족들이 아이의 틱 증상을 무시해야 하며, 긴장과 불안감을 제거하기 위해 지지적 정신 치료와 가족 치료를 시행한다. 행동 치료로 습관반전법HRT: habit reversal training이 효과적이다.

• 만성 운동 또는 음성 틱장애

만성 운동 또는 음성 틱장애는 뚜렛장애와 함께 가족 내 유병률이 높으며, 일란성 쌍생아에서 일치율이 높다. 호발 연령은 7~8세이며 눈 깜박임, 얼굴 근육 씰룩거림, 머리·어깨·다리를 들썩거리는 운동 틱과 코를 킁킁거리거나 이상한 소리를 내는 음성 틱이 모두 나타날 수 있다. 음성 틱은 운동 틱보다 드물며, 그 강도가 뚜렛장애의 음성 틱에 비해 덜 심각하다. 7~8세에 발병한 경우는 예후가 좋으며 대개 수년간 지속되다가 청소년기에 크게 완화된다. 틱이 얼굴과 머리 부위에 국한되어 나타나는 경우 예후가 좋다. 만성 운동 또는 음성 틱장애의 양방 치료는 약물 치료로서 틱이 심각할 때 투여한다. 치료는 뚜렛장애 치료에 준한다.

• 뚜렛장애

1885년 조르주 질 드 라 뚜렛Georges Gilles de la Tourette이 처음으로 기술하면서 다양한 운동 틱과 음성 틱, 욕설증, 반향언어가 나타나는 증후군이라 명명했다. 뚜렛장애Tourette's disorder의 유병률은 1만 명당 0.5~59명으로 운동 틱은 7세경에 호발하고, 음성 틱은 10~11세에 호발한다. 남아가 여아보다 3~4배 많다. 뚜렛장애는 치료받지 않거나 효과가 만족스럽지 않을 경우 만성적이며 평생 나타나기도 한다. 대개 호전과 악화 현상이 반복된다. 만성화되면 심한 적응 문제가 생기고 정서장애가 야기되지만 적응을 잘하는 경우도 있다.

(1) 원인

1) 유전적 요인

일란성 쌍생아에서 일치율이 이란성보다 현저히 높으며, 뚜렛장애와 만성 운동 또는 음성 틱장애가 동일한 가족 내에서 발생된다는 점에서 유전성이 시사된다. 또한 뚜렛장애가 있는 여성의 아들에게 뚜렛장애가 나타날 위험성이 높다. 뚜렛장애는 주의력결핍과잉활동장애ADHD와 관련성이 높아 뚜렛장애 환자의 40~50%에서 주의력결핍과잉행동장애가 공존한다. 강박장애와도 관련성이 높아 뚜렛장애의 40% 정도 환자에서 강박장애가 공존한다. 그뿐만 아니라 뚜렛장애 환자의 가족 중에서 뚜렛장애, 만성 운동 또는 음성 틱장애 및 강박장애가 발생하는 경우가 많다.

2) 생화학적 요인

도파민 길항제 중 할로페리돌haloperidol과 피모지드pimozide가 틱 증상 치료에 효과적이라는 사실과 도파민성 항진제인 메틸페니데이트 methylphenidate, 암페타민amphetamine, 페몰린pemoline이 틱 증상을 악화시킨다는 것은 뚜렛장애가 대뇌 도파민계의 과다 활동과 관련이 있음을 강하게 제시하고 있다. 그 외에 아편제opiates 길항제인 날트렉손 naltrexone이 뚜렛장애 환자의 틱 증상을 감소시키는 한편, 베타 수용체beta-adrenergic 효현제인 클로니딘clonicdine이 틱 증상을 완화시킨다는 것은 이들 생화학적 물질 역시 틱 증상과 연관이 있음을 시사한다.

(2) 증상

뚜렛장애는 다양한 운동 틱과 음성 틱이 1년 이상 지속되며, 운동 틱과 음성 틱이 동시에 또는 각각 나타난다. 초기 증상은 얼굴과 목에 주로 나타나고 점차로 몸통, 상지, 하지로 이동하며 틱이 나타난다. 얼굴과 머리에 오는 틱은 이마를 찌푸리거나, 눈을 깜박거리거나, 코에 주름살을 짓거나, 입술을 빨거나, 얼굴 근육을 씰룩거리거나, 머리를 끄떡이거나 흔들고, 목을 비트는 행동으로 관찰된다. 몸체에 나타나는 증상으로는 어깨를 들썩거리거나, 무릎이나 발을 흔드는 행동을 들 수 있다. 음성 틱은 목안을 씻어내는 소리, 코를 킁킁거리는 소리, 입술을 빠는 소리, 입맛 다시는 소리 등이다. 가장 흔한 초기 증상은 눈 깜박거림이다.

스트레스나 불안은 틱 증상을 악화시키며, 수 분 내지 수 시간 동안 자의적으로 틱을 억제할 수 있으나 결국 틱을 해야만 해소된다. 욕설증은 공격적이거나 성적인 내용의 외설적인 욕을 하는 것인데, 욕이 갑자기 생각으로 나타나는 경우를 정신적 욕설증이라 한다. 대개 한 부위의 틱이 심했다 덜해지고, 또 다른 부위의 틱이 새로 생기거나 악화하는 양상이 반복된다. 틱은 대체로 수면 중에는 없으나 심한 경우 수면 중에도 틱이 나타난다. 주의력결핍과잉행동장애, 강박장애, 감각과민성, 공격성 및 충동성 등이 동반된다.

(3) 치료

뚜렛장애의 양방 치료는 약물 치료이며, 치료 약물로는 할로페리돌, 피모지드, 리스레리돈risperidone 등이 흔히 처방된다. 정신 치료는 대체로 효과가 없으며, 행동 치료기법 중 습관반전법이 효과가 있다.

Q. 스트레스가 틱의 발생 원인인가?

스트레스가 원인이라고 단정 지을 수는 없으나 스트레스에 의해 악화되는 경우는 매우 흔하다. 스트레스를 받으면 뇌에서 분비되는 호르몬 및 신경전달물질과 자율신경에 영향을 미치기 때문이다.

Q. 감기약이 틱의 유발 요인이라고 하는데 맞나?

스트레스 외에도 약 또한 호르몬 및 신경전달물질 분비와 자율신경에 영향을 미치기 때문에 틱의 발생에 관여할 수 있다. 특히 아이들이 흔하게 먹는 감기약도 해당된다. 그래서인지 개인적 소견으로 틱 치료를 한 아이들 대부분에게 비염이 있었다. 코막힘에 복용하는 항울혈제나 콧물 분비를 억제하는 항히스타민제, 그리고 주의력결핍과잉행동장애를 치료하기 위해 처방받은 약(예컨대 메틸페니데이트) 때문에 틱이 나타나는 경우도 있다. 틱 환자의 보호자들은 원인을 스트레스로만 생각하는데, 스트레스 못지않게 아이들이 흔하게 복용하는 감기약, 비염약은 자율신경과 신경전달물질 분비에 관여하기 때문에 이 부분도 꼭 주의해야 한다.

Q. 한방 치료가 틱장애에 도움을 줄 수 있나?

• 틱 한약 치료 효과 논문

틱 중 뚜렛장애의 침 치료 효과를 아이누리한의원과 경희대학교 한

European Journal of Integrative Medicine
Volume 8, Issue 5, October 2016, Pages 809-816

Review article

Acupuncture for Tourette syndrome: A systematic review and meta-analysis

Sun-Yong Chung KMD, PhD [a], Byoung Jin Noh KMD, PhD [b], Chang-Won Lee KMD, MS [b], Man Ki Hwang KMD, PhD [b], Moonyeo Kang KMD, PhD [b], Sungeun Kwon KMD, PhD [b], Seung-Hun Cho KMD, PhD [a] 오 짧

[a] Department of Neuropsychiatry, College of Korean Medicine, Kyung-Hee University, Seoul, Republic of Korea
[b] Inuri Medical Group, Seoul, Republic of Korea

J of Oriental Neuropsychiatry 2012:23(4):69~94
http://dx.doi.org/10.7231/jon.2012.23.4.069

Original article

틱장애 아동의 인구학적, 임상적 특성과 한약치료 효과

위영만, 이고은, 정세인, 박보영, 박보라, 유영수, 강형원

원광대학교 한의과대학 한방신경정신과 교실

The Effect of Herbal Medicine and Clinical, Demographic Characteristic for Tic Disorder children

Young-Man Wei, Go-Eun Lee, Sane Jung, Bo-Young Park, Bo-Ra Park, Yeoung-Su Lyu, Hyung-Won Kang

Dep. of Neuropsychiatry, College of Oriental Medicine, Won-Kwang University.

방병원 한방신경정신과 연구팀이 공동 연구했다. 이에 대한 연구 결과인 〈뚜렛 증후군에 대한 침 치료 효과Acupuncture for Tourette syndrome: A systematic review and meta-analysis〉 논문을 SCI(E) 국제의학저널인 〈유럽 통합 의학회지European Journal of Integrative Medicine〉에 게재했다.

Q. 주의력결핍과잉행동장애란?

주의력결핍과잉행동장애ADHD: Attention deficit hyperactivity disorder는 짧은 주의집중의 폭, 과잉행동, 그리고 충동성을 핵심 증상으로 하는 질환이다. 유병률은 2~12%이며 평균 5% 정도이나 우리나라에서의 유병률은 확실하지 않다. 남아에서 더 흔하게 발병하며 ADHD 환아의 부모에서 ADHD, 반사회적 인격장애, 양극성장애, 알코올 의존증 등의 가족력이 높다. 발병 시기는 보통 3~6세이며 7세 이전에 발병한다. 청소년기나 성인 때까지 지속되기도 하고, 사춘기가 되면서 호전되기도 한다. 대개 과잉행동 증상은 일찍 회복되나 주의력 결핍과 충동성 문제는 오래 지속되는 경우가 많다. ADHD의 25% 이상

에서 성인기까지 증상이 지속되어 충동성 문제로 후유증을 야기한다. ADHD가 청소년기 이후 지속되는 경우 행동장애가 발생될 위험이 크며, 이 경우 상당수에서 반사회적 인격장애 또는 알코올 및 약물 중독자가 될 수 있다.

(1) 원인

ADHD의 원인은 아직 확실하지 않으나 뇌 기능 활성 저하와 관련이 있다는 것이 정설이다.

1) 유전적 요인

쌍생아 연구에 의하면 일란성 쌍생아에서의 일치율이 이란성에서보다 높다. ADHD 환아의 형제는 ADHD에 이환될 위험도가 일반 인구보다 3배 이상 높으며, ADHD 환자의 친부모는 양부모보다 ADHD에 이환되어 있을 확률이 더욱 높다.

2) 발달적 요인

ADHD는 출생 전후의 미세한 뇌 손상 또는 출생 후 감염, 독성 물질, 대사장애, 외상에 의한 뇌 손상과 관련된다는 보고가 있다.

3) 신경화학적 요인

중추신경자극제가 노르에피네프린이나 도파민에 작용해 치료 효과를 나타낸다는 사실을 토대로 이들 신경전달물질의 결핍이 ADHD의 원인이라는 학설이 제기된 바 있다.

4) 신경생리학적 요인

ADHD 아동의 상당수에서 뇌 성숙 지연이 있어 비특이적이고 비정상적인 뇌파 소견을 보이기도 한다.

5) 신경해부학적 요인

뇌전산화단층촬영을 이용한 연구 결과는 일정하지 않으나 PET 검사 결과 전두엽에서 뇌혈류와 당대사가 감소되는 것으로 나타났다. 뇌자기공명검사에서도 ADHD 아동의 전두엽에 이상이 있다는 보고가 있어 ADHD는 전두엽 기능 저하가 주요 원인이라는 것이 정설로 받아들여지고 있다.

(2) 증상

ADHD 아동은 유아기부터 자극에 지나치게 민감하며 소음·빛·온도 등의 환경 변화에 과민 반응을 보이고, 잠들기가 어려우며 자주 운다. 걸음마기 이후에는 활동이 부산하고 위험한 행동을 서슴없이 한다. 유치원이나 학교에 가서는 가만히 앉아 있지 못하고, 자리에 앉아도 안절부절못하며, 지나치게 많이 움직인다. 수업 중에 교사의 지시를 따르지 않으며, 주의가 산만해 자주 지적을 받는다. 사소한 자극에도 폭발하고, 정서가 불안정하며, 충동성 때문에 참을성이 없거나 실수가 잦아 자주 사고를 낸다. 학습장애, 언어장애, 운동협응장애가 동반되는 경우가 많으며, 이차적으로 정서장애와 행동장애가 흔하게 동반한다.

(3) 진단

ADHD를 진단하기 위해서는 출생력과 발달력을 철저하게 알아봄과 동시에 가정과 학교생활에 대한 부모와 교사의 평가 보고가 중요하다. 부주의와 과잉행동-충동성형 중 어떤 증상이 더 많이 나타나는지에 따라 주 부주의형, 주 과잉행동-충동성형, 둘 다 있는 혼합형으로 구분한다. 3세 이전의 소아는 정상적으로 산만할 수 있으며, 상황에 따라 일시적으로 산만해지거나 활동적이 되는 정상적 과잉행동과의 감별을 요한다. 조증에서의 과잉행동, 행동장애에서의 과격한 행동과 감별하고 둘 다 있는 경우 공존 진단으로 간주한다. 학습의 어려움이 있을 경우 진성학습장애와 감별 진단해야 하며, ADHD의 이차적인 우울증이나 불안장애를 일차성 우울증이나 불안장애와 감별해야 한다.

(4) 치료

아동의 주위 환경을 규격화·단순화시켜 생활하기 쉽도록 해준다. 매일 일정한 계획에 따라 생활하며, 과잉운동이나 과도한 자극을 피하도록 한다.

1) 약물 치료

ADHD의 양방 치료 방법 중 주가 되며, 중추신경자극제로서 덱스트로암페타민dextroamphetamine, 메틸페니데이트, 페몰린이 흔히 사용된다. 국내에서 가장 흔하게 사용되고 있는 메틸페니데이트 투여로 틱증상을 유발하거나 악화될 수 있으므로 과거에 틱장애가 있었거나 가족력에 틱장애 및 뚜렛장애가 있는 경우 주의해야 한다.

2) 심리 치료

심리 치료가 ADHD를 근본적으로 치료하는 것은 아니지만, ADHD로 인한 우울증, 부정적 행동, 사회적 고립, 자부심 결핍, 가족 간의 만성적 갈등 등 이차적 문제가 있을 때는 심리 치료가 도움이 된다.

Q. ADHD 아이들에게 특이한 과거력이 있나?

영아기 때부터 활동적이고, 요구가 많고, 감정 기복이 심하며, 수유나 잠재우기에 문제가 많았던 과거력을 지닌 아동이 많다. 운동성은 대개 일찍 서고 걸었다는 아동이 많다.

Q. ADHD에 한방 치료가 도움이 되나?

• ADHD 한약 치료 효과 논문

침 치료를 통한 스트레스 호르몬 분비 조절과 뇌 기능 개선 및 뇌 구

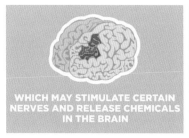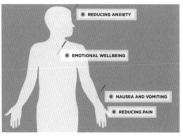

J of Oriental Neuropsychiatry 2013:24(1):1-12
http://dx.doi.org/10.7231/jon.2013.24.1.001

Original article

ADHD의 한약물 치료에 대한 최신 임상연구 동향
-2007년부터 2012년까지 중국 논문을 중심으로-

유춘길, 조아람, 서주희, 정성식*, 이지수[†], 성우용[†]

국립중앙의료원 한방신경정신과, 한방내과*, 침구과[†],
부산대학교 한의학전문대학원 한방신경정신과교실[†]

The Current State of Clinical Studies for Herbal Medicine of Attention Deficit Hyperactivity Disorder (ADHD)
-Focusing on Chinese Journals-

조 변화를 한국 한의학연구원과 미국 하버드 의대 공동 연구진이 뇌 상태를 정밀 촬영해 확인했다.

세계 최고 암센터 중 하나인 미국 뉴욕 맨해튼의 메모리얼 슬론 케터링 암센터에서도 정서적 안정과 불안 감소에 침 치료를 시행 중이다. 한의학적 치료는 전반적인 건강 상태를 호전시키고 스트레스 조절 및 뇌 기능 개선과 뇌 구조 변화를 통해 요즘 아이들의 틱 및 ADHD 치료에 도움을 줄 수 있다.

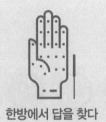

한방에서 답을 찾다

잡병편: 소아·부인·남성 질환

난임과 불임

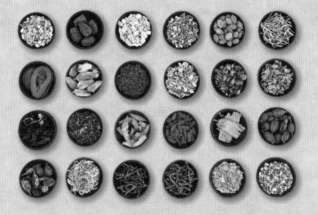

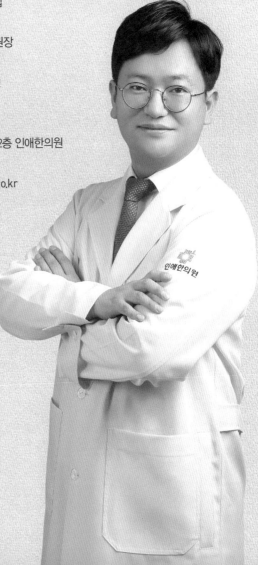

홍순박
원장

- 현 인애한의원 울산점 대표원장
- 동의대학교 한의과대학 졸업
- 교정의서국 수석자문위원
- 포바즈한의원 울산점 대표원장
- 대한한방부인과학회 정회원
- 대한한방소아과학회 정회원

인애한의원 울산점
주소 울산시 남구 수암로 134 2층 인애한의원
전화 052-268-1157
홈페이지 https://www.omdi.co.kr

한의학으로 난임과 불임을 극복하자!

난임과 불임

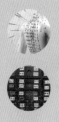

국내 난임 환자는 2004년 12만 7,000명에서
2016년 22만 1,000명!
10여 년 새 2배 가까이 늘었다.

난임 환자의 증가는 뚜렷한 원인을 알지 못하고
신체적·정신적으로 고통받는 부부들이 늘고 있다는 증거다.
아이를 갖고 싶은 부부에게 난임은 인생에 닥친 커다란 시련과도 같다.
자녀가 있는 가정을 꿈꾸는 이들에게 반드시 극복해야 하는 난임과 불임!
난임과 불임의 원인은 과연 무엇일까?
한의학으로 살펴본 난임과 불임의 원인과 그 치료법을 알아보자.

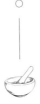

난임과 불임에 대한 일문일답

Q. 난임과 불임이란?

결혼한 부부가 피임을 하지 않고 성관계를 갖는 경우 1년 이내에 임신이 될 확률은 80~90%이다. 만약 1년이 넘도록 자연적으로 임신이 되지 않으면 불임 또는 난임 검사를 해보게 된다. 불임은 임신을할 수 없는 원인이 있어 임신이 되지 않는 경우이고, 난임은 의학적으로 임신이 가능한 상태임에도 원인 없이 임신이 되지 않는 경우이다. 하지만 이러한 불임과 난임에 관련해서 정확하게 진단을 하기가어렵기에 같은 카테고리 내에서 난임과 불임이 혼재되어 설명된다. 불임도 일차성 불임과 이차성 불임으로 나누어지는데, 일차성 불임은 한 번도 임신에 성공한 적이 없는 경우, 이차성 불임은 임신 경력이 있는 경우이다.

Q. 한의학에서 보는 난임과 불임은?

한의학에서 보는 난임 또는 불임은 대개 어혈瘀血, 혈허血虛, 허냉虛冷, 습담濕痰 으로 크게 나눠질 수 있다. 간단한 듯 보이지만, 난임은 부부 두 사람의 다양한 요인이 얽혀 있고 복잡한 문제인 만큼 조심스럽고 세밀한 상담과 진단 후에 한방 치료가 진행된다.

《동의보감》〈부인문〉 첫 조문에 보면 구사求嗣, 즉 자식을 구하는 법에 자식이 없는 이유에 대해 여성의 원인, 남성의 원인으로 나누어 설명하고 있다.

"◎ 求嗣 ○ 生人之道始於求子求子之法莫先調經每見婦人之無子者其經必或前或後或多或少或將行作痛或行後作痛或紫或黑或淡或凝而不調不調則血氣乖爭不能成孕[丹心] ○ 求嗣之道婦人要經調男子要神足又寡慾淸心爲上策寡慾則不妄交合積氣儲精待時而動故能有子是以慾寡則神完不惟多子抑亦多壽[入門] ○ 男子陽精微薄則雖遇血海虛靜流而不能直射子宮多不成胎盖因平時嗜慾不節施泄太多宜補精元兼用靜工存養無令火動候陽精充實依時而合一擧而成矣[入門] ○ 男子陽脫痿弱精冷而薄宜固本健陽丹續嗣丹溫腎丸五子衍宗丸[入門] ○ 男子脈微弱而澁爲無子精氣淸冷也宜陽起石元[脈經] ○ 女宜鼓動微陽宜玉鑰啓榮丸螽斯丸煖宮螽斯丸 ○ 婦人無子多由血少不能攝精宜調養經血宜百子附歸丸琥珀調經丸加味養榮丸加味益母丸濟陰丹勝金丹調經種玉湯先天歸一湯神仙附益丹調經養血元溫經湯 ○ 婦人陰血衰弱雖投眞精不能攝入子宮雖交不孕雖孕不育是以男女配合必當其年[入門] ○ 無子婦人瘦怯者乃子宮乾澁宜

滋陰養血四物湯(方見血門)加香附黃芩肥盛軀脂滿溢子宮宜行濕燥
痰南星半夏川芎滑石防己羌活或導痰湯(方見痰門)[丹心]"

"① 사람이 태어나는 것은 자식을 얻는 데서 시작하고, 자식을 얻으려면 먼저 월경을 고르게 해야 한다. 자식이 없는 부인을 보면 월경이 빠르거나 늦고, 양이 많거나 적으며, 월경 바로 전이나 후에 통증이 있고, 색이 자줏빛이거나 검고, 물거나 덩어리져서 고르지 못하다. 월경이 고르지 못하면 혈기가 어그러져서 임신을 할 수 없다. ② 자식을 얻기 위해서는 부인은 월경을 고르게 해야 하고 남자는 신神이 넉넉해야 한다. 또한 욕망을 줄이고 마음을 맑게 하는 것이 가장 좋다. 욕망을 줄이면 함부로 성교하지 않고 기氣와 정精을 모아 때가 되어 움직이니 자식을 가질 수 있는 것이다. 이렇듯 욕망을 줄이면 신이 온전해져 자식이 많을 뿐만 아니라 오래 살 수 있는 것이다."

여성의 원인으로 《동의보감》에선 생리의 상태를 먼저 언급한다. 실제로 난임 치료에서도 ① 난소의 기능, ② 배란의 여부, ③ 내막의 발달 여부가 가장 중요하게 작용한다.

남성의 원인으로는 정액 양, 정자의 정상 여부가 가장 중요하게 작용한다. 정액검사상(《WHO laboratory manual 2002》)에 보면 사정 정액 양은 2.0ml 이상, 정액 농도는 2,000만 개/ml, 운동성은 50% 이상, 정자 모양이 14% 이상이 정상 형태여야 한다. 《동의보감》정精(몸 안의 정미로운 물질, 정액 등)문에 보면 절욕저정節慾儲精(마음의 평안함으로 성욕을 줄여야 한다)으로 정액의 양과 정자의 정상 숫자를 늘려야 한다고 했다.

Q. 산부인과에서 진행하는 시험관 시술의 과정은?

난임과 불임 여성의 경우 산부인과에서 시험관IVF 권유를 많이 듣게 된다. 시험관 과정을 간단히 요약하자면, 생리 시작 2~3일 뒤부터 배란유도 주사를 맞게 되고 생리 시작일 14일 뒤에 난자를 채취

시험과 아기 시술 단기요법

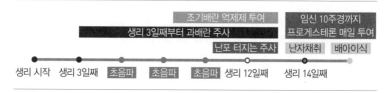

시험과 아기 시술 장기요법

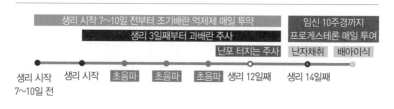

임신 혈액검사 수치B-hcg

1.5 이하	임신에 실패, 2~3개월 휴식 후 다시 시험관 시작
10~100	거의 임신에 실패, 간혹 혈액검사 수치가 올라가는 경우가 있으므로 2주 안에 생리가 나오지 않으면 다시 재검
100 이상	임신이 되었으며, 프로게스테론 주사를 맞으면서 일주일 후에 재검

임신 시 임신진단 검사 시기 및 검사 결과

임신 주수	3주	4주	5주	6주	7주	8주
부부관계 후 시기	1주	2주	3주	4주	5주	6주
혈액검사 수치	10~100	500	1,500	1,0000	10만	
임신낭 크기			1cm	1.7cm	2.4cm	2.4cm
진단 방법	혈액검사	소변검사	초음파	심장박동 확인		

하게 된다. 채취 후 3일 뒤에 배아이식, 이식 후 10일 뒤 임신 여부를 확인하게 된다(냉동난자가 있으면 이식 후 10일 뒤 임신 여부 확인).

Q. 불임의 원인질환은 무엇인가?

불임의 원인은 크게 남성 측의 인자와 여성 측의 인자로 나뉜다. 실제 빈도상으로도 각각 30%씩 차지하며 원인 불명이 25%, 쌍방 요인이 10%가량 된다. 남성 요인이라고 하면 정액에 이상이 있는 경우가 대부분이고 무정자증이나 심한 정자 과소증 등이 해당한다. 정액의 이상이라고 하면 정자의 운동성과 양, 정자 형태, 생존 정자, 정자 수 등의 항목에 이상이 있음을 의미하는 것이다. 정맥류나 잠복고환, 스트레스, 흡연, 열 등이 정액의 이상이나 정액이 이동하는 도관의 폐쇄를 일으키기도 한다. 혹은 성기능장애, 사정장애, 요도 하열의 상태는 정액은 정상이나 질로 운반을 할 수 없는 경우를 일으킨다.

여성 인자에는 배란 인자(30~40%), 난관 및 복막 인자(30~40%), 자궁경부 인자(5%) 및 자궁 인자(5~10%)가 있다. 그중 가장 큰 비율을 차지하는 것은 배란장애다. 가장 진단하기도 쉽고, 치료도 쉬운 편이다. 배란장애란 난소에서 성숙된 난포가 파열되면서 성숙한 난자를 배출시키는 배란 현상에 장애가 생긴 것을 통칭한다. 배란이 제때 되지 않는 생리 불순 중 희소월경 상태와 무월경에 해당할 경우 불임으로 이어지는 경우가 많다.

배란장애와 관련해 불임의 가능성이 높아지는 대표적인 질환은 다낭성난소증후군PCOS과 조기폐경이 있다. 생각보다 많은 젊은 여성들이 가지고 있는 다낭성난소증후군은 아직까지 정확한 원인이 밝혀진 질환이 아니다. 시상하부–뇌하수체–난소 및 부신 등의 호르몬 관련 기관들의 상태 교란이 특징적이며 무배란, 고안드로겐혈증, 인슐린 저항성을 주 증상으로 하는 일련의 대사증후군이다. 당연 배란이 잘되지 않아 생리도 몇 달에 한 번씩 하게 되는 다낭성난소증후군 환자들은 임신을 시도하더라도 확률이 낮아지게 된다. 무배란성 불임 환자 중 73%가량이 이 질환에 해당한다는 통계 결과도 있다.

조기폐경은 40세 이전에 폐경이 되는 것을 의미한다. 30세 이전의 조기폐경 역시 1,000명 중 1명꼴로 발생하며 불임에 있어 많은 수를 차지한다. 난소의 기능이 회복되는 경우도 일부 있지만 대부분은 임신이 어려워 시험관 시술을 시도하는 경우가 많다. 검사는 생리가 불규칙할 경우 혈액검사를 통해 FSH 수치를 측정해 진단된다.

중요한 원인 중 하나인 난관 및 복막 요인은 수정이 이뤄지고, 수정란이 이동하는 경로인 난관이 손상되거나 폐쇄될 경우 혹은 난관 및 난소 주위가 유착될 경우를 의미한다. 이는 대개 나팔관 조영술이나 복강경 검사 등을 통해 진단 및 수술적 치료가 이뤄지는 경우가 많다. 수술적 치료에 앞서 이런 난관이나 복막에 이상을 일으키는 요인은 골반 염증성 질환에서 기인하는 경우가 많다. 대표적인 예가 자궁내막증이다.

자궁내막증은 자궁 내에 있어야 할 자궁내막 조직이 자궁 밖 복강 내에 존재하는 질환이다. 가임기 여성 중 10~15%에서 발생한다고 하니 비교적 흔한 질환이라고 할 수 있다. 불임 여성 중 자궁내막증을 가지고 있는 비율은 20~40%가량인데 자궁내막증과 불임이 밀접한 관계를 맺고 있다는 것을 유추할 수 있다. 자궁내막증을 가지고 있는 여성들을 보면 대개 배란장애, 난포 성장이나 황체 기능의 이상, 수정란의 자궁 내 착상 등 기능에 이상이 있는 것이 관찰된다. 자궁내막증의 특징적인 증상은 반복적인 골반 통증, 생리 시 심한 통증(생리 전부터 생리가 끝난 후까지 지속되는 통증), 성관계 시 통증, 생리 직전이나 생리 중의 배변 통증 등이 있다. 이런 증상들이 없었는데도 최근 몇 달 혹은 몇 년 새에 생겼다면 자궁내막증을 의심해봐도 좋다. 자궁내막증 외에도 맹장 파열이나 골반염증성 질환, 복강 내 수술 기왕력이 있는 여성은 난관에 손상이 있는 경우가 많은 것으로 알려져 있다.

배란장애와 난관 요인보다는 적은 비율을 차지하지만 전체 불임의 5~10%에 해당하는 자궁 인자의 경우는 자궁의 해부학적·기능적 이상이 있는 경우 임신이 잘되지 않는 경우를 의미한다. 해부학적 이상은 선천적인 뮐러관 이상, 자궁근종, 자궁내막 유착, 자궁선근증, 자궁용종 등이 해당한다. 자궁근종이란 자궁근층에 생기는 양성 종양을 의미하는데, 모든 자궁근종이 불임의 직접적인 원인이 된다기보다는 위치에 따라 그 예후가 조금씩 다르다. 자궁근종이 난임에 영향을 주는 데는 몇 가지 가설이 있다. 일차적으로 정자나 배아가 이동하는 데 방해를 줄 수 있고, 자궁 성장에 필요한 용적이 감소하고 혈류가 변화해 임신에 불리한 환경을 조성할 수 있다는 것이다.

자궁선근증은 자궁내막증처럼 자궁내막 조직이 자궁근육층 내에서 증식하게 되는 질환이라고 할 수 있는데, 자궁근육이 비후되어 착상이 되기 어려운 환경을 만들어 불임의 원인이 될 뿐만 아니라 조기유산의 원인이 되기도 한다. 자궁선근증 역시 자궁내막증처럼 원인이 아직까지는 명확하지 않으며, 증상은 빈혈까지 동반하는 생리 과다와 심한 생리통이 특징이다. 자궁내막증보다는 40~50대 출산 기왕력이 있는 여성에게 많이 나타난다.

위의 대표적인 원인 이외에도 다양한 요인이 불임의 인자가 될 수 있다. 일차적 요인인지 명확하지는 않지만 생식관 내의 잠재성 감염(만성적인 염증 상태)이 불임에 영향을 미칠 수 있다는 것은 밝혀진 사실이다. 클라미디아균이나 트리코모나스균 등 질염의 원인이 되는 이런 균들은 불임과 관련성이 있다고 한다. 만성 질염이나 방광염의 기왕력이 있는 여성 중 불임으로 이어지는 경우가 많은 것도 이런 관련성을 의심할 수 있다.

그리고 황체기 결함이 있을 경우에도 불임 확률이 높아진다. 황체기는 배란 이후 자궁내막이 발달하는 기간인데, 고프로락틴혈증이나 과격한 운동, 체중의 급격한 감소, 난소의 노화, 스트레스 등으로 인해 자궁내막을 발달시키는 프로게스테론 저항성이 생기거나 분비가 줄어들 경우 내막이 제대로 발달하지 못해 착상이 잘되지 않거나, 초기의 화학적 유산이 잘 일어나거나, 습관성 유산으로 이어지는 경우도 있다.

Q. 한의학적으로 난임·불임 치료가 가능한가?

난임과 불임에는 다양한 원인이 존재한다. 그중 한방 치료는 상당히 뛰어난 효과를 발휘할 수 있다. 한의학의 치료 효과가 어떤지 잘 모르는 경우 한약이나 한방 치료가 단순히 기력을 보충하는 정도로 알고 있는 사람도 많다. 하지만 요즘 한의원에서는 '난임검사상 원인이 무엇인지'와 한의학적 관점에서 봤을 때 어떤 문제가 있는지를 종합적으로 고려해 임신을 방해하는 요소를 종합적으로 치료하고 있다.

검사상 특별한 이상이 없거나, 수술할 질환이 없는 난임 부부에게 시험관 시술이나 인공수정과 같은 보조생식술이 선택지가 될 수 있다. 나팔관에 이상이 있거나 정자가 배출되는 도관에 문제가 있는 경우 보조생식술은 필수적인 시술이지만, 그렇지 않은 경우 바로 시행하기에는 물심양면으로 상당한 비용이 들어가기에 무리가 있다. 그래서 최대한 자연임신을 시도하려고 하는 분들 중 한방 치료를 찾는 분이 많다. 난임의 가장 주된 원인인 배란장애는 한방 치료가 상당히 효과적이다.

여성이 배란이 잘되지 않는 것에는 다양한 요인이 관여한다. 생활 습관, 가지고 있는 질환, 난소의 나이, 유전, 타고난 생식력 등 복합적인 요인이 관여하기 때문에 치료에 있어 몸 전체의 균형을 맞추는 한방 치료가 효과가 뛰어나다. 한방 치료는 대개 침과 뜸 치료, 한약 치료로 이뤄지는데 침과 뜸 치료는 골반강 내 혈류 순환을 원활하게 하여 자궁과 난소의 기능을 향상시키는 효과가 있어 꾸준한 치료 시 상당한 효과를 보인다.

시험관 시술을 꼭 해야 하거나 할 계획이 있는 이들에게도 한방 치료는 성공 가능성을 더욱 높여줄 수 있다. 시험관 시술은 과배란 유도부터 이식하는 과정까지 생각보다 여성의 몸에 많은 부담을 준다. 이 시술하기 전 준비 단계에서 한방 치료는 여성의 컨디션을 최대치로 끌어올려 시술을 진행하면서 무리가 없고 수정 및 착상 단계까지 원활하게 진행될 수 있게 도와준다. 난소의 기능이 저하된 조기폐경 환자나 나이가 많은 고령 산모의 경우에는 배란 유도를 하더라도 난자의 개수나 질이 많이 떨어지는 경우가 많다. 한의원에 내원하는 분들 중 이미 시험관 시술을 하셨지만 유산으로 이어지거나, 혹은 배란유도 과정에서 복수가 차고 난자가 채취되지 않아 실패로 이어진 사례도 많다. 한방 치료를 통해 기력을 회복하고 난소의 기능을 끌어올린 후 다시 시술을 하게 되는데, 그 결과나 과정 중 환자가 느끼는 힘든 정도가 확연하게 차이가 난다.

유산을 경험한 적이 있거나 잦은 유산을 겪은 난임 사례 역시 한방치료에서 좋은 결과를 보인다. 유산에는 태아가 태동 및 심박수가 측정되지 않을 때 진단되는 계류유산, 수정이 되었다는 호르몬 수치가 확인되었지만 아기집이 발견되지 않거나 착상이 확인되지 않는 화학적 유산이 가장 많다. 유산은 대개 임신 초기에 잘 일어나는데, 원인 중 다수가 태아의 유전자 이상으로 인한 유산이다. 이 경우가 아니라면 난자 및 정자가 노쇠할 경우나 호르몬 이상으로 자궁내막

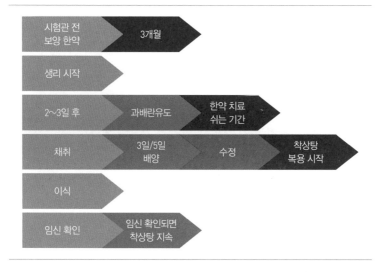

의 발달이 미흡한 경우 산모의 자가면역질환, 스트레스, 영양 부족, 감염 등 다양한 요인들이 유산의 원인이 될 수 있다.

한방에서 유산 치료를 할 때는 위에 기술한 직접적인 원인 인자들을 치료하면서 유산 직후 내원 시 자궁내막이 깨끗하게 정리되고 다음 생리 시에 내막 발달이 잘 이뤄질 수 있도록 한다. 한방 치료의 장점은 저하된 난소 기능을 회복시키고 자궁내막 발달이 잘되게 하면서도 몸에 크게 부담이 되지 않는다는 점이다. 자궁으로 혈액순환이 좋지 못하거나 자궁 울혈이 있는 상태 등은 임신을 방해하는 요소임이 분명하나 산부인과 검사상은 확인되지 않는 경우도 많고, 치료를 할 수 없는 경우도 많다. 검사상으로 잘 보이지 않는 부분에서 한방 치료는 큰 강점을 가지고 있다.

난임·불임 치료에 있어서 한방 치료는 상당한 강점을 가지고 있다.

어느 특정 부분만 가지고 이상을 판단하는 치료와는 달리 신체 전반에 걸쳐 어떤 것이 문제인지 파악하고 균형을 맞추기 때문이다. 일례로 자궁내막증은 골반 유착을 자주 일으키게 되어 환자들 중 난임인 경우가 많다. 자궁내막증 치료는 유착을 보이는 부분을 레이저로 소작하거나, 복강경 수술을 하거나, 피임약을 투여해 자궁내막증이 더욱 심해지는 것을 막는 치료가 기본이 된다.

그런데 위의 치료 방법은 임신을 준비하는 분들에게는 적용되기 어려울 뿐 아니라 자궁내막증이 발생할 수 있는 원인 자체를 치료하는 것은 아니기에 재발이 흔하고 유산으로 이어지는 경우가 많다. 이런 질환들로 인해 임신이 잘되지 않는 분들에게 신체의 상황과 자궁 환경 자체를 개선하는 한방 치료가 임신 확률을 높여줄 수 있다는 것이다.

난임을 겪고 있는 분들에게 "한방 치료를 받으면 무조건 된다"라고 말하는 것은 아니다. 하지만 한방 치료는 자연임신의 가능성을 높여줄 수 있고, 보조 생식술을 시행하는 분들에게도 임신의 가능성을 높여주는 해답이 될 수 있다.

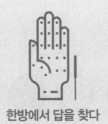

한방에서 답을 찾다

생리 불순

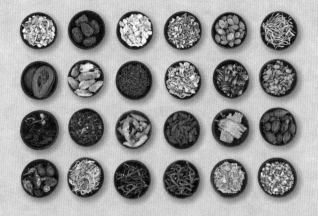

최예원
원장

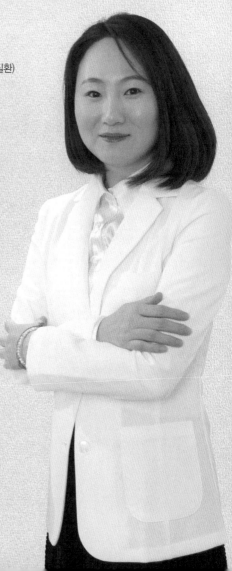

- 현 잠실 인애한의원 대표원장
- 전 은숲한의원 부평점 대표원장
- 전 은숲한의원 검단점 대표원장
- 전 강남 려한의원 진료원장(여성질환)
- 전 추나무한의원 진료원장(비만·알레르기 질환)
- 대전대학교 한의과대학원 한의학 석사
- 대한 자연요법학회 정회원
- 대한 한의학회 정회원
- 대한 피부과학학회학회 정회원
- 대한 사상체질의학회 정회원
- 대한 한의임상한의학회 상임이사

잠실 인애한의원
주소 서울시 송파구 올림픽로 293-19
　　　현대타워 202호
전화 02-2042-7582
팩스 070-4324-8085
홈페이지 https://blog.naver.com/bphani

생리 불순, 한의학으로 해결하자!

생리 불순

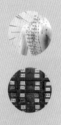

달의 주기와 비슷하다고 해서 월경이라고 하는 생리.

매월 꼬박꼬박 찾아오는 생리가 어느 날 갑자기 찾아오지 않는다면?

여성의 정상 생리 주기는 평균 28일.

이보다 빠르거나 느리고, 불규칙한 경우를 생리 불순이라 한다.

생리 불순의 원인은 무엇일까?

스트레스, 비만, 약물, 호르몬 불균형, 자궁과 난소의 질환 등.

이를 미루어보면 여성의 생리는 건강의 지표라고도 할 수 있다.

따라서 건강을 위해선 생리 불순의 원인 파악과 빠른 치료는 필수!

한의학적 관점에서 바라본 생리 불순의 원인과 치료법을 알아보자.

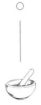

생리 불순에 대한 일문일답

Q. 생리란 무엇일까?

한 달에 한 번 하는 생리는 여성에게 건강의 지표라고 볼 수 있다. 여성 건강에 큰 영향을 미치는 여성호르몬이 정상적으로 분비되고 있는지를 알려주기 때문이다. 만약 생리가 정상적이지 않다면 우선 건강에 적신호가 온 것으로 보며, 특정 질병의 신호일 수도 있고, 나아가 난임의 원인이 되기도 한다. 가임기 여성의 성숙한 난소에서는 주기적으로 배란이 일어난다. 이 배란을 전후로 난자는 자궁내막에서 분비된 호르몬에 의해 수정과 증식을 거쳐 착상을 준비한다. 만약 배란된 난자가 착상, 즉 임신이 되지 않으면 배란 전에 임신을 위해 두터워졌던 자궁내막은 저절로 탈락되어 배출되는데, 이를 생리라고 한다.

가임기는 작게는 난자가 배란되어 임신이 가능한 기간을 뜻하고, 크게는 초경이 시작되는 때부터 폐경이 될 때까지의 기간이라고 할 수 있다. 따라서 생리를 한다는 것은 일차적으로 임신이 가능한 여성의 몸 상태를 말하며, 여성의 몸이 정상적인 생식기능을 가지고 있다는 것을 의미한다. 나아가 한의학에서 여성은 "포胞에 12경맥經脈이 다 연결되어 있다"라고 한다. 여기서 포란 자궁을 말하는데, 결국 자궁에서 일어나는 주기적인 생리 현상은 여성의 건강과 몸 상태를 반영하는 중요한 신체대사의 한 부분이라고 할 수 있다.

Q. 생리 불순의 원인은 무엇인가?

여성의 정상 생리 주기(생리 시작일부터 다음 생리 시작일까지)는 보통 21~35일, 평균 28일을 정상적인 생리 주기로 본다. 이러한 정상 주기의 범위를 벗어나 생리 주기가 21일 미만인 경우를 빈발월경(월경선기)이라고 하며, 생리 주기가 40일 이상인 경우를 희발월경(월경후기)이라고 한다. 즉 생리 주기가 21일 미만이나, 혹은 40일 이상으로 오랫동안 지속되는 경우는 생리 주기상 병적인 상황으로 진단되며, 원인이 무엇인가를 살펴 그에 대한 적절한 치료가 이루어질 필요가 있다. 치료의 대상이 되는 생리 불순은 다음과 같다.

희발월경	생리 주기가 40일 이상
빈발월경	생리 주기가 21일 미만
과소월경	생리 기간 3일 이하, 패드 15개 이하
과다월경	생리 기간 7일 이상, 패드 25개 이상, 새는 것이 걱정되는 경우
무월경	3주기 이상 혹은 6개월 이상 생리를 하지 않을 때
부정자궁 출혈	생리 기간이 아닌데 자궁 출혈이 있을 경우

생리 주기의 이상은 여성호르몬 분비가 주기에 따라 정상적으로 잘 분비되지 못하고 있는 것과 연관이 있다. 심한 경우 6개월 이상 생리가 없는 무월경으로 진행되거나 자칫 난임(불임)으로 이어질 수 있으므로 초기에 호르몬 불균형을 바로잡아 제대로 관리하고 치료하는 것이 꼭 필요하다. 생리는 여성들에게 건강의 지표가 된다. 생리 주기에 이상이 오면 내 몸의 이상 신호로 보고 한의원을 방문해 그 원인을 한번 살펴보는 것이 필요하다.

Q. 빈발월경의 원인은 무엇인가?

빈발월경의 경우는 초경 직후 또는 폐경기 전후에 호르몬 계통이 불안정한 시기에 많이 나타나며, 20~40대에서는 심한 정신적·육체적 스트레스가 가장 흔한 원인이 되곤 한다. 이외에도 갑상선기능저하증, 만성 골반염 등도 원인이 된다. 그리고 난소 기능이 쇠퇴해 폐경이 되는 경우도 생리가 늦춰지거나 멈추기 전에 오히려 생리 주기가 짧아지는 증상이 먼저 나타나기도 한다. 따라서 생리 주기가 점점 짧아진다면 자연폐경이나 조기폐경도 의심해봐야 한다. 최근에는 조기폐경이 점점 많아지고 있는데, 생리 주기가 짧아지고 불규칙하며 임신이 잘 안 되고 갱년기 증상까지 동반되는 경우는 조기폐경에 대한 확인이 필요할 수 있다. 정신적·육체적 스트레스와 일시적인 호르몬 불균형의 경우 한방적인 원인을 파악해 치료하면 주기를 바로잡을 수 있다.

Q. 희발월경의 원인은 무엇인가?

희발월경의 경우는 그 원인이 더욱 다양하다. 빈발월경과 같이 스트레스나 과로 등이 일차적인 원인이 될 수 있다. 사춘기 학생들의 경우 선천적으로 시상하부-뇌하수체-난소축의 기능이 약해서 생기기도 한다. 20~40대 가임기 여성들은 무리한 다이어트로 인한 영양불량 또는 과도한 운동으로 급격한 체중 감량이 이루어졌을 때나, 혹은 반대로 비만한 경우가 희발월경의 원인이 되기도 한다. 그리고 희발월경은 최근 그 유병률이 매우 높아지고 있는 다낭성난소증후군의 대표 증상이며 그 외 고프로락틴혈증, 갑상선질환, 조기폐경 등과도 연관이 있다. 검사상 이상을 찾을 수 없는 희발월경의 경우에는 한방 치료로 빨리 회복이 가능하다. 선행 질환이 있는 희발월경의 경우에는 선행 질환의 치료가 우선이다. 특히 비만으로 인한 희발월경의 경우에는 체중의 조절이 필요하다.

Q. 조기폐경의 원인과 증상은?

나이가 들면 난소의 기능이 저하되어 에스트로겐 등과 같은 여성호르몬의 분비가 감소하고 월경이 멈추는 폐경을 경험하게 된다. 대부분 50세 전후에 이러한 폐경을 겪게 되지만 40세 이전에 폐경을 겪게 되는 경우가 있다. 이를 조기폐경이라고 하는데 '일차성 난소부전증'이라고도 한다. 조기폐경을 일으키는 원인은 감염, 수술, 항암 치료, 방사선 치료 등에 의한 난소 손상과 자가면역성 질환(에디슨병, 근무력증, 류마티스 관절염, 루프스, 갑상선질환 등), 염색체 이상, 유전적 질환, 스트레스나 정신과적 문제, 무리한 다이어트 등으로 알려져 있으나, 대부분 원인을 정확히 알 수 없다. 조기폐경도 일반적 폐경과 마찬가지로 완전히 폐경이 되기 전에 생리가 불규칙해지면서 각종 폐경 증세가 조금씩 나타난다. 그 증상은 이러하다.

• **폐경의 증상**

- 혈관운동장애: 안면홍조, 발한, 두통, 심계항진, 불면, 심한 피로감, 피부 속으로 뭔가 기어가는 것 같은 느낌이 든다.
- 심리적 증상: 불안, 우울, 감정 변화, 건망증, 소외감이 있다.
- 질과 외음부 조직의 건조로 인해 성관계를 가질 때 불편함을 느끼게 된다.
- 방광도 영향을 받아 자주 소변을 보고 싶거나, 요실금 현상이 나타날 수도 있다.
- 성관계에 대한 의욕이 상실된다.
- 체내 지지 조직의 지지력 상실 및 뼈의 약화: 요통, 근육통, 관절통, 더 나아가 골다공증으로 인한 골절이 잦아지게 된다.

생리가 3개월 이상 없거나 폐경 여성이 흔히 겪는 증상, 즉 갑자기 얼굴이 화끈거리고, 몸이 덥고 땀이 많이 나며 가슴이 답답해지는 안면홍조 증상이나 생리 불순이 지속될 때에는 반드시 한의원을 방문해 갱년기 진단을 받아보는 것이 좋다. 갱년기 증상을 완화하고 진행을 느리게 할 수 있는 한약 처방을 복용하면 편안하게 갱년기를 넘기는 데 도움을 받을 수 있다.

Q. 조기폐경의 한의학적 원인과 치료 방법은?

한의학적으로 신장腎臟의 기운氣運은 성기능의 성숙도와 밀접한 관계를 가지고 있으며, 간肝은 혈血을 저장하는 기능을 가지고 있다. 따라서 간신肝腎의 기능은 월경의 생성에 중요한 역할을 한다. 선천적으로 타고나 신장과 간의 기능 저하, 다산, 유산, 무절제한 성생활 혹은 만성질환 등은 모두 간신부족肝腎不足을 유발할 수 있는 요인으로 작용할 수 있다. 이러한 간신의 부족은 자궁과 난소의 기능 저하로 이어지며, 나아가 조기폐경의 원인이 될 수 있다. 타고난 비위 기능脾胃機能의 허약, 부적절한 식생활과 지나친 생각과 노동 등은 기혈氣血의 생성에 나쁜 영향을 준다. 또한 대량의 출혈, 만성질환 등은 기혈의 허약을 초래한다. 칠정(스트레스)으로 내상內傷을 입게 되면 기운이 울결되고 혈이 응체凝滯되어 생리가 원활하지 않게 된다. 이런 한의학적 원인에 맞게 간신의 기운을 보하거나, 비위脾胃의 기능을 강화시키며, 혹은 기혈이 응체된 것을 풀어주는 한약을 복용하는 것이 필요하다. 또한 침·뜸 치료와 함께 자하거 약침, 산삼 약침, 녹용 약침 등의 보음보양補陰補陽하는 약침 치료도 병행하는 것이 좋다.

Q. 다낭성난소증후군이란 무엇인가?

다낭성난소증후군은 가임기 여성에게서 흔하게 나타나는 내분비질환으로 발병률은 약 5~10%이다. 배란장애나 희발배란이 있는 여성에서 다낭성난소의 초음파 소견이나 고안드로겐혈증이 있고, 이를 유발할 만한 다른 질환이 없는 경우에 진단할 수 있다. 그 원인과 발생 기전이 명확하지 않다. 외국인의 경우 비만과 다모증을 흔

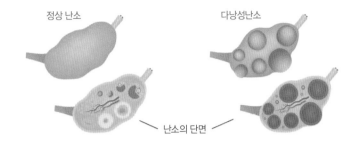

정상 난소

다낭성난소

난소의 단면

히 동반하지만, 한국인에게서는 이런 증상이 많지는 않다. 임상에서 보면 다낭성난소와 약간의 체중 증가가 함께 오는 경우가 많다. 초경 이후 지속적인 배란장애가 있는 경우와 규칙적인 주기에 다낭성난소가 생긴 경우로 구분할 수 있는데, 후자의 경우가 치료 예후가 좋은 경우가 많다.

다낭성난소증후군의 증상은 다음과 같다.

• 배란장애

배란장애는 다낭성난소증후군 환자의 약 60~85%에서 관찰된다. 희발배란, 무배란으로 인해 희발월경이나 무월경이 흔하고, 약 30%에서는 기능성 자궁 출혈이 나타난다. 드물게는 빈발월경(월경 주기가 규칙적이나 25일 이내로 비정상적으로 빠른 경우)을 보이는 경우도 있다. 이러한 생리 불순은 사춘기 때 시작해 평생 지속될 수 있으며, 배란장애로 인해 불임으로 이어질 수 있다. 초음파상 난포가 8개 이상이 보이며, 여러 개의 난포로 인해 오히려 배란이 되지 않는 경향을 보인다.

• **고안드로겐혈증**

고안드로겐혈증과 다모증의 가장 흔한 원인이 다낭성난소증후군이다. 고안드로겐혈증이란 안드로겐(남성호르몬) 과다 상태를 말한다. 임상 증상은 다모증, 여드름, 남성형 탈모 등이다. 하지만 다낭성난소증후군이 있는 여성이 고안드로겐혈증 증상을 보일 때 혈액검사에서 반드시 안드로겐 증가 소견을 보이는 것은 아니다.

고안드로겐혈증의 증상

① 다모증: 다모증은 굵고 뻣뻣하며 색깔이 진한 남성형 종말털terminal hair이 자라는 것을 말한다. 인종에 따라 발생률 차이가 있어서 미국인 다낭성난소증후군 환자의 경우 70%에서 다모증이 관찰되지만, 일본 지역에서는 10~20% 정도에서만 다모증이 나타난다.

② 여드름: 청소년기 여아의 30~50%가 여드름이 생기는데, 모두 고안드로겐혈증이나 다낭성난소증후군의 위험이 있는 것은 아니다. 그러나 여드름이 있으면서 배란장애가 함께 있다면 다낭성난소증후군이나 고안드로겐혈증을 의심해볼 수 있다.

③ 남성형 대머리: 남성형 대머리는 고안드로겐혈증의 임상 증상이지만, 남성형 대머리가 있다고 해서 반드시 다낭성난소증후군이라고 할 수는 없다. 유전적, 영양학, 전신 상태 등의 여러 원인이 대머리 발생에 영향을 미치며, 다낭성난소증후군 여성의 5% 미만에서

탈모가 나타난다.

• 생식샘 자극 호르몬의 분비 이상

생식샘 자극 호르몬의 분비 이상은 다낭성난소증후군 여성의 공통적 특징으로 여겨져 왔다. 혈중 황체 형성 호르몬과 난포 자극 호르몬의 비율이 증가하는 것이 전형적인 소견이다. 그러나 진단 기준이 되지는 않는다.

• 대사증후군

대사증후군이란 각종 심혈관질환과 제2형 당뇨병의 위험 요인들이 서로 복합적으로 나타나는 현상을 한 가지 질환군으로 개념화시킨 것이다. 다낭성난소증후군 환자의 약 3분에 1에서 2분의 1 정도에서 대사증후군을 동반한다. 대사증후군의 대표적인 증상으로는 인슐린 저항성, 이상지질혈증, 비만을 들 수 있다. 인슐린 저항성 및 고인슐린혈증은 다낭성난소증후군 환자의 특징적인 소견 중 하나다. 다낭성난소증후군 여성의 50~75%에서 인슐린 저항성이 관찰되며, 비만일 경우 더 증가하므로 경구포도당 부하검사(당뇨 검사)가 필요하다. 이상지질혈증은 다낭성난소증후군 환자에게서 보이는 가장 흔한 대사 이상으로, 거의 70% 이상의 환자에서 최소 한 가지 이상의 지질이 경계선상에 있거나 증가되어 있다. 다낭성난소증후군 환자의 50%에서 비만을 보이지만, 비만 발생률은 인종에 따라 차이가 큰데 동양인의 경우 비만 빈도가 높지 않다.

- **자궁내막암**

다낭성난소증후군 환자는 자궁내막암의 발생률이 3배 정도 증가하며, 폐경 후 유방암 발생률도 3~4배 증가한다. 자궁내막암의 조기 진단을 위한 자궁내막 검사는 환자의 나이뿐만 아니라, 환자가 무배란이었던 시기도 고려해 결정하게 된다.

Q. 희발월경 및 다낭성난소의 한의학적 원인과 치료법은 무엇인가?

한의학적으로 크게 세 가지로 그 원인을 분류해볼 수 있다.

- **기혈허약氣血虛弱형**

평소 허약한 체질이거나 오랜 질병으로 비위 기능이 약해졌거나 과로 등이 원인으로 발생한다. 그 증상으로는 월경 주기가 늦어지고 월경량이 적으며, 월경의 상태는 색이 연하고, 월경을 할 때 아랫배에 은근하게 지속되는 통증이 있다. 얼굴색은 창백하거나 누렇고 몸이 피곤하며 기운이 없고 식사량도 적다. 머리가 어지럽고 눈이 어질어질하다. 가슴이 뛰고 잠이 잘 오지 않는다. 주로 기혈을 동시에 보하는 방향의 처방인 인삼양영탕人蔘養榮湯 등을 처방한다.

- **혈한血寒형**

외인外因과 내인內因으로 구분할 수 있다. 즉 월경기나 출산 후의 잘못된 섭생攝生, 찬 음식의 과식, 비를 맞는 등의 상황으로 찬 기운이 침범한 경우이다. 또 쓰고 찬 약물의 장기 복용으로 인한 부작용이나 평소 비위나 신장의 기능이 허약해 자궁과 난소의 기능이 저하돼온다. 그 증상으로는 월경 주기가 늦어지고 월경량이 적고, 월경색은 어두우며 덩어리가 있다. 월경을 할 때 배와 허리가 차면서 통증이 있다. 사지가 차고 허리와 무릎이 차면서 통증이 있다. 얼굴이 창백하고 변이 무르며 소변이 맑고 많이 나온다. 이런 경우 찬 기운을 몰아내며 자궁과 난소를 따뜻하게 해주는 온경탕溫經湯 등을 처방한다.

• 습담濕痰형

비위가 허약해 기운이 운행하는 것에 장애가 생겨 습담(노폐물)이 잘 생기거나, 비만한 체질, 기름진 음식을 과다하게 섭취하는 경우 등으로 습담이 자궁과 난소에 쌓이거나 돌아다니면서 발생한다. 그 증상으로는 월경 주기가 늦어지며, 월경량이 일정하지 않고, 월경혈에 점액 등이 섞여 있을 수 있으며, 월경색은 연하다. 월경 전후에 묽거나 점액성의 대하가 있는 경우가 많다. 비만한 체형이며, 어지럽고 가슴이 뛰며, 가슴 밑이 갑갑하면서 메스껍고 가래를 토하기도 한다. 습담을 없애주고 비위의 기혈 운행 기능을 강화시키는 가미이진탕加味二陳湯 등을 처방한다.

Q. 자궁근종과 자궁선근증의 차이점은?

• 자궁근종

자궁근종이란 자궁의 근육층에 생긴 양성 종양으로 여성에게 가장 흔한 골반 내 종양이다. 어느 연령에서나 발생하지만 가장 근종이 많이 생기는 시기는 30~45세경이다. 가임기 여성의 최소 20%는

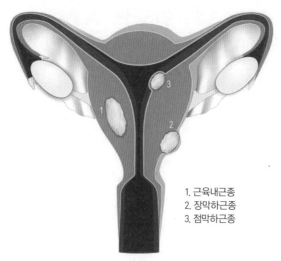

1. 근육내근종
2. 장막하근종
3. 점막하근종

자궁근종의 종류

자궁근종을 가지고 있다고 알려져 있다. 크기는 팥알 크기에서 어른의 머리 크기까지 다양하며 발생 부위에 따라 근육내근종, 장막하근종, 점막하근종으로 나뉜다. 자궁의 체부근종이 전체 자궁근종의 90%를 차지해 가장 많다. 정확한 원인은 모르지만 여성호르몬 의존성 종양으로 임신 중 크기가 커지는 것으로 알려져 있으며, 폐경 이후에는 크기가 감소할 수도 있다. 환자의 25%에서만 증상이 발견되며, 대부분 뚜렷한 증상이 없다. 월경 과다, 불규칙한 출혈 등의 비정상적인 자궁 출혈이 유발되기도 한다. 골반통, 골반의 압박감 같은 통증 혹은 방광, 요관, 직장 등의 압박에 의해 유도되는 빈뇨, 변비 등의 증상이 나타날 수 있다. 소수이기는 하지만 2~3%의 환자에게서는 불임과도 상관성을 갖는다. 일반적으로 자궁근종이 임신에 많은 영향을 미치지는 않으나 반복 유산을 일으킬 수 있으며, 복부 통증 및 발열이 초래될 수 있다. 자궁근종의 한방 치료는 크기를 줄이는 목적보다 증상의 완화에 초점을 두며, 한방 치료 이후 통증의 감소, 빈뇨, 골반통, 과다 생리 등이 완화될 수 있다. 특히 침 치료와 한약 치료를 병행하면서 치료하는 것이 좋다.

• 자궁선근증

자궁선근증이란 자궁근층 내에 자궁내막이 함께 존재해 자궁근의 과대비후가 동반되는 질환을 말한다. 자궁선근종이 단독으로 존재하는 경우는 드물며, 약 80%에서 자궁근종, 자궁내막증식증, 자궁내막증, 자궁내막암 등과 동반될 수 있다. 가장 많이 동반되는 질환은 자궁근종으로 증상이 유사해 감별 진단이 어렵다. 자궁선근증의 증상으로는 기능성 자궁 출혈, 속발성 월경통, 성교 곤란증, 만성 골반 통증을 보이며, 무증상인 경우가 35% 정도 된다. 자궁선근증 환자의 경우 자궁 근육층이 단단해지고 비후되면서 복부를 만지면 덩어리처럼 만져지는 경우가 있고, 난임의 원인이 될 수 있다. 한방에서는 어혈과 습담으로 인한 병변으로 보고 한약 및 침구 치료를 하는데, 골반통과 생리통을 줄일 수 있고 생리양이 조절되는 데 목적을 둔다.

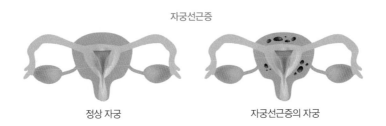

자궁선근증

정상 자궁   자궁선근증의 자궁

Q. 생리 불순이 있을 때 지켜야 할 생활 수칙은?

평소 몸을 차게 하지 말고 얇은 옷차림이나 아랫배가 보이는 복장은 피하는 것이 좋다. 스키니진처럼 하복부나 하체를 강하게 조이는 옷도 하복부의 순환을 방해하므로 피하는 것이 좋다. 찬 음료수, 아이스크림 등의 찬 음식을 먹어서 비위 기능을 약화시키거나 속을 차게 하는 것을 피한다. 운동 부족은 기혈 순환을 저해해 자궁의 혈류 순환을 방해하므로 주 3회 30분 정도의 적절한 운동 시간이 필요하다. 만성 소모성 질환이 있을 경우 증상을 악화시키는 요인이 되므로 만성 소모성 질환의 적절한 관리가 필요하다. 과로나 적은 수면 시간 등은 체내의 면역력과 항상성을 떨어뜨려 이환된 질환을 개선시키는 데 도움이 되지 않으므로 과로를 피하고 적절한 수면 시간을 지키도록 한다. 식사 부족으로 인한 영양 결핍이 있을 경우 호르몬의 생성이나 자궁의 영양에 영향을 주어 증상을 악화시키므로 규칙적인 식사 습관을 가지며 적절한 영양을 섭취하도록 한다. 흡연, 음주 등은 피한다.

마지막으로 생리 불순은 무엇보다 빠른 진단과 치료를 하는 것이 좋다. 매일 증상이 있는 것이 아니고, 또 스트레스로 인한 일시적인 증상이겠거니 하고 생각하면서 몇 개월 또는 몇 년간 증상을 방치하다가 내원하는 경우가 많다. 또한 현대사회에서 결혼이 점차 늦어지면서 첫 임신의 나이도 더불어 올라가고 있다. 그러나 생리 불순이 있어도 미혼일 때에는 심각성을 인지하지 못하고 생리 불순에 만병통치약처럼 피임약을 먹다가 시일이 지나 임신을 하려고 할 때에는 여러 가지 자궁과 난소의 질환이나 호르몬 불균형으로 인해 자연임신이 쉽지 않은 경우가 많다. 따라서 연속 2주기 이상의 생리 문제나 6개월간 3번 이상의 생리 문제가 있다면 방치하지 말고 한의원에서 상담을 받아보기를 바란다. 한의원에서는 몸 전체의 기능을 올리고 균형을 잡는 치료를 함으로써 자궁과 난소, 그리고 뇌하수체 등 생리에 연관이 있는 장기의 기능을 올바르게 바로잡아 자연생리를 꾸준히 하는 것을 목표로 한다. 특히 초경 이후 지속적인 생리 문제가 있는 경우에는 난소나 자궁의 성숙이 부족한 경우도 있기 때문에 성장과 성숙을 북돋아주는 녹용 등과 같은 보약재로 치료하면 올바르게 생리를 할 수 있다.

잡병편: 소아·부인·남성 질환

생리통 치료법

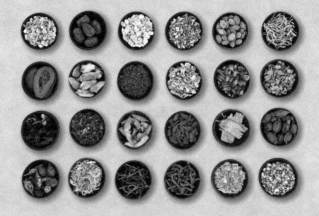

정윤석
원장

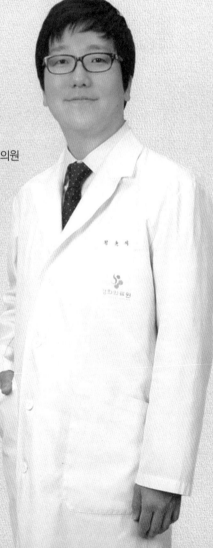

- 현 경희사랑채한의원 분당 본원 원장
- 전 백동진한의원 진료과장
- 서울대학교 공과대학 및 동 대학원
- 경희대학교 한의학과 및 동 대학원
- 경희사랑채네트워크 대표
- 한국전통임상의학연구회 학술이사

경희사랑채한의원 분당 본원

주소 경기도 성남시 분당구 미금로 45
　　　진도훼미리프라자 212호 경희사랑채한의원

전화 031-697-8275

피할 수 없다면 고쳐라!

생리통 치료법

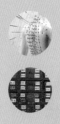

여자만이 아는 고통이 있다.

한 달에 한 번,

허리나 복부에 통증을 불러오는 불청객, 생리통이다.

대부분의 여성은 그 정도가 심각하지 않을 경우

약으로 생리통을 버텨내곤 하는데

만약 생리통이 자궁내막증, 자궁근종과 같은 질병으로

인한 것이라면, 그에 맞는 치료는 필수!

선뜻 치료받기 힘들지만 더 이상 미룰 수 없는 생리통 치료.

한의학으로 치료하는 생리통에 대해 알아보자.

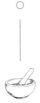

생리통 치료법에 대한 일문일답

Q. 생리통 치료를 기피하는 이유는?

통계에 의하면 가임기 여성의 77~94%가 생리통을 호소하며 이 중 53%는 심한 통증을 경험한다. 다시 말해 가임기 여성들은 정도의 차이가 있을 뿐 대다수가 이 '불쾌한' 통증을 겪게 되는 것이다. 이러한 이유로 많은 여성이 생리통이 오면 '나만 그런 것도 아닌데'라고 생각하며 치료할 생각을 하지 않는다. 게다가 이 통증은 조금만 버티면 끝이 난다. 너무 아파서 '이번에는 한번 치료를 받아볼까?'라고 생각을 하다가도 핫팩이나 진통제로 며칠을 버티다 보면 월경이 멎고 통증이 그친다. 그러고는 다음 달 통증이 다시 찾아올 때까지 생리통 치료에 대한 생각을 잊은 채 산다. 더불어 생리통은 치료가 불가능한 증상이라고 생각하기 때문에 생리통을 치료하려는 생각을 하지 않는다. 실제로 생리통이 심해 산부인과에 가도 원인이 되는 다른 질환(자궁내막증, 자궁선근증, 자궁근종 등)이 없다면 딱히 치료하는 방도가 없다. 따라서 진통제나 피임약으로 당장의 통증을 완화하는 정도의 처치밖에 없으니 생리통을 하나의 불치병으로 생각하는 것도 무리는 아닐 터이다.

Q. 한의학과 서양 의학에서 바라보는 생리통은?

서양 의학이 질병의 현상에 주목하는 것과 대비해 한의학은 질병의 원인을 중시한다. 우선 일차성 생리통(자궁내막증, 자궁선근증, 자궁근종 등의 원인질환 없이 발생하는 생리통)을 보자. 부인과 교과서에는 일차성 생리통의 원인이 '자궁내막 내에 프로스타글란딘prostaglandin의 농도가 높아지는 것'으로 나와 있다. 한의학은 한 걸음 더 나아가 '그렇다면 왜 자궁내막 내에 프로스타글란딘의 농도가 높아졌는가?'라는 질문을 던진다. 원인을 보는 시각의 차이는 치료의 차이로 이어진다. 서양 의학은 프로스타글란딘의 증가를 원인으로 보고 있으니 프로스타글란딘을 생성하는 효소인 COX를 억제하기 위해 비스테로이드성 진통제NSAIDs를 쓰는 것을 치료라고 생각한다. 하지만 한의학은 프로스타글란딘의 증가를 가져온 더욱 근본적인 원인을 제거하는 것을 치료라고 생각한다.

Q. 생리통의 종류와 그 원인은?

이 책에서는 주로 일차성 생리통에 대해 얘기하려고 한다. 한의학은 생리통을 크게 두 가지 종류로 나눈다. 하나는 생리 전(주로 배란기 이후)부터 생리 첫날에 걸쳐 나타나는 경전통과 생리가 시작한 후 나타나는 경시통이다.

• 경전통의 원인: 자궁의 어혈

경전통經前痛은 대강의 원인이 어혈, 그중에서도 자궁의 어혈이다. 한의학에서 어혈은 여러 가지 의미가 있다. 그중 하나가 혈액순환의 국소적 저하인데, 자궁의 어혈은 이 의미에 가장 가깝다고 할 수 있다. 골반 장기의 혈액순환이 원활히 일어나지 않아 골반 내에 혈액이 오래 정체하게 되며, 이로 인해 혈액이 자신의 역할을 충분히 할수 없는 상태다. 생리를 앞둔 자궁은 내막이 두터워지고 혈관이 발달하며 혈액이 모여들어 점차 크기가 커지며 부어오른다. 혈액순환이 잘되지 않는 경우 울혈이 비정상적으로 증가하고 이로 인해 통증이 생긴다. 대개 아래 허리 부분이 뻐근하거나 빠질 듯한 통증을 호소한다. 이 통증이 허벅지 부분까지 내려가기도 하는데, 많은 경우 생리 전 증후군을 동반한다.

자궁에 어혈이 있는 경우 골반부의 혈액순환이 원활하지 않으므로 배가 차고, 이는 소화기에도 영향을 주어 소화나 배변에 문제를 일으킬 수 있다. 심장에서 다리로 내려가는 혈액의 순환에도 영향을 주어 발이 시린 증상을 호소하기도 한다. 또 많은 경우에서 턱 부분에 뾰루지가 있으며, 생리 때가 되면 더 심해지는 경우가 많다. 생리를 할 때 덩어리진 것들이 많이 나오기도 한다. 생리라는 것이 임신을 위해 두터워진 점막이 탈락되어 혈액과 함께 나오는 것이기 때문에 원래 약간의 덩어리가 나오는 것은 정상이다. 하지만 이러한 덩어리가 과도하게 나오는 것은 자궁 점막에서 분비되는 내막과 혈액 덩어리를 녹여내는 효소의 작용이 원활히 일어나지 않는 것을 의미하는데, 이는 자궁의 어혈이 원인이 된다.

• 경시통의 원인: 혈허

경시통經始痛의 원인, 혈허는 빈혈과는 그 의미가 다르다. 빈혈은 일정한 혈액 안에 적혈구의 숫자가 적게 있는 것을 의미하는 데 비해 혈허는 말 그대로 내 몸의 혈액 자체가 적거나 제 역할을 못 하는 것을 의미한다. 혈허 상태인 몸은 정상 상태인 몸보다 내부와 외부의 변화에 민감해지고 과잉된 반응이 나타나기 쉽다. 혈허는 물이 적게 들어 있는 냄비에 비유할 수 있다. 불에 올리면 금방 끓어오르고 불을 끄면 쉽게 식는다. 소금을 조금만 넣어도 금세 짜지고, 설탕을 조금만 녹여도 확 달게 된다. 생리가 시작되면 자궁을 수축시키는 호르몬이 과도하게 나올 가능성이 많고 그 호르몬에 과잉 반응하기 쉽다. 게다가 혈허인 사람은 사람의 몸을 데우는 피의 작용이 원활하지 않아 몸이 쉽게 차가워진다. 면역이 떨어져 몸의 여기저기에 염증성 질환이 있기 쉬운데, 몸에 염증이 있는 경우 프로스타글란딘의 분비량이 증가해 더욱 생리통을 가중시킬 가능성이 있다.

더욱이 혈허인 사람은 자궁의 벽이 얇고 근육이 약한 경우가 많은데, 프로스타글란딘이 분비되어도 생리 분비물을 배출할 충분한 수축력에 도달하기 힘들어 프로스타글란딘이 과잉으로 분비되는 경우가 많다. 혈허가 있는 경우 얼굴에 핏기가 없고 대개 몸이 차다. 어지러움을 호소하기도 하는데 특히 기립성 현훈(앉거나 누운 상태에서 일어날 때 어지러운 것)이 있는 경우가 많다. 또 머리가 맑지 않고, 뭔가를 자꾸 까먹고, 머리가 무겁거나 두통이 있고, 심장이 두근거릴 때가 자주 있고, 깊은 잠에 들지 못해 꿈을 많이 꾸는 경우가 많다.

Q. 자궁의 어혈은 왜 생기는가?

자궁 어혈의 가장 큰 비중을 차지하는 원인은 스트레스다. 스트레스를 받으면 교감신경이 활성화되고, 우리의 몸은 순간적으로 큰 힘을 내기 위해 큰 근육 쪽으로 혈액을 집중한다. 그 과정에서 자궁 쪽으로 유입되는 혈액의 양은 크게 줄어들게 되고, 이는 골반 안의 혈액순환을 저체시킨다. 부적절한 의복도 자궁 어혈의 원인이 된다. 스키니진 같은 꽉 끼는 옷, 아랫배 부분의 보온이 잘되지 않는 옷은 골반부의 혈액순환을 저해해 자궁의 어혈 생성을 촉진한다.

오래 서 있거나 앉아 있는 생활환경도 한몫한다. 골반 내의 혈액순환은 다리를 움직이는 운동의 영향을 많이 받는다. 하지만 서서, 혹은 앉아서 대부분의 시간을 보내면 그만큼 골반 안의 혈액순환에 악영향을 끼치게 되고, 결국 자궁에 어혈을 생성하게 된다. 흡연, 음주, 피로, 소화불량도 자궁의 어혈과 관계가 있다. 흡연은 혈관을 수축시켜 원활한 혈액순환을 막는다. 술은 일시적으로는 혈액순환을 촉진하는 듯 보인다. 하지만 술이라는 것의 본질 자체가 습기濕氣와 열기熱氣여서 피를 탁하게 하며, 장기적으로는 혈관의 탄성을 떨어뜨려 어혈을 조장한다. 우리가 피로하거나 소화기가 제 역할을 못해 열량 공급이 부족하게 되면 우리의 몸은 불필요한 열량의 소모를 줄이기 위해 일시적으로 혈관의 면적을 줄이는데, 이는 혈관의 말초 저항을 증가시켜 혈액순환을 방해한다.

Q. 혈허는 왜 생기는가?

혈허血虛는 음식 섭취의 부족에서 오는 경우가 많다. 결국 우리 몸의 혈血이라는 것도 곡기穀氣에서 생겨나는 것인데, 음식을 적게 먹거나, 혹은 영양이 부실한 음식을 먹게 되면 당연히 건강한 피를 만들어 내지 못하고 혈허 상태가 된다. 특히 요새 남녀노소를 불문하고 체중 조절을 위해 음식을 부족하게 먹거나, 충분한 영양이 갖춰지지 못한 식사를 하는 경우가 많다. 이는 혈허 상태를 야기해 건강을 해치는 지름길이므로 주의해야 한다. 하지만 음식을 아무리 잘 먹는다 해도 소화기가 그것을 잘 흡수하지 못하면 아무 소용이 없다. 따라서 소화기가 약해서 만성적인 소화장애가 있는 사람도 음식 섭취 부족에 의한 혈허가 되기 쉽다.

우리나라 사람들은 공부하느라, 돈 버느라, 노느라 잠이 부족한 경우가 많은데 수면의 부족도 혈허의 원인이 된다. 음陰의 기운이 충만한 밤에 깊은 잠을 자야 음기陰氣를 갈무리해 우리 몸의 음에 해당하는 피(음혈陰血)를 만들어낸다. 그런데 잠이 부족하면 피를 만들어낼 시간이 없고, 당연히 혈허 상태가 된다. 스트레스도 혈허의 원인이 된다. '피를 말린다'는 말을 들어본 적이 있을 것이다. 이것은 다분히 한의학적인 말인데, 스트레스를 받아 생각이 많아지는 것은 심비心脾(심장과 비장)의 혈을 손상시켜 혈허 상태가 되게 한다.

Q. 생리통과 난임의 관계는?

앞서 일차성 생리통의 중요한 원인이 자궁의 어혈과 혈허라고 했다. 그런데 난임의 한의학적 주된 원인도 자궁의 어혈과 혈허다. 따라서 경전통이나 경시통이 있는 사람은 결과적으로 난임이 될 확률이 그렇지 않은 경우보다 높다고 할 수 있다.

Q. 한의원에서는 생리통을 어떻게 치료하는가?

한의원의 생리통 치료는 대증 치료와 원인 치료로 나눈다.

• 대증 치료

대증 치료는 당장의 통증 증상을 완화해 불편감을 해소하고 정상적인 생활을 돕는 것을 목표로 한다. 이것은 양방 치료와 비슷하지만 방법에 있어서 내 몸에 친화적이고 부작용이 적으며 효과도 뛰어나다. 대증 치료는 침, 뜸, 전침을 주로 사용한다. 간혹 단기간에 복용할 수 있는 약을 쓰기도 한다. 침과 뜸은 세로토닌serotonin이나 엔도르핀endorphins과 같은 매개물질을 유도해 통증 신호를 차단시킬 수 있고, 전침은 자궁 수축 자체를 줄일 수는 없지만 통증을 덜 느끼게 해줄 수 있다. 한 연구에서는 30%의 여성에서 전침 시술 후 통증이 현저하게 감소했음을 느꼈고, 60%에서는 중등도의 감소, 10%에서는 효과가 없는 것으로 보고되었다.

• 원인 치료

원인 치료는 생리통의 원인에 따라 치료를 달리한다.

(1) 경전통

경전통인 경우 혈액순환을 원활히 하여 어혈을 풀어줄 수 있는 약재들로 만든 한약을 사용한다. 더불어 하복부의 기혈 순환을 돕는 침구 치료를 병행해 자궁에 있는 어혈을 제거하는 것을 목표로 한다.

(2) 경시통

경시통인 경우 피의 생성을 돋워주는 약재들 위주의 한약 치료가 주를 이룬다. 소화불량이나 불면같이 혈허를 유발할 수 있는 다른 질병이 있는 경우 반드시 여기에 대한 치료가 함께 이루어져야 한다.

한의학적 치료에 대한 흔한 편견 중 하나가 '안전하지만 효과는 양방에 비해 떨어진다'는 것인데, 이는 매우 잘못된 오해 중 하나다. 한의학적인 치료는 비전문가에 이루어지면 안전하지 않을 수 있지만, 치료 효과는 양방과 비교해도 뒤처지지 않는 경우가 많다. 진료실에서 많이 듣는 소리 중 하나가 "보통은 시작하기 전에 '아, 시작하겠구나' 하고 준비를 하는데 이번에는 하는 줄도 몰라서 실수해버렸어요"라는 말이다. 한의학적 치료는 생리통을 유발하는 몸의 비정상적인 상태의 개선이기 때문에 생리통뿐 아니라 자궁의 어혈과 혈허에서 비롯한 몸의 불편한 증상까지 함께 호전되는 장점이 있다.

Q. 생리통은 재발 없는 치료가 가능한가?

결론부터 말하자면, 그런 치료법은 없다. 한 번 마시면 영원히 목이 마르지 않는 샘물이 없는 것과 마찬가지다. 앞서 언급한 바와 같이 생리통을 야기하는 자궁의 어혈과 혈허는 대개 나의 좋지 않은 생활습관이나 선행 질병에서 온다. 이런 것들을 교정하지 않으면 다시 불청객인 생리통이 찾아오게 된다. 그러면 양방의 치료와 별반 다를 것도 없다고 생각하는 사람도 있을 것이다. 하지만 한방과 양방이 같을 수는 없다. 다시 목이 마른 것으로 비유해보자. 아기가 목이 말라 계속 운다. 진통제가 아기로 하여금 울지 못하도록 입을 막는 것이라면, 한의학적 치료는 아이에게 물을 주어 스스로 울음을 그치게 하는 것이다. 당연히 시간이 지나면 다시 아기는 목이 말라 울 수 있다. 그때 가서 다시 물을 주어야 하는 것이다.

한약 먹고 생리통이 없어져서 너무 좋았는데, 이번에 생리통이 다시 생겼다며 불만을 토로하는 환자가 더러 있다. 어떤 사람은 몇 년 만에 오기도 하고, 어떤 사람은 불과 몇 달 만에 다시 오기도 한다. 한약에 대한 믿음이 한편으로 고맙기도 하지만, 한약은 아쉽게도 어떠한 생활환경에도 건강을 지켜주는 금강불괴로 만들어주는 비약秘藥이 아니다. 생활습관의 교정이 잘 이루어지면 약을 먹어야 하는 주기가 길어지고, 때에 따라서는 폐경의 그날까지 생리통을 겪지 않을 수도 있다.

Q. 생리통이 있는 사람들은 어떤 생활습관을 가져야 하나?

생리통은 대개 생활습관의 병이고 생활습관의 교정 없이는 잘 고쳐지지 않는다. 고치더라도 금방 원래대로 돌아오게 된다. 생리통이 있는 사람은 우선 꼭 끼는 옷을 피하고 배를 따뜻하게 해주어야 한다. 물도 차가운 물보다 따뜻한 물을 먹는 것이 좋다. 그리고 일주일에 3번, 40분 이상씩 걸어 골반부의 혈액순환을 활성화해야 한다. 해가 떠 있는 아침이나 낮 시간에 걷는 게 좋은데 얼굴만 자외선을 차단해주면 된다. 해가 떠 있는 시간에 걷게 되면 걷기로 인한 운동 효과 외에 많은 이득이 있다. 우선 비타민 D가 충분히 합성될 수 있다. 비타민 D는 자궁의 근육을 강화해 적은 프로스타글란딘의 농도로도 충분한 수축을 가능하게 하여 불필요한 분비를 억제하고, 면역을 강화해 염증성 질환으로 인한 생리통의 증가를 막아줄 수 있다.

또 햇볕을 쬐는 것은 세로토닌계 호르몬 분비를 정상화해 스트레스 해소에 기여한다. 이는 숙면을 유도해 어혈과 혈허 증상을 개선하는 데 도움을 준다. 영양소가 풍부하고 열량이 낮은 음식을 골고루 먹어 혈허를 방지하고, 혈액순환을 돕는 것도 매우 중요하다. 소화기가 약해 영양소의 흡수가 잘되지 않는 경우나 체지방의 증가로 영양가 높은 음식을 먹는 것을 주저하게 되는 경우에는 한방 치료가 큰 도움이 될 수 있다. 그리고 주기적으로 한약, 침, 뜸 등 한의학적인 치료를 받아 몸의 상태를 잘 유지한다면 한 달에 한 번씩 찾아오는 불청객, 생리통에서 자유로워질 수 있을 것이다.

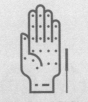

한방에서 답을 찾다

잡병편: 소아·부인·남성 질환

조기폐경과 조기난소부전

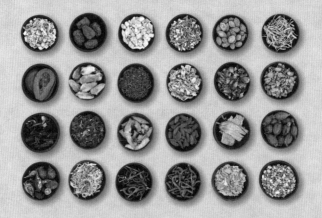

사정윤 원장

- 현 기운찬한의원 원장
- 인천 아시안게임, 광주 유니버시아드, 평창 올림픽 선수촌한의원 진료원장
- 2013년 보건복지부 장관 표창
- '한국 여성의 전화' 정회원
- Stanford University :
  Internatinal Women's Health &
  Human Rights 과정 수료
- 대한 한방부인과학회 회원
- 유럽생식의학회(ESHRE) 회원
- 《공중보건한의사를 위한 임상지침서》 5판 공저

기운찬한의원

주소 서울시 중랑구 사가정로
52길 22 광현빌딩 5층
전화 02-491-8871

난소의 건강, 한방으로 해결한다!

조기폐경과 조기난소부전

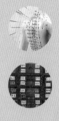

여성의 상징인 생리가 빨리 멈춰버린다면?

사춘기 때부터 50세 전후까지

여성의 몸은 임신을 준비한다.

매달 치르는 그날이 지겹고 아파서

빨리 멈췄으면 하는 생각을 여성이라면 한 번쯤 해봤을 것이다.

하지만 진짜로 20~30대에 생리가 멈춰버린다면 문제가 커진다.

여성의 인생을 좌우하는 조기폐경.

한의학으로 본 조기폐경의 원인과 치료법을 확인해보자.

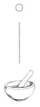

조기폐경과 조기난소부전에 대한 일문일답

Q. 조기폐경·조기난소부전이란?

과일나무는 자신이 가진 영양분을 다 쓰면 다음 해에는 열매가 열리지 않는 해걸이를 한다. 식물도 최상의 상황에서만 꽃을 피우고 열매를 연다. 그 꽃을 피우고 열매를 맺기 위해 자신이 가진 모든 힘을 소진한다.

아이를 준비하는 여성은 더 말할 나위도 없다. 에베레스트 산에 올라가는 것보다 생명을 잉태하고 출산하는 것이 더 힘들다. 80세의 미우라 유이치로는 에베레스트를 정복했지만 임신은 40대만 되어도 어려워진다. 에베레스트를 정복하고 산후풍産後風에 걸린 사람은 없지만 출산 후 여성의 몸은 만신창이가 된다. 에베레스트 등산보다 훨씬 많은 에너지를 소진하는 임신이 불가능하다고 판단할 때 우리 몸은 생리를 중단시킨다.

정상적으로 생리를 완주하는 나이는 평균 49~50세다. 하지만 이보다 빠른 20대와 30대에 생리가 멈추는 것을 조기폐경이라고 한다. 해걸이를 하는 과일나무처럼, 꽃을 피우지 않는 사막의 선인장처럼 몸이 좋지 않다고 판단한 난소는 여성으로서의 생명력을 포기하게 된다. 하지만 5%의 여성은 치료 없이 자연적으로도 생리가 회복되거나 임신이 이루어진다. 폐경은 난소 기능의 영원한 종결을 의미하는데, 조기폐경은 다시 생명력을 꽃피울 수 있다는 희망이 남아 있다. 그래서 조기난소부전이라는 용어가 정확하다.

Q. 조기난소부전의 원인은?

조기난소부전은 30대 여성 100명 중 1명, 20대 여성 1,000명 중 1명으로 꽤 높은 빈도로 발생한다. AMH 호르몬 하위 10%이고, 초음파로 볼 때 배란 준비 중인 난자가 적은 경우는 난소 기능 저하 또는 예비 난소력 저하라고 부른다. 2013년 기준 30세 AMH 1.33 이하, 35세 0.62 이하는 총 40만 명이 해당된다. 이들은 "정확한 원인은 없고, 치료법도 없다"는 슬픈 이야기만 듣게 된다. "정확한 원인이 밝혀지지 않았다"라는 말은 '하나의 고정된 원인이 있는 것은 아니다'로 이해하는 것이 좋다. 생리를 하지 못할 만한 몸 상태가 되는 모든 이유가 포함된다.

조기폐경을 겪는 여성 4명 중 1명은 자가면역질환이 있다. 면역 계통이 잘못 작동해서 정상 생체 리듬이 무너지는 것이다. 호르몬 리듬과 관련된 갑상선질환이 가장 많고 류마티스도 있다. 드물게 근무력증, 에디슨병, 루프스로 전신이 망가진 경우도 있다.

자가면역질환은 감기와 비슷하다.

- 체력, 컨디션의 저하로 시작된다.
- 잘못된 생활습관에 의해 발생한다.
- 뚜렷한 치료약이 없고, 증상을 완화시키는 약을 사용한다.
- 면역력과 컨디션이 회복되어야 한다.
- 같은 병명이라도 사람마다 증상과 진행 과정이 다르다.

조기폐경도 같다. 좁은 의미의 면역력은 세균 잡아먹는 백혈구를 의미하지만, 넓은 의미의 면역력은 외부의 자극에 흔들리지 않고 정상 상태를 지켜가는 힘이다. 컨디션과 생활습관의 문제로 우리 몸이 제 기능을 못 하게 되는 것이므로 면역력 회복이 치료의 열쇠다. 2017년 발표된 논문에 따르면 한약은 면역인자를 조정하고 안정시켜 난소 기능을 정상화하는 효과가 있다.

몸이 안 좋아지면 약한 부위가 먼저 망가진다. 자궁과 난소가 약하다면 전부터 생리가 불규칙한 다낭성난소증후군이 있거나, 오랫동안 피임약을 복용한 경우가 있다. 이로 인해 조기난소부전 진단이 늦어지는 경우가 많다. 전동 휠체어만 타고 다니면 혼자 걸을 수 있는 다리 힘이 약해지기 마련이다. 자궁, 난소의 힘을 키울 수 있는 한방 치료와 생활습관 조절이 큰 도움이 된다.

난소 근처를 수술하거나 방사선에 노출되어 손상되는 경우도 있다. 파고든 손톱이 아픈 것처럼 자궁벽에 있어야 할 세포가 난소에 뿌리내려 아픈 것을 자궁내막종이라고 한다. 잡초를 뽑을 때 흙이 딸려

나오는 것처럼 수술 시 난소가 손상될 수밖에 없다. 난소낭종, 자궁외 임신 수술, 방사선 치료, 화학 요법으로 난소가 손상되기도 한다. 이 경우 난소 조직에 손상이 일어났기 때문에 좀 더 오래 치료하는 것이 좋다. 근육이 뭉쳐서 아픈 팔보다 뼈가 부러져 아픈 팔이 치료 기간이 더 오래 걸리는 것과 같다.

감염, 골반의 염증질환도 원인이 된다. 다소 억울하겠지만 어렸을 때 앓은 볼거리도 원인이 될 수 있다. 루프, 미레나, 임플라논 등 여성의 몸에 가혹한 피임 수단은 멈춰야 한다.

Q. 호르몬 검사 결과를 받았는데 어떻게 해석해야 하나?

비유를 들어 설명하겠다.

난소유치원이 있다.

*AMH = 난자 어린이가 많이 있는지 적어둔 출석부. 자라고 있는 난자 어린이들이 내는 호르몬으로 생리 주기와 관계없이 난소유치원의 상황을 알 수 있는 중요한 지표다. 시험관 아기 시술을 하는 경우 배란주사 조기졸업으로 한 번에 얻을 수 있는 난자수와 관련된다.

*FSH = 난자 어린이들을 키우라는 지시를 내리는 호르몬. 머리에 있는 시상하부라는 정부부서에서 나와 난소유치원의 상황을 잘 모른다. 난자 어린이들이 줄어들면 무작정 수치가 높아진다. 정상치는 25.8 이하이고, 조기폐경이 있는 경우 보통 40 이상이다.

*LH = 난자 어린이들에게 졸업장을 주는 배란 호르몬. 머리에 있는 시

상하부에서 나온다. 일반적으로 높아지지만 낮은 경우도 많다. 일정 수치 이상 높은 경우 배란될 수 있는 난자 어린이들이 조금 남아 있는 경우가 있다.

　*E = 난소유치원 어린이가 나아갈 세상을 좋게 만드는 호르몬. 자궁벽을 튼튼하게 만들고, 뼈와 인대를 튼튼하게 유지한다. 이 호르몬이 높은 경우에도 배란될 수 있는 난자 어린이들이 조금 남아 있는 경우가 있다.

Q. 조기난소부전의 치료 목표는?

조기난소부전의 치료 목표는 여성으로서의 건강과 행복을 되찾는 것이다. 모성애가 본능인 여성은 임신이 어렵다는 사실에 집중하지만, 여성 자신의 건강과 행복을 먼저 찾아야 한다. 나무에 꽃이 피지 않는다고 슬퍼할 것이 아니라 나무를 먼저 살려야 한다.

무서운 이야기이지만 솔직하게 말하겠다. 심혈관질환, 당뇨 위험 증가로 수명과 건강에 문제가 생긴다. 갑상선 이상, 우울감, 상실감은 장기 스트레스다. 조절되지 않은 수면장애는 중풍, 치매 등 뇌질환의 위험인자이고 오래 먹는 여성호르몬제는 유방암과 자궁암의 위

치료 목표	내몸을 좋게	배란유도에 반응	정상 생리 1회	지속적인 정상 생리	난소나이 회복	유지관리
기대 효과	갱년기 증상 호전 건강 확보	임신 가능	생리 회복 가능성	완전 회복 가능성	가임력 상승	재발 방지 정상 생리 유지
객관적 지표	가속도 맥파 체열 진단	호르몬의 미세한 변화	배란 호르몬 (FSH·E·LH) 회복	호르몬 안정	AMH 회복	AMH 안정

험인자다.

지금 이 순간도 힘들다. 몸의 변화는 마음을 두렵게 한다. 밤에 훅 올라오는 열과 땀, 건조해지는 피부, 빠지는 머리카락, 조절되지 않는 감정, 두근거리는 심장, 불편한 잠, 여자의 삶이 끝났다는 상실감, 많아지는 걱정은 치료를 통해 호전될 수 있다.

Q. 생리가 나왔다면 치료를 중단해도 되는가?

축하드린다. 생리가 나오지 않는 경우보다 치료와 회복이 더 쉽다. 하지만 멈추지 말고 치료해야 한다. 규칙적으로 정상 생리를 하지만 호르몬 수치만 낮은 경우 임신 준비 중 검사를 받으면서 알게 되어 임신을 서두르기 위해 내원하는 경우가 많다.

조기폐경 초기에 한두 번 생리가 나오는 경우는 남아 있던 자궁내막이 탈락되어 나타나는 경우이다. 이때는 생리만큼 양이 충분하지 않고, 자궁과 난소가 작아지며 폐경 증상이 나타난다. 조금 남아 있는 치약을 짜내듯 남아 있는 난자로 생리가 나오기도 한다. 늦게 치료를 시작한 사람에 비해 반응이 빠른 편이니 꾸준히 치료하는 것이 좋다.

치료를 통해 끊어졌던 정상 생리가 한 번 나오면 첫 단추는 끼워진 것이다. 지속적으로 생리가 나올 수 있도록 꾸준히 치료해야 한다. 난소와 자궁내막의 두께를 살피거나 호르몬 수치를 측정해 정상 생리 여부를 확인할 수 있다. 정상 생리가 회복되는 것은 정말 오랜 시간이 걸린다. 최소 3회의 규칙적인 생리를 하고 호르몬이 정상화된 것을 확인한 뒤에 관리 및 유지 단계로 넘어가는 것이 좋다.

Q. 조기난소부전도 임신을 할 수 있나?

난소 기능 회복에 따라 충분히 임신할 수 있다. 외국은 다른 여성의 난자를 이용하는데 우리나라 정서로는 어렵다. 배란유도제를 먹었을 때 난자가 나올 상황을 만드는 것이 필요하다. 아직 배란이 이루어지고 있어 빠른 임신을 위해 시험관 아기 시술을 시도하는 경우에도 한방 병행 치료가 도움이 될 수 있다. 3,000여 명을 대상으로 한 논문에서는 평균 30% 정도의 시험관 시술 성공률이 한방 치료 병행 시 2배로 증가되어 나타났다고 한다. 또한 난소 기능 저하(난소 예비력 저하)의 경우 유산이 잘된다. 치료에 성공하면 최대 7배까지 임신 유지율이 오른다. 다만 난소 기능 저하는 일반적인 임신보다 치료 기간을 길게 잡아야 한다. 한약만으로도 쉽게 자연임신이 된 경우 평균 5개월(1~9개월)이 소요되었고, 배란유도제를 사용한 경우 평균 10개월(2개월~1년 6개월), 시험관 아기를 병행해서야 성공한 경우 평균 12.7개월(7개월~1년 6개월) 정도 걸렸다(일본 논문 기준).

임신 유지율

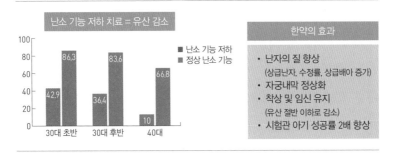

난소 기능 저하 치료 = 유산 감소

- 난소 기능 저하
- 정상 난소 기능

30대 초반: 42.9 / 86.3
30대 후반: 36.4 / 83.6
40대: 10 / 66.8

한약의 효과

- 난자의 질 향상
  (상급난자, 수정률, 상급배아 증가)
- 자궁내막 정상화
- 착상 및 임신 유지
  (유산 절반 이하로 감소)
- 시험관 아기 성공률 2배 향상

Q. 아무리 생각해도 희망이 없다. 한방 치료하면 꼭 낫는가?

조기난소부전 대신 당뇨로 바꿀 수 있다면 어떨까? 두 질환은 공통적으로 평생의 건강과 수명을 해치고, 전신 합병증이 있고, 미용·임신·출산에 나쁘고, 호르몬 이상이 동반되고, 양약으로는 불편 반응과 후유증을 완화하는 것이 한계다. 또한 생활습관의 교정과 장기 치료를 해야 하는 질환이다. 사실 당뇨가 더 무섭다. 당뇨 합병증은 양약을 먹어도 늦춰질 뿐이다. 출산한 아이의 비만과 당뇨 위험도 증가한다. 지켜야 할 생활습관도 더 많고, 조기난소부전 환자보다 수명이 9년 정도 짧다. 합병증이 심하면 23년 정도 수명이 짧아진다. 당뇨도 호전되어 약을 끊고 스스로 관리할 수 있는데, 조기폐경도 치료하지 못할 이유가 없다.

자연히 좋아지는 경우도 조기난소부전이 훨씬 많다. 어떠한 의학적 조치 없이 자연스럽게 당뇨가 좋아지는 경우는 0%로 본다. 그런데 조기난소부전은 20명 중 1명 정도 저절로 생리가 회복된다. 적정한 치료를 한다면 훨씬 회복률이 높지 않겠는가. 희망을 가지자.

Q. 난소나이가 높다고 하는데, 구체적으로 얼마나 회복될 수 있나?

치료에 반응해서 조금이라도 나아지는 경우는 95%이다(중국 논문 기준). 갱년기 증상과 컨디션 저하에 효과가 뛰어났다. 면역 이상인자를 정상화시키는 작용도 관찰되었다.

30대 초중반(37세 이하) 난소기능부전은 예후가 좋다. AMH 수치는 4개월의 짧은 치료에도 3명 중 2명이 반응해 평균 0.33 정도 올라갔다(국내 논문 기준). 바로 반응하지 않는 경우도 상당하니 최소 1년 정도 지켜보는 것이 좋다.

30대 후반(38세 이상)부터 40대 중반의 경우 노화에 의해 호르몬 수치가 나빠지는 경우도 있었으나 유산을 방지하고 착상력을 올려 임신이 가능했던 경우들이 있다. 수술이나 방사선 치료를 받은 경우는 더 오래 치료한다. 치료 과정에서 컨디션 등 상황에 따라 일시적으로 AMH가 낮게 나올 수 있으므로 상심하지 말고 꾸준히 치료해보는 것이 좋다.

Q. 한의원에서는 어떻게 진단하고 치료하는가?

개인의 체질과 몸 상태에 맞는 한약 치료가 가장 효과적이다. 침 치료와 녹용 성분의 약침 치료도 좋은 효과가 있다. 장기간의 치료에서는 잦은 내원이 어려워 한약 치료가 주된 치료가 된다. 생활습관 조정이 필요한 경우 차와 건강기능식품을 추천해드린다.

몸 상태가 나빠져 조기난소부전이 발생하기 때문에 체질과 몸 상태를 진단하는 과정이 중요하다. 이를 한방에서는 변증이라고 한다. 조기난소부전은 만성 복합질환, 잡병雜病에 해당된다. 일반적으로 육경, 병인, 팔강, 오장, 체질변증 다섯 가지를 순서에 맞게 적용해 치료한다. 그 때문에 초기 상담 때 충분한 시간을 가지고 내원하는 것이 필요하고 이 변증 과정에 맞게 장기 치료 과정과 지표를 세우는 것이 중요하다.

확실히 치료가 진행되고 있는지 알기 위해선 혈액검사가 필수적이다. 경과를 확인하기 위해 초음파 검사를 참조할 수 있다. 이미 검사를 받아본 상태에서 한의원에 내원하는 경우가 많으므로 혈액검사

- 자궁과 난소의 재생·회복
  인체 내 조직의 구성성분(Sulfur–결합 아미노산) 함유 단백질(자궁 조직)
  과 핵산(난자 염색체)의 합성을 촉진
  골수에서 혈액을 만드는 작용을 촉진
- 원기 회복
  간 조직 글리코겐 증가, 기억력, 면역력 증강, 피로 방지노화물질
  MAO-B 억제
- 호르몬 정상화
  호르몬의 재료(지질단백lipoprotein) 포함 성장호르몬, 성호르몬 분비 정
  상화

등 자료를 가지고 내원해 적극적으로 물어보는 것이 좋다.

이외에도 가속도 맥파 검사, 스트레스 검사, 체열 진단을 통해 자율신경계가 안정되어 있고 편안한 컨디션이며 자궁과 손발의 혈액순환이 잘되고 있는지 확인할 수 있다. 대표적인 약재로는 녹용과 구판이 큰 도움이 된다. 건강기능식품은 식품의약품안전처의 인증을 받은 의약품용 프리미엄 녹용을 사용하지 않았고, 농도가 낮고 약성이 부족한 부위까지 통째로 포함되어 추천하지 않는다. 구판의 경우 의약품용으로만 사용하도록 되어 있어 시중에는 유통되지 않는다.

Q. 치료 시간과 비용이 많이 드나?

많은 시간과 비용이 소요되는 것은 사실이나 얻을 수 있는 이득은

돈으로 따질 수 없다. 필자의 경우 치아 교정에 700만 원, 4년 정도를 들였고 지금도 유지 장치 등을 통해 관리하고 있다. 심미적인 부분과 치아의 관리·교합이 좋아졌다. 필자는 매우 만족하고 있다. 조기난소부전을 치료하는 것은 치아교정에 비할 바가 아니다. 여성의 건강한 삶을 만들고 출산과 육아의 가능성을 높이는 길이다.

Q. 도움이 되는 생활습관은?

스트레스를 낮추는 것이 중요하다. 조기폐경은 굉장한 스트레스다. 미국 국립보건원에서 2시간 진료를 지침으로 할 정도이다. 지금 스트레스를 받는 것은 정상이다. 왜 이런 일이 생겼을까 하는 절망 속에서는 긍정적인 생각이 어렵고, 내가 잘못해서 이렇게 되었다는 자책은 스트레스를 재생산한다. 생각의 고리를 풀어주어야 호르몬이 안정된다.

• 생각의 전환

내가 가진 장점을 차근차근 생각해보자.

결혼을 했다면 나를 지탱할 수 있는 사람이 바로 옆에 있다. 함께 의논하고 결정할 수 있고, 치료에 반응이 있는 대로 임신과 출산을 진행할 수 있다. 결혼을 하지 않았다면 스트레스 상황을 떠나 혼자 있는 시간을 만들기 쉬워진다. 상대적으로 생활 패턴을 바꾸기 쉽고, 친구들과 여자끼리만 통하는 이야기를 하기도 쉽다. 좋은 직장을 다닌다면 치료비를 걱정하지 않아도 된다. 직장을 다니고 있지 않다면 생활습관을 교정할 시간이 충분하다. 바쁘고 조건이 나쁜 직장이라면 이 기회에 떠날 수 있다. 몸에 안 좋은 부분이 적다면 큰 이상이 없는 것이니 좋고, 안 좋은 부분이 많다면 바꿔나갈 수 있는 부분이 많은 것이니 좋다.

조기난소부전을 겪는 사람들의 마음을 몰라서 하는 이야기가 아니다. 나쁜 상황이지만 상황을 좋게 바꿀 수 있는 힘이 나에게 있다는 것을 알아주길 바란다. 내가 가진 것에 대해 소중하게 생각하고 활용할 줄 아는 사람이 조기난소부전이라는 큰 위기를 빠르게 극복할 수 있다. 조기난소부전이 왔더라도 나는 여전히 행복할 자격이 있는 여성이다.

• 다이어트

무리한 다이어트는 금물이다. 건강의 상징인 여성 육상 선수는 조기난소부전이 꽤 많다. 사회적으로 체중 감량을 강요받기 때문이다. 원래 체중도 적은데 무리한 다이어트를 진행해 생리양이 줄어간 뒤 회복되지 않고 조기폐경이 온 마른 여성분이 있었다. 한약을 복용한 뒤 손발이 따뜻해지고 피부가 촉촉해지고 탈모와 변비가 호전되며 생리가 회복되었다. 이러한 경우 여성분이 2~3kg 정도 체중을 회복시켜준 것이 빠른 치료의 원인이었다.

• 금연과 식사습관

담배를 피운다면 끊어야 한다. 어렵다면 먼저 전자담배 중 니코틴 성분이 없는 것으로 바꿔보자. 맵고 자극적인 음식은 한의학에서는 혈허증을 조장한다고 해서 자궁 난소에 좋지 않다고 본다. 살코기는 먹어야 한다. 자궁 난소에서 필요로 하는 성분이 있다.

• 운동

운동은 단계별로 나누어 하는 것이 좋다. 근육량이 적다고 헬스를 시작했다가 일주일 안에 포기해버린 분들이 많았다. 목표를 두고 극기하는 운동보다 스트레칭을 통해 긴장을 해소하고, 커뮤니케이션이 있는 운동을 지속하면서 자신감을 회복해가는 것이 좋다. 요가나 필라테스가 무난한 것 같다. 수영도 좋은 운동이다.

1시간 운동 후 다음 날 컨디션이 떨어질 정도의 마르고 약한 여성분이 10분 정도의 맨손체조로 바꾼 뒤 식욕도 늘고 컨디션이 좋아지면서 생리가 회복된 경우도 있었다. 무리한 운동은 신체에 부담을 준다. 내 몸에 맞는 적절한 강도의 운동이 필요하다.

운동의 단계

1. 스트레스를 풀수 있는 운동 (적어도 스트레스를 받지 않고 3개월 이상 지속할 수 있는 운동) 2. 나에게 맞는 강도의 운동 (다음 날 컨디션이 좋은 운동)	마른 사람, 보통 체격일 경우
	스트레칭 → 코어 운동 → 허벅지 근력운동
	비만일 경우
	유산소 운동

개인적으로는 조기난소부전 여성에 대한 그룹 상담 캠프가 반드시 필요하다고 생각한다. 이야기를 하고, 공감받고, 극복해가는 과정 속에서 팁과 정서적 지지를 얻어갈 수 있다. 건강기능식품으로는 당귀차, 구기자차, 이노시톨, 비타민 D 등이 도움이 될 수 있다. DHEA는 부작용이 상당해 추천하지 않는다.

Q. 여성호르몬 치료를 병행해도 되는지?

한약은 스킨로션, 양약은 화장이다. 화장을 하면 바로 예뻐질 수 있지만, 피부미인이 되기 위해서는 스킨로션 관리가 필수이다. 여성호르몬 치료를 병행하면 조기폐경의 갱년기 증상은 사라지나 중단하면 똑같아진다. 치료 초기에 한약을 복용하면서 갱년기 증상이 호전되는 것을 느끼지 않아도 오랜 치료 기간을 함께할 수 있는 신뢰가 있어야 한다. 자전거를 탈 수 있는 힘과 균형감각이 길러지기 전까지는 세발자전거 보조바퀴를 달아도 되는 것처럼 불안하다면 호르몬제를 병행할 수 있다.

이에 대해 다른 의견을 지닌 의사들도 있다. 난소기능부전의 난임 치료에 대한 일본 논문에서는 한약만 사용한 환자들의 치료 기간이 절반 정도로, 뇌졸중이나 뇌경색 등으로 호르몬 분비가 안 되는 경우를 제외하면 한약만 단독 사용하는 것을 권고했다. (참고로 일본에는 한의사가 없기 때문에 의사가 한약을 사용한다.)

Q. 간질환, 신부전, 자가면역질환이 있는데 한약을 오래 복용해도 안전한가?

안전하다. 한의사들은 자신뿐만 아니라 가족들과 아이들도 모두 한약을 복용시킨다. 술 깨는 약(여명, 컨디션, 모닝케어, 상쾌환)과 간기능 개선제(우루사, 밀크씨슬)가 모두 한약인데 과연 간에 나쁘겠는가. 최근 국내에 출시된 양약(스티렌, 모티리토, 레일라)들도 모두 한약 성분이다. 대만은 한약 전수조사 결과 한약을 복용하는 간질환 환자들의 사망률이 절반으로 감소했고, 자가면역질환은 한방 치료를 통해 개선해야 하며, 미 국립보건원 조세핀Josephin 박사도 한약의 안전성을 이야기한다. 한의원에서 처방하는 의료용 프리미엄 한약재는 밥상에 올라오는 음식물보다 엄격한 기준을 적용하고 있으니 안심해도 좋다.

잡병편: 소아·부인·남성 질환

산후조리

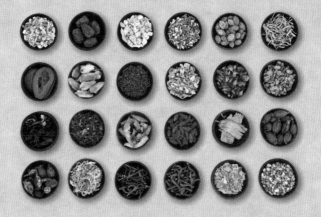

송승혁
원장

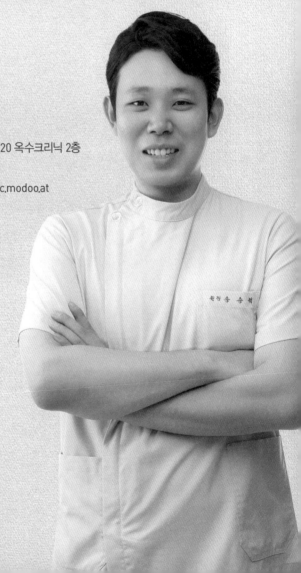

- 대한한의학회 회원
- 대한면역약침학회 회원
- 대한한방비만학회 회원
- 대한한방부인과학회 회원
- 대한안면학회 회원
- 대한한의통증제형학회 회원

착한몸한의원

주소 서울시 성동구 독서당로 220 옥수크리닉 2층

전화 02-2295-1075

홈페이지 www.goodbodyclinic.modoo.at

여성의 인생 후반전을 좌우한다!

산후조리

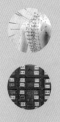

임신 중 산모와 태아의 건강을 관리하는 것도 중요하지만,
출산 후 관리는 여성의 인생 후반전을 좌우할 정도로 매우 중요한 사항이다.

산후조리를 제대로 하기 위해선 산후 나타나는 신체적·정신적 변화를 알고
증상에 따라 어떻게 대처해야 하는지 이해하며 준비해야 한다.
수천 년의 역사 속에서 임상으로 증명된 한의학의
산후조리법은 과연 무엇일까?
건강한 엄마, 건강한 여성의 인생 설계에서 빼놓을 수 없는 키워드,
산후조리에 대해 알아보자.

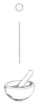

산후조리에 대한 일문일답

Q. 산후조리란?

산후조리란 출산 후 산모에게 일어나는 종합적인 허약 증상에 대해 모체의 회복을 돕고 산후풍 등의 병증이 나타나지 않도록 산후 약 100일 또는 그 이후까지 모체를 관리하는 모든 행위를 말한다. 임신 중 모체는 철분 수치와 골밀도 수치가 낮아지며 체중은 약 9~12kg 늘게 된다. 그리고 분만 당시 회음부 절개나 제왕절개 분만으로 인해 실혈失血이 발생한다. 이로 인한 후유증을 예방하기 위해선 분만 이후 오로와 부산물이 잘 빠져나오게 하고 자궁과 질 회음부 등 생식기의 원상 복구, 그리고 임신 당시 늘어난 체중으로 약화된 인대와 힘줄, 연부 조직 및 골질을 산전으로 원상 복구해야 한다. 이러한 다양한 산후병을 예방하는 것이 산후조리다.

Q. 산후조리는 왜 중요한가?

생리학적으로 여성의 삶에서 중요한 시기를 크게 나눠보면 호르몬의 파도로 대변되는 ① 1차 성징기와 2차 성징기, ② 임신과 관련된 임신기와 산욕기, ③ 폐경기 및 갱년기로 나눠볼 수 있다. 각각의 시기가 모두 중요하지만 이 중에서도 10개월간의 임신과 분만으로 인해 큰 변화를 겪게 되는 산후조리기를 가장 중요한 시기로 꼽을 수 있다. 출산에 유리한 골반과 골격을 가진 서양 여성들은 비교적 짧은 산후 회복 기간을 갖는 데 비해 상대적으로 산후 회복에 불리한 체형을 갖고 있는 우리나라 여성들의 산후조리는 필수불가결한 요소다.

임신 중 모체는 섭취한 영양분을 태아에게 일차적으로 공급한다. 따라서 출산 후 산모의 충분한 영양 공급은 산모 본인의 건강뿐만 아니라 모유의 질을 좋게 해 아이에게도 좋다. 임신과 분만 외에도 육아 또한 절대 만만치 않은 요소다. 출산 후에는 뼈, 복벽, 관절, 인대, 근육 등이 모두 약해진 상태이므로 보조자가 있다고 하더라도 산모에게 육아는 정신적·육체적으로 몹시 힘든 요소가 된다.

임신 시 늘어난 체중은 출산 후에도 약 3~6kg이 남아 있게 되는데, 산욕기(분만 후 6~8주) 동안 대부분 감소하나 일부 산모의 경우 체중 감소가 적다. 또한 모체의 철분은 임신 중 대부분 태아의 골 형성에 일차적으로 쓰여 임신 중기에 가장 낮아지며, 출산 후 약 3개월이 지나야 정상 수치로 회복된다. 골밀도 또한 출산 이후에도 회복이 되지 않아 골감소증 등을 겪게 되기도 한다.

산후조리가 잘못되거나 부족하면 산욕기 감염, 갑상선질환, 빈혈,

근이영양증, 자궁복구부전 및 산후풍 등 신체적인 질환은 물론 산후 우울증 등의 신경정신적 질환으로 이환된다. 따라서 이 시기는 산욕기뿐만 아니라 이후의 삶에도 지대한 영향을 미치는 중요한 기간이다. 산후조리에 관해선 각종 경험담이나 다양한 의견이 많지만 가장 좋은 방법은 산모의 체질에 맞춰 보편적으로 검증된 방법으로 관리하는 것이다.

Q. 산모는 무조건 몸을 따뜻하게 해야 한다?

산후풍을 걱정해 한기를 피하는 것은 좋지만 산모가 땀을 흘릴 정도로 더우면 오히려 좋지 않다. 땀을 통해 전해질과 나트륨이 빠져나가 무기력 등을 호소할 수도 있다. 원칙은 산후 초기에 발과 아랫배를 따뜻하게 하여 체온 유지와 오로 배출을 유도하는 것이 좋다. 간혹 산모가 찬물 근처에만 가도 힘들어하는 경우가 있는데 산후에 체온 조절이 잘못되어 생겨난 병증이므로 이러한 경우에는 반드시 치료를 해야 한다.

산후 일주일 이내에는 고개와 허리를 숙여 샤워를 하거나 머리를 감는 것은 좋지 않다. 이 시기에 몸을 씻을 때는 되도록 따뜻한 물수건으로 닦는 것이 좋다. 산후 2주 이후에는 5분 이내의 가벼운 샤워, 3주 이후에는 머리 감기가 가능하고, 4주 이후 오로가 완전히 멈추면 가벼운 목욕이 가능하다. 씻은 후에는 빨리 몸과 머리를 말리고 깨끗한 마른 옷을 겹겹이 입어 보온에 유의하면서 샤워나 목욕으로 인해 손실된 수분을 충분히 섭취하도록 한다. 이때에도 되도록 허리는 숙이지 않는 것이 좋다.

Q. 산후에는 움직이지 않고 누워만 있는 것이 좋다?

당연하게도 출산 직후 무리한 활동과 운동은 금물이다. 하지만 누워만 있으면 오히려 이완된 골반과 인대의 회복이 느리다. 분만 당일에서 산후 1일까지는 되도록 누운 채로 손발을 가볍게 움직여주는 정도의 활동과 충분한 수면을 취하는 것이 좋다. 산후 2~3일째는 수유나 식사를 할 때만 일어나 앉는 정도가 좋다. 누워 있을 때 좌우로 자세를 바꾸면 오로를 빼는 데 도움이 된다. 산후 4~6일에는 짧은 시간 동안 실내를 가볍게 걷는 것도 무방하다. 산후 7~10일부터는 실내를 자유롭게 다녀도 좋다. 이 시기의 적절한 활동은 산모의 복부에 찬 가스 배출과 소화불량 개선에 좋다. 하지만 찬바람과 찬물은 피하고, 실내 온도 유지, 그리고 외풍이 들지 않는 실내 환경을 유지해주는 것이 좋다. 산후 4주 정도에 오로 배출이 멎으면 가벼운 목욕을 해도 된다. 쪼그려 앉거나 힘을 쓰는 일은 아직 하지 않는 것이 좋다. 산후 4~8주에는 가벼운 외출이 가능하지만 방한에 신경 쓰는 것이 중요하다. 이 시기에 운동 등으로 체중을 줄이려고 하면 산후풍이 오기 쉽기 때문에 자제하는 것이 좋다.

Q. 산후 우울증이란?

한의학에서 말하는 산후 섭생의 원칙중 하나가 바로 '조정지調情志'다. 즉 정신적인 자극을 피하고 심리적·정서적 안정을 취해야 한다는 것이다. 임신 중에 우울한 경향이 있었다면 산후 우울증이 올 확률이 높다. 산후에는 프로게스테론 호르몬의 영향으로 분만 후 3~6일에 전체 산모의 50% 정도에서 산후우울기분장애가 나타나는데,

대부분은 산후 2~3주 내 없어진다. 분만 후 2~3개월 또는 3~6개월 후부터 1달 이상, 길게는 1년 넘게 우울의 정서가 지속되는 경우 '산후 우울증'으로 진단하게 된다. 임신 이전부터 우울 증상이 있었거나 경구피임제 복용은 산후 우울증의 확률을 높인다. 가벼운 경우에는 가족 구성원들의 지지로 개선될 수 있으나, 감정 기복이 한층 더 심화되고 우울 증세가 심해지는 경우에는 반드시 추가적인 상담과 적극적인 치료가 필요하다.

Q. 출산 후 음식은 어떻게 관리해야 하는가?

• 피할 음식과 산후 보양식

산후에는 음주를 금하고, 날것과 덜 익힌 것, 온도나 성미가 찬 음식, 간이 짠 음식, 맵고 자극성이 강한 음식을 피하며, 당도 높은 음식 섭취를 자제하는 것이 좋다. 또한 카페인이나 이뇨 작용이 있는 음료도 피하는 것이 좋다. 이른바 산후 보양식(호박소주, 가물치, 잉어, 붕어, 흑염소) 등은 소화하기 어려운 고열량이기도 하며, 체질에 따라 좋고 나쁨이 극단적으로 나뉘기 때문에 무조건 좋다고 먹기보다는 한의원에 내원해 한의사와 자세한 상담을 받고 나서 섭취하는 것이 좋다. 대체로 태음인은 호박소주, 소양인은 가물치나 잉어탕, 소음인은 흑염소탕이 체질에 맞다. 이외에도 체질에 맞는 육류를 통해 단백질을 적당량 섭취하는 것을 권장한다. 하지만 고단백 식단을 장기간 유지하면 칼슘 배출량이 많아져 오히려 골밀도가 떨어지게 되므로 주의하는 것이 좋다.

• 미역국

산후 1~2주, 길게는 3주 이상 미역국을 섭취하는 것이 어혈과 오로 배출에 좋은데, 이는 미역국에 철분과 요오드, 그리고 칼슘이 풍부 하기 때문이다. 하지만 하루 세끼 내내 6주 이상 미역국을 먹는 것은 오히려 요오드 섭취 과잉이 되어 피부질환 등이 올 수 있으므로 주의해야 한다. 또한 소양인의 경향이 뚜렷한 경우에는 미역국이 오히려 맞지 않는다.

• 철분

산후에는 산모의 혈중 철분이 부족한 경우가 많기 때문에 철분이 많은 음식이나 철분 제제를 따로 복용하는 것이 필요하다. 이는 때때로 산모의 저하된 소화 기능을 더욱 저하시켜 소화기계의 장애를 일으킬 수 있다. 따라서 산후에 적당량의 활동을 하는데도 소화불량과 복부 불편감이 있다면 철분 섭취로 인한 문제를 의심해볼 수 있다.

이외에도 특정한 종류 구분 없이 비타민과 무기질이 풍부한 신선 식품을 섭취하며 소화되기 쉬운 음식을 선별하고 전체 섭취 칼로리를 조절해 먹는 것이 권장된다. 충분한 수분을 섭취하고 까다롭게 음식을 가리기보다는 3대 영양소를 골고루 섭취하는 것이 가장 바람직하다.

Q. 출산 후 부부관계는 언제부터 하는 것이 좋은가?

제왕절개를 통해 분만한 산모는 퇴원 후부터 부부관계가 가능하다.

자연분만을 한 산모는 약 3주 이후부터 부부관계가 가능하지만 오로 배출 및 관계 후 복통 등 불편감을 유발할 수 있으므로 되도록 최소 산후 6주까지 성생활을 금하는 것이 안전하다. 분만 중 회음부의 파열이 있었거나 원활한 분만을 위해 회음부 절개를 한 경우 대개 1~2주에 걸쳐 회복된다. 따라서 회음부 봉합을 한 경우는 6주를 넘어도 항상 주의해야 한다. 모유 수유를 하지 않을 경우 산후 6~8주부터 다시 월경을 시작하며 가임기에 접어들게 되므로 피임에 유의해야 한다. 산후 6주가 넘었다고 하더라도 무리하거나 과도한 성행위는 좋지 않다. 우리나라는 전통적으로 산후 100일까지도 부부간의 내외를 하는 것이 원칙이었다.

Q. 출산 후 뼈가 시리고 아픈 증상이 나타나는 이유는?

영양학적으로 임신 중 모체에 흡수된 대부분의 철분은 태아의 골형성에 일차적으로 쓰인다. 그 때문에 산모 체내의 철분과 칼슘 및 골밀도가 낮아지게 된다. 뼈마디가 산모 개인차에 의해 시리고 아픈 증상이 나타날 수 있는데, 골밀도 감소에 이어 골감소증, 골소공증, 나아가 일부 산모의 경우 향후 골다공증과 이로 인한 피로골절에까지 이르게 한다는 것이 관련 논문들을 통해 밝혀진 바 있다. 이러한 경향성을 예방하고 골밀도 저하로 인한 증상들을 완화하기 위해서는 비타민 D와 칼슘, 철분, 비타민 K의 섭취를 음식을 통해 늘리거나, 소화기에 부담이 되지 않는 선에서 보충제를 복용하는 것이 도움이 된다. 또한 늘어난 관절과 인대에 무리가 되지 않는 선에서 침과 뜸 치료를 병행하는 것도 고려해볼 수 있다. 추가로 자세한 진단을 통해 처방된 산후 보약 등을 겸하면 앞선 증상의 개선과 골밀도 상승, 그리고 면역력 증진 효과도 기대할 수 있다.

Q. 집안일은 언제부터 하면 좋은가?

최근 대부분의 산모는 산후조리원에서 약 2주간 집중 관리를 받고 퇴원한다. 하지만 여전히 임신과 분만에 필요한 릴렉신 호르몬의 영향으로 근골격계가 모두 약해져 있는 상태이므로 장시간 한 자세로 있거나 무거운 물건을 드는 등이나 허리와 무릎에 무리를 주는 일체의 행위는 삼가는 것이 좋다. 자연분만 산모는 산후 3주가 지나서, 제왕절개 산모는 산후 4주가 지난 후부터 가벼운 집안일을 피로가 느껴지지 않는 선에서 하는 것이 좋다.

예로부터 우리 선조들은 삼칠일(산후 3주)까지는 가볍게 몸을 풀고, 칠칠일(7주)까지는 가벼운 집안일을 했고, 산후 100일까지는 아주 힘든 일을 제외한 제반 집안일을 했으며, 최소 산후 100일이 지나야 모두 회복한다고 보았다.

Q. 수유 시 혹은 아이를 돌볼 때마다 손목이 아픈 이유는?

가만히 있어도 시리고 저린 증상이 나타나는 것과 아이에게 수유를 하거나 씻길 때, 아이를 들 때마다 손목에서 찌릿한 전기가 지나가는 듯한 예리한 통증이 나타나는 건 엄연히 다르다. 임신과 분만 시에는 릴렉신 호르몬의 분비로 인대와 복벽, 관절과 힘줄 등이 이완되어 약해져 있다. 산후생활 규칙에 따라 과도한 힘을 쓰는 것은 금기이나 현실적으로 육아를 하면서 아이의 몸무게는 점차 증가하기 때문에 산모의 관절, 근육, 힘줄에 무리가 가기 마련이다.

• 수근관증후군

임상에서는 육아로 인해 수근관증후군(손목터널증후군Carpal Tunnel Syndrome)이 온 산모를 심심치 않게 볼 수 있다. 여전히 육아의 역할 분담이 여성에게 높다는 것을 알 수 있는데, 수근관증후군은 출산으로 인해 관절이 전신적으로 약해져 있으며 비교적 관절이 작고 힘줄과 인대가 약한 여성이 남성보다 5배가량 많이 발생하는 질환이다. 수근관증후군은 특히 엄지, 검지, 중지가 저리고 감각이 무뎌지는 것이 주된 증상이며 손목 관절의 정중앙을 지나가는 정중신경median N.이 구조적으로 압박받아 나타나는 증상이다. 지속적으로 육아를 해야 하는 산모에게 발생할 경우 예후가 좋지 않으며, 이 경우는 산후풍으로 보지 않고 수근관증후군의 치료에 준한다. 수유 중일 때에는 되도록 침이나 뜸 같은 비약물적인 치료와 수유 자세 교정, 손목 보호대 착용, 스트레칭 등 생활습관 개선으로 관리하는 것이 좋다. 수유가 끝났을 경우에는 봉침이나 약침을 적극 활용해 치료하는 것이 좋다. 이외에도 손목 건초염, 경추 디스크, 견관절의 인대 손상 등이 산모에게 흔하게 나타나므로 정확한 진단을 통해 치료해야 한다.

Q. 산후풍의 정확한 의미는?

산후풍産後風은 서양 의학에서는 정확히 규명되어 있지 않은 증상이다. 한해 8,000명 이상의 산모들이 산후풍으로 이환되는 것으로 추산된다.

"산후풍이란, 좁은 의미로 산후에 별다른 기질적인 원인이나 기타 명확한 원인질환이 없이 나타나는 증상으로 등, 어깨, 허리, 손, 발, 손목, 발목, 허벅지가 시큰거리고 아픈 증상 또는 증후군을 뜻한다. 넓은 의미의 산후풍은 출산 이후에 나타나는 목, 어깨, 등, 허리, 골반, 아랫배, 팔꿈치, 손목, 발목, 무릎, 잇몸 등의 '전신성 통증'과 어지럼증, 이명, 오한, 탈모, 발열, 다한, 무기력, 소화불량, 부종, 비만 등의 '전신 증상', 심계항진, 안면홍조, 우울, 불안, 초조, 불면, 건망증 등의 '정신신경계 증상'을 포함한 증후군을 총칭한다."

한의학에서는 이러한 증상을 호소하는 산모들이 많아 예로부터 산후의 다양한 증상에 대해 기술하고 있다. 대표적인 부인과 전문 의서인 송나라 진자명陳子明이 저술한 《부인대전양방婦人大全良方》에도 다음과 같이 기술되어 있다.

"바람과 한기를 피하지 않고, 옷을 벗고 목욕을 하거나 찬물에 빨래를 하거나 하면 그 당시에는 크게 나쁜 것을 모르나, 한 달 후에는 피로가 생겨 팔, 다리, 허리, 허벅지가 시큰거리고 무겁고 시리면서 아프며 뼛속까지 바람이 들어오는 것 같은 증상이 있는데, 이는 명의라도 치료할 수 없다. 대체로 산부는 100일 동안 몸조리를 잘해야 건강이 회복될 수 있으므로 주의해야 한다避風寒, 脫衣洗浴, 或冷水洗濯. 當時雖未覺大損, 盈月之后即成蓐勞. 手脚及腰腿酸重冷痛, 骨髓間颼颼如冷風吹, 繼有名醫亦不能療. 大都產婦將息, 須是滿百日方可平復."

Q. 산후 모유 수유에 관한 한방의 처치는?

출산 후 2~3일간은 유즙이 잘 배출되지 않는다. 출산을 하면 어렵지 않게 모유가 나오는 산모들도 있지만 젖이 처음 돌기 시작하면서 '출산 후 제2의 고통'이라고도 하는 가슴울혈로 인한 유방창통乳房脹痛, 즉 젖몸살을 앓게 되는 경우가 많다. 이는 아기가 먹는 젖의 양보다 생산량이 많거나, 점성이 높은 초유가 유관을 막아 유방 주변의 림프관과 신경을 압박해 붓고 아픈 증상이 나타나는 것이다. 출산 1일부터 초기 2주간 모유의 양이 급속도로 증가하므로 되도록 아이에게 초유를 직접 수유해 아이가 젖을 잘 빨 수 있게 훈련하고 유방에 고인 잔여 젖은 배출하는 것이 좋다. 특히 야간에는 유즙 분비를 촉진하는 프로락틴 호르몬이 분비되는 시기이므로 야간 수유와 유축은 유즙 생성을 촉진하고 젖몸살을 예방하는 데도 좋다. 이 시기에 마사지를 받는 경우도 있는데, 이 원칙을 잘 지켜 젖 뭉침을 예방한다면 젖몸살로부터 크게 고통받지 않을 수 있다.

한방에서는 평균적으로 6개월가량의 모유 수유를 권장한다. 이는 모체의 회복에도 좋고 아이의 장 발달에도 좋은 효과가 있기 때문이다. 이후에도 아이가 원하거나 필요한 경우에는 수유를 선택적으로 시행할 수 있다. 모유 수유를 원하지만 유즙 분비가 부족한 경우는 모유가 나오는 경로가 막혀 있거나, 모유의 양이 적은 두 가지 형으로 나눠볼 수 있다. 모유가 나오는 길이 막혀 잘 나오지 않는 경우에는 왕불류행王不留行이라는 약재가 들어간 약을 처방하며, 산모의 기혈 및 영양이 부족해 모유의 양이 적거나 나오지 않으면 저제豬蹄라고 하여 족발을 삶아서 먹게 하거나 통초 등이 들어가 있는 통유탕通乳湯 등을 처방하는 것이 적합하다.

산후 유즙의 분비가 과다하게 많거나 단유를 하고도 비수유기에 유즙이 배출되면 시상하부–뇌하수체–난소축의 기능 이상이나 뇌하수체 선종에 의한 고프로락틴혈증을 의심해볼 수 있다. 유방 검진과 혈중 프로락틴 수치 및 갑상선 기능 저하증 등을 감별하기 위해 혈액검사를 시행하는 것이 필요하다. 이 경우 한의학적으로는 간 경락의 울체와 신장을 보하는 것을 치료 원칙으로 한다.

Q. 출산 후에도 계속 배가 아픈 이유는?

분만 후에도 아랫배가 아픈 것을 '산후아침통産後兒枕痛' 또는 '훗배앓이'라고 한다. 통상적으로는 첫 출산보다 이후의 출산 시 심한 경우가 많고, 출산력이 많을수록 비례하며 통증이 심해진다. 대개 혈괴, 태반, 난막, 제대혈, 조직편 등의 잔여물이 자궁 내에 남아 통증을 유발하는 것으로 통증의 양상이 규칙적이고 쥐어짜는 듯한 경향이 있다. 자궁 내에 응혈이나 어혈이 남아 있으면 이러한 통증이 더욱 심할 수 있다. 모유 수유 시에 발생하는 옥시토신 호르몬은 자궁수축을 더욱 강하게 유발해 수유를 하면 산후아침통이 심하고, 수유를 하지 않으면 유방이 땡땡하게 붓고 아픈 유방창통乳房脹痛이 심해 이러지도 저러지도 못하는 이중고에 이르게 된다. 한의학에서는 이를 '산후오로불하産後惡露不下'라 하여 오로가 전량 다 나오지 못해 아픈 것으로 본다. 이때는 생화탕生化湯으로 오로를 배출시켜 혈액의 응고를 풀고 어혈을 배출하게 하여 치료한다. 익모초의 알칼로이드인 레오누린 성분이 자궁의 수축력을 증강시켜 산후 오로가 나오지 않을 때 자궁 내부의 어혈을 빨리 없애는 데 도움이 된다.

Q. 산후 3주가 지나도 오로가 멎지 않는다면?

한의학에서는 삼칠일(3주)이 지나도 오로가 멎지 않으면 '산후오로부절產後惡露不絶'이라고 하여 치료의 대상으로 보았다. 산후오로부절의 원인은 산모 자궁의 기혈 순환이 원활하지 못하고 충임맥의 혈액을 거둬들이는 고섭固攝 작용이 원활하지 못해 나타나는 것으로 보았다.

Q. 산후 밑이 빠질 것 같이 아픈 이유는?

분만 후에 자궁, 질, 방광 또는 직장의 일부가 아래로 늘어지는 하수下垂가 있거나 음문 밖으로 빠져나온 질환을 '산후음탈産後陰脫'이라고 한다. 자궁은 비임신 시에는 용적이 10ml 이하이나 임신 말기에는 평균 5l, 최대 20l 이상으로 증가해 비임신 시의 용적에 비해 500~1,000배 커진다. 특히 자궁 기저부의 확장이 현저하다. 분만을 수월하게 하기 위해 회음부의 일부를 절개하고 분만 후 봉합을 하는데, 확장된 자궁의 회복이 늦어지면서 아직 아물지 않은 회음부 절개 부위로 쏟아질 것 같은 느낌과 통증이 발생한다. 경미한 경우에는 기운을 끌어올리는 황기, 인삼 등의 처방으로 치료를 시도해볼 수 있으나 정도가 심한 경우에는 수술 요법을 요하기도 한다.

일부 산모에서는 봉합에 의한 감염이나 외과용 봉합실에 의한 불편감을 호소하는 경우가 있다. 이에 대한 관리는 하루 3회가량의 좌욕을 추천하며, 환부를 가볍게 씻고 잘 말려야 한다. 적외선치료기를 쬐이는 것도 국소 혈류량을 늘려 회복을 가속화시키는 데 도움이 된다. 통증이 심한 경우에는 아이스팩을 해주고 잠깐이라도 일어나 앉을 때는 회음부 방석을 사용하는 것이 좋다.

Q. 산후 비만은 어떻게 관리하는 것이 좋은가?

임신 중 체중은 약 9~12kg가량 증가한다. 이 중 아기 체중이 약 3kg, 태반과 양수가 약 1.5kg, 모체 자궁이 약 0.5~1kg, 유방 증가 0.5kg, 체수분 2~3kg, 나머지 3~6kg은 내장지방과 배·등·엉덩이·허벅지의 피하지방으로 저장된다. 잉여 영양분은 임신 기간 동안에는 태아에 영양을 공급하고, 출산 후에는 모유 수유를 통해 사용된다. 임신 중 증가한 체중은 출산 직후에도 3~6kg가량이 남아 있게 되는데 산욕기(분만 후 6~8주) 동안 일부분이 자연 감소한다. 산후 비만의 위험 요인은 임신 중 15kg 이상의 과다한 체중 증가와 임신 전 비만, 많은 출산력과 고령 출산, 출산 후 체중 증가, 수유 여부, 부적절한 산후조리 등이 있다. 평균적으로 25~35세의 여성은 출산 1년 후 평균 1.4kg 증가한 데 반해 35세 이상의 여성은 출산 1년 후 평균 2.9kg의 증가를 보였다.

• 산후 비만과 식사 습관

수유가 산모의 체중 감량에 효과가 있지만, 산후조리와 수유를 위해 소위 보양식이라는 음식, 지나친 고열량의 음식을 과도하게 섭취하게 되면 오히려 산전으로 체중이 복귀하는 것을 방해한다. 산후에는 호르몬 분비의 변화로 스트레스, 우울감 등 정신적인 변화도 과식을 유발하는 원인이 될 수 있다. 그뿐만 아니라 낮 동안에는 육아에 지쳐 끼니를 건너뛰거나, 아이가 자는 야간에 과식을 하거나, 한 끼에 다량의 음식을 섭취하는 식이 습관 등으로 지방을 합성하는 인슐린의 분비량이 많아진다. 이는 비만의 원인이 되기도 하므로 주의해야 한다.

• 산후 비만과 운동

서양에서는 산후 얼마 지나지 않아 산후 체조 등의 운동을 하는데, 이는 우리나라 여성들에게는 맞지 않는다. 선천적인 체형과 골격이 다르기 때문이다. 산후에는 산모가 거주하는 주변 환경의 기후와 습도, 계절이 고려되어야 한다. 따라서 미국 산부인과 학회에서 권장하는 사항은 우리나라 산모에게는 맞지 않는다. 통상적으로 산후 6주부터는 낮은 강도의 스트레칭 운동을 20분가량 해주는 것이 좋고, 산후 8~12주부터 체중 복구를 위한 다이어트를 시행하는 것이 좋다. 산후 비만의 합병증으로는 월경 이상, 고혈압, 동맥경화, 지방간, 담석증, 당뇨병 등이 있다. 통계적으로 6개월 이내 체중을 복구한 산모들이 체중 감소와 유지에서 모두 높은 결과를 보였기 때문에 합병증을 예방하기 위해서라도 되도록 산후 6개월, 여건이 되지 않는다면 최소 10개월 이내 다이어트를 완료하는 것이 좋다.

산후에 과다한 칼로리 제한은 현훈, 두통, 무기력, 월경 불순, 빈혈, 정서적 예민 등의 증상을 유발하기 때문에 삼가는 것이 좋다. 적절한 칼로리 제한 식단을 구성하되 칼슘, 철분, 마그네슘 등의 전해질과 비타민이 부족하지 않도록 보충해 복용하는 것이 필요하다.

출산 직후에서 3주까지는 산후부종을 치료해 체수분을 제거하고,

3~8주까지는 체수분과 체지방을 동시에 감소시키는 것이 좋으며, 8주 이후부터는 본격적으로 체지방 감소에 집중하는 것이 좋다. 운동과 적정 강도의 칼로리 제한, 다이어트 한약을 포함한 기타 일반적인 한방 비만 치료를 모두 적용할 수 있다. 되도록 실현 가능한 감량 목표를 구체적으로 정하고 제한해야 할 칼로리를 역산해내야 한다. 최종적인 목표는 임신 전 체중으로 돌아가는 것이지만, 임신 전에도 비만 상태였다면 적정 체중까지 감량하는 것이 목표가 될 수 있다. 한의사의 관리 감독 하에 이뤄지는 적정 강도의 체중 감소는 수유에 나쁜 영향을 주지 않는다.

Q. 산후 보약은 어떤 경우에 필요한가?

산후 보약이란 출산으로 인한 모체의 영향을 빠르게 개선해 임신 전 상태로의 회복을 돕는 약을 말한다. 치료의 원칙은 크게 2단계, '선거어혈先祛瘀血 후조기혈後調氣血'로 먼저 어혈을 없애고 그 뒤 부족해진 산모의 기혈을 보충하는 것이다.

• 선거어혈

출산 직후에서 약 4주까지는 오로와 부산물 등 어혈을 빠르게 풀어주어 체외로 배출시켜주어야 한다. 어혈은 응혈되거나 순환이 되지 않는 혈액들로 산모의 회복을 방해하는 요소이므로 어혈을 풀어주는 것이 곧 모체의 자가 치유를 유도하는 방향이다. 이후 5~8주까지는 임신과 분만으로 인해 소모된 산모의 기와 혈, 저하된 면역력과 허증성 증상들을 돌봐주어야 한다. 이때에 수유를 하고 있으면 아이에게도 좋은 영향을 주되 약물은 BBB_{Brain Blood Barrier}를 통과하지 않으며 안정성을 띠는 약재로 구성되어야 한다.

• 후조기혈

몸에 특별한 이상이 없더라도 산후 8주가량이 경과하면 산후 소변, 혈액, 골밀도, 갑상선, 초음파 등을 통해 잔류 태반 등을 검사해보는 것이 좋다. 이상이 발견되면 8주 이후에도 산후 우울증이나 산후풍을 예방하는 보약을 복용할 수 있는데, 이 역시도 산후 보약의 범주에 해당한다. 산후 보약은 태아와 산모 모두 건강을 유지하고, 출산과 육아의 여러 난관을 잘 견뎌내는 데 필수적인 보조자다. 개인적인 의견으로 한의학의 산후 보약과 한방 산후조리법은 수천 년에 걸쳐 안정성이 검증된 한의학의 정수이자 여타 어떤 의학도 따라올 수 없는 독보적인 영역으로 사료된다.

잡병편: 소아·부인·남성 질환

남성 성기능장애

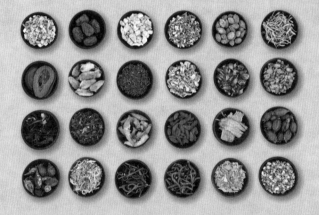

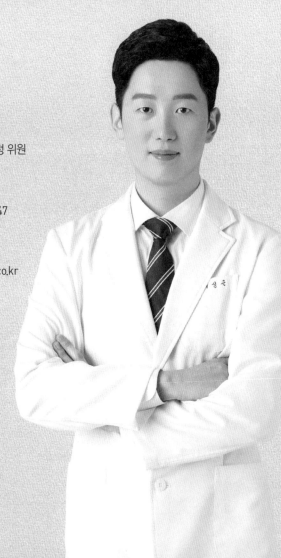

최성근
원장

- 현 까치한의원 원장
- 전 연세한방병원 원장
- 전 느티나무한의원 원장
- 동서침구의학연구회 이사
- 한방소아과학회 회원
- 한방비만학회 회원
- 한방부인과학회 회원
- 척추신경추나의학회 회원
- 노인장기요양보험 등급판정 위원

까치한의원

주소 서울시 강서구 강서로 247
3층(화곡동 1006-2)

전화 02-2698-5816

홈페이지 www.han-doctor.co.kr

남성 성기능장애

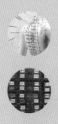

삶의 질과 밀접한 관련이 있고
건강의 척도가 되는 성생활!

남성의 성기능은 성생활의 가장 중요한 요소다.
문제는 과거 중년 이상의 남성에게서 발생하는 성기능장애가
현대에 들어와 20~30대의 청년들에게서도 나타나고 있다는 것!
건강한 남성일수록 삶에 활력이 넘치고,
나아가 사랑하는 사람에게 사랑받을 수 있다.
더 이상 음지의 영역이 아닌 양지로 끌어내야 하는 질환,
남성 성기능장애를 극복하는 한방 치료법을 살펴보자.

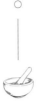

남성 성기능장애에 대한 일문일답

Q. 발기부전이란?

"성적인 자극이 있어도 발기가 잘되지 않습니다."

"발기가 되어도 금방 힘이 빠집니다."

한의원에 내원하는 분들이 주로 하는 이야기다. 발기부전은 성생활을 원활하게 할 만큼 발기가 되지 않거나 발기가 되더라도 유지되지 않는 상태를 말한다. 보통 이러한 상태가 3개월 이상 지속되는 경우 병적인 발기부전으로 보고 있다.

과거에는 중년 이상의 남성에게서 발기부전이 주로 발생했으나 최근에는 스트레스, 과로, 음주, 흡연 등으로 인해 20~30대 청년들에게서도 발기부전이 발생하고 있다. 발기부전을 경험한 남성의 경우 적절한 시기에 치료를 받지 않아 그 증상을 악화시키는 경우가 많기 때문에 꼭 적절한 치료를 받아야 한다.

Q. 발기부전의 종류는?

발기부전의 종류는 심인성 발기부전, 기질성 발기부전, 기타 원인성 발기부전 등 크게 세 가지로 나누어볼 수 있다.

• 심인성 발기부전

심인성 발기부전은 정신적·심리적인 요인으로 인해 발생하는 발기부전이다. 심리적인 불안, 과도한 스트레스, 우울증, 억지로 참아내는 성격이나 분노 등 감정이 지속되거나 불안정한 심리 상태인 경우에 발생한다. 특히 발기부전을 경험한 뒤 '다시 발기부전이 생기면 어떡하지?', '사랑하는 사람이 실망하면 어떡하지?'라는 심리적인 위축은 심인성 발기부전의 원인이 된다.

• 기질성 발기부전

기질성 발기부전은 기질적인 원인으로 인해 발생하는 발기부전이다. 뇌의 이상 및 질환, 척수의 손상, 혈관질환, 음경해면체의 손상, 음경혈관의 손상, 외부적인 손상 등 발기를 하지 못하거나 유지할 수 없는 분명한 기질적·구조적인 원인으로 인해 발생한다. 기질성 발기부전의 경우 자연적으로 좋아질 수 없으므로 반드시 의료기관에 내원해 치료를 받아야 한다.

• 기타 원인성 발기부전

고령, 고혈압, 당뇨, 비만, 피로, 운동 부족, 식습관, 환경적인 요인 등의 원인에 의해 발생하는 발기부전이다. 심리적인 원인이나 기질적인 원인을 제외한 다양한 원인에 의해 발생한다. 실제로 한의원에 내원하는 발기부전 환자들의 경우 심인성 발기부전과 기타 원인성 발기부전이 가장 큰 비율을 차지한다.

Q. 발기부전 치료가 어려운 이유는?

발기부전은 살면서 한 번쯤은 겪을 수 있는 유쾌하지 않은 증상이다. 하지만 발기부전의 증상이 반복적으로 발생하는 경우 반드시 치료를 시작해야 하는데 대부분의 남성은 '부끄럽다', '어디서 치료를 해야 하는지 모르겠다'는 등의 생각을 가지고 한의원 및 의료기관에 내원하지 않고 음지에서 치료하려고 하는 경우가 많다. 음지에서 구한 약물의 경우 잠깐 동안 그 증상을 완화시켜줄 수 있지만, 본인의 몸에 맞게 처방받은 것이 아니기 때문에 그 효과나 부작용을 누구도 예측할 수 없다. 이렇게 많은 시간이 지난 후에 치료를 시작하면 그만큼 치료 기간과 노력해야 하는 시간이 길어지게 되어 치료가 어렵게 된다.

또한 '며칠 동안 쉬면 좋아지겠지', '보양식으로 해결해야지'라는 생각을 가지고 치료를 시작해야 하는 적기를 놓치는 경우가 많아 치료가 어려워지는 경우가 많다. 발기부전이 걱정되거나 치료를 하고자 하는 분들은 한의원에 내원해 진료 및 치료를 시작하는 것이 좋다.

Q. 발기부전의 원인은 무엇인가?

발기부전은 한 가지 원인으로도 발생하지만 여러 가지 원인이 복합적으로 영향을 주어 발생하는 경우가 많다. 그렇기에 개인별·체질별로 발생하게 된 원인이 다를 수 있다. 그중에서도 가장 많이 발생할 수 있는 원인은 다음과 같다.

- **스트레스**

스트레스의 반복은 불면, 체력 저하, 자율신경계의 실조를 일으킬 수 있으며, 이로 인해 발기부전이 발생할 수 있다.

- **피로**

피로 누적, 과로로 인해 전체적인 몸의 기능이 저하되어 발기부전이 발생할 수 있다. 피로는 몸의 피로뿐만 아니라 정신적인 피로를 포함한다.

- **심리적 요인**

발기부전을 경험한 경우 성생활을 할 때 다시 발기부전이 발생할까 걱정하는 것이 심리적인 요인으로 작용해 발기부전을 일으킬 수 있다.

- **운동 부족**

발기와 발기의 유지는 원활한 혈액순환이 되는 경우에 가능하다. 운동이 부족한 경우 혈액순환의 저하로 인해 발기부전이 발생할 수 있다. 또한 오래 앉아 있는 습관은 골반 및 회음부의 울혈을 일으켜 발기부전의 원인이 되기도 한다.

• 음주 및 흡연

"평소에는 성생활에 문제가 없는데 술을 마시면 발기가 잘 안 됩니다"라고 말하는 분들이 있다. 이러한 증상도 발기부전이라고 볼 수 있다. 음주를 하면 처음에는 혈액순환도 빨라지고 몸에 열기도 생기지만 시간이 지나면서 오히려 혈액순환이 저하된다. 발기에는 원활한 혈액순환이 중요한 만큼 반복적으로 음주를 하는 경우 발기부전의 원인이 될 수 있다.

흡연은 발기부전의 가장 큰 원인 중 하나다. 담배는 발기를 충분하게 해주는 여러 혈관을 수축시키고 많은 유해물질을 포함하고 있어 혈액순환을 방해한다. 따라서 발기에 상당히 안 좋은 영향을 미친다.

• 질환

고혈압, 당뇨, 뇌질환, 척수질환 등이 있는 경우에도 발기부전이 발생할 수 있다.

• 약물

발기부전을 유발할 수 있는 약물을 복용 중인 경우에도 발기부전이 발생할 수 있다.

Q. 발기부전의 한의학적인 원인은 무엇인가?

한의학에서는 발기부전을 음위陰痿, 양사불거陽事不擧 등으로 부르며 '발기가 안 된다'는 증상에만 국한하지 않고 '왜 발기가 되지 않는가?'라는 근본적인 원인까지 파악해 치료하고 있다.

한의학에서 성기능과 가장 밀접한 장부는 바로 신장腎臟이다. 신장은 부모님으로부터 물려받은 선천지기를 이용해 올바로 성장할 수 있게 도와주는 장부이며, 생식기능과 밀접한 관련이 있다. 그다음으로 성기능과 밀접한 장부는 바로 간肝과 심장心臟이다. 간은 우리 몸의 해독 작용을 하며 순환과 소통을 주관하는 장부로 발기의 유지 및 사정에 관련이 있다. 심장은 우리 몸의 군주로 혈액순환에서 가장 중요한 부분을 차지해 발기와 관련이 있는 장부이다.

• 신양허

신양허腎陽虛는 발기부전의 가장 흔한 원인이다. 신장의 양기가 부족하게 되는 경우 발기부전이 발생할 수 있다. 신양허는 성적인 자극이 충분한 경우에도 발기 및 유지가 모두 잘되지 않는 때가 많다. 이외에도 손과 발이 차고 허리와 무릎이 시리고 추위를 잘 타며 이명 등의 증세가 함께 발생하는 경우가 많다. 대개 선천적으로 허약하거나 중년 이상의 남성에게서 많이 발생하는데, 신양허로 인한 발기부전의 경우에는 우리 몸의 양기陽氣를 북돋아주는 한약처방을 사용한다.

• 신음허

신음허腎陰虛는 신장의 진액이 부족해 발생하는 발기부전이다. 성욕이 과다한 젊은 층에서 쉽게 발생할 수 있으며 발기부전이 있으면서 정액량의 감소, 상체 및 얼굴로의 상열감, 건조감, 식은땀 등의 증상이 발생할 수 있다. 대개 충분한 휴식을 취하지 못한 경우 과도한 성생활 등이 원인이 되는 때가 많은데 신음허로 인해 발기부전이 발생한 경우 우리 몸의 진액津液을 보충해주는 한약 처방을 사용한다.

• 간기울결

간은 우리 몸에서 해독 작용뿐만 아니라 소통과 피로의 해소를 주관하는 장부이다. 또한 간은 스트레스와도 관련이 깊다. 지속적인 스트레스 및 과한 감정의 지속은 간의 기능을 약하게 하여 발기부전을 일으킬 수 있다. 음주 및 과로 또한 간의 기능을 약하게 해 발기력에 영향을 주게 된다. 평소 쉽게 짜증을 내거나 쉽게 지치는 것이 특징이다.

간기울결肝氣鬱結로 인해 발기부전이 발생한 경우에는 간의 기운을 소통시켜주며 막힌 기운을 풀어주는 소간해울疏肝解鬱 한약 처방을 사용한다.

• 습담울체

과다한 음주, 기름진 음식 섭취, 운동 부족, 불규칙적인 식습관 등으로 인해 쌓이는 노폐물, 습담이 원활하게 배출되지 못하는 경우에도 발기부전이 발생할 수 있다. 대개 혈액순환이 저하되었거나 비만한 남성에게 발생한다.

습담울체濕痰鬱滯로 인해 발기부전이 발생한 경우 우리 몸의 노폐물을 원활하게 배출시켜주는 한약을 처방하며 과체중, 체지방 과다의 경우에는 체지방을 감소시켜주는 다이어트 한약을 함께 처방하기도 한다.

• 기허

과로, 무리한 운동, 수면 부족, 불규칙한 생활 등으로 인해 몸의 기력이 저하되는 경우에도 발기부전이 발생할 수 있다. 몸의 기력이 저하된 기허氣虛의 경우 면역력 저하, 권태감, 과다한 땀, 식욕 저하, 사지 무력감 등이 함께 발생할 수 있다. 기허로 인해 발기부전이 발생한 경우에는 기운을 보충해주는 한약을 처방한다.

이렇게 한의학에서는 발기부전이라는 증상에만 국한하지 않고 그 원인을 찾아내려는 노력을 예로부터 하고 있다. 지금도 최신의 현대적 실험, 논문, 연구 등을 통해 늘 최선의 노력을 다하고 있다. 발기부전의 경우 한 가지의 원인으로 발생하기보다는 두 가지 이상의 원인이 복합적으로 작용해 발생하는 경우가 많으므로 단순한 본인의 판단에 맡기는 것은 위험한 행동이다. 반드시 한의원에 내원해 정확한 진료와 진찰을 통해 한약 처방을 받는 것이 중요하다.

Q. 발기부전을 치료해야 하는 이유는?

한 번도 경험하지 않은 사람을 찾기 어려울 정도로 살면서 발기력의 저하 또는 발기부전은 한 번씩 경험하게 되는 남성들에게는 좋지 못한 증상이다.

남성의 정력, 즉 성기능과 성욕이 약해졌다고 해서 우리가 살지 못하는 건 아니지만, 건강한 남성의 경우 건강한 성기능을 가지고 원활한 성생활을 통해 삶의 활력과 자신감을 얻는다. 중요한 점은 발기부전은 단순한 증상이기보다는 성기능장애에 가까우므로 반드시 정확한 치료가 필요하다는 것이다. 하지만 대부분 부끄러워 공개하기를 꺼려하기 때문에 발기부전에 대한 치료를 음지에서 찾기 쉽다. 이는 정말 위험한 행동이라고 볼 수 있다. 발기부전이라는 증상만을 개선하기 위한 약물은 복용하지 않을 때 스스로 발기할 수 있는 능력을 기르는 것이 아니라 단순히 발기부전이라는 상황을 모면하는 용도라는 것을 알아야 한다. 또한 그 부작용은 무조건 본인의 책임이 된다.

발기부전을 경험한 경우 크게 낙담하기 쉬우며 '또 이러면 어쩌지'라는 생각으로 이후 성생활을 할 때 심리적으로 위축되어 발기부전이 추가적으로 발생할 수 있다. 임신을 계획하고 있는 상황이라면 발기부전을 적극적으로 치료해야 한다. 발기부전을 겪고 있는 남성의 경우 원활한 임신을 기대하기는 어렵다. 발기부전으로 성행위 자체가 어려운 것도 큰 원인이지만 발기부전의 증상이 발생했다는 것은 발기 이외의 다른 성기능에도 저하가 발생했다는 것을 의미한다(정액의 양, 정자의 질 저하 등). 그렇기에 한 번 발기부전을 경험한 경우라도 신체 다른 부분의 약화가 동반될 수 있으므로 반드시 치료를 받아야 한다.

Q. 발기부전의 치료 방법은?

• 한약 복용

발기부전의 치료 핵심은 바로 한약 복용이다. 발기부전의 경우 모두 같은 처방으로 일률적인 치료를 하지 않는다. 개인별, 체질별, 상황별에 맞춰서 맞춤 한약을 복용하게 되며 이 맞춤 한약을 통해 발기 및 성기능을 회복할 수 있다. 대표적인 처방은 남성활력탕男性活力湯이다. 몸의 양기와 진액을 보충해주며 기혈소통을 원활하게 해주는 처방이다. 처방의 경우 숙지황, 산수유, 복분자, 구기자, 토사자, 황기 등의 한약재가 주로 구성된다.

① 보양활력탕補陽活力湯: 양기가 부족해 발생하는 발기부전 환자에게 처방한다. 신장의 양기를 보충해주고 발기가 원활하도록 돕는 한약재가 구성된다.

② 안심활력탕安心活力湯: 스트레스, 불안, 우울 등 심리적인 문제로 인해 발생한 발기부전의 경우 처방한다. 마음을 안정시켜주며 기운을 소통시켜주고 원활한 발기를 도울 수 있는 한약재가 구성된다.

③ 감비활력탕減肥活力湯: 과다 체중, 체지방으로 인해 증상이 발생한 환자에게 처방한다. 순환 개선, 체중 감량을 통해 노폐물의 배출을 도우며 원활한 발기를 도울 수 있는 한약재로 구성된다.

• 침 치료 및 약침 치료
한약 복용과 함께 치료 효과를 높이기 위해 침 치료와 약침 치료를 병행한다. 우선 음경으로 가는 신경의 자극과 음경으로의 혈류유입에 도움을 주는 혈자리에 침 치료를 진행한다. 대표적인 혈자리로는 음경과 항문 사이에 위치한 회음혈, 꼬리뼈 위쪽의 상료혈, 차료혈, 중료혈, 하료혈 등이다. 이외에도 발기부전이 발생한 원인의 치료를 위해 다양한 혈자리에 침 치료를 진행한다. 침 치료 이외에도 약침 치료를 함께 진행하고 있다. 음경 주변의 혈자리에 혈액순환을 도와주는 활력약침을 사용해 원활한 발기를 할 수 있게 한다. 침 치료 및 약침 치료의 경우 주 2~3회 정도 치료하는 것을 원칙으로 한다.

• 공진단

공진단供辰丹은 황제의 보약이라 불릴 정도로 귀한 보약이다. 사향, 녹용, 당귀, 산수유를 주 약재로 하여 지친 몸과 마음 모두를 보강해주며 막힌 것을 시원하게 소통시켜주는 효능을 가지고 있다. 실제로 발기부전을 호소해 내원한 환자 중 체력적으로 또는 정신적으로 극심하게 지친 경우 공진단을 처방한다. 공진단 자체만으로도 발기부전의 치료에 도움이 될 수 있다. 하지만 경우에 따라 개인별로 맞는 한약재를 추가해 맞춤형 공진단을 조제하기도 한다. 공진단의 경우 상황에 따라 다르지만 30~50환을 기본으로 복용하도록 하고 있다.

• 상담 치료

발기부전은 남자의 자신감을 하락시키는 가장 큰 원인이 된다. 심리적인 위축, 자신감의 결여는 다시 발기부전의 원인이 될 수 있기 때문에 상담 치료를 함께 진행하는 것이 좋다. 또한 사랑하는 파트너와 함께 상담 치료를 받는 것이 좋다. 발기부전은 파트너의 조력이 있을 때 그 치료 효과가 높다.

Q. 발기부전 회복을 위한 생활습관은?

발기부전은 치료가 가장 중요하지만 치료가 끝난 이후에도 원활한 성기능을 유지하기 위해서는 생활습관의 변화가 필수적이다.

• 적절한 운동

적절한 운동을 통한 근력 강화와 혈액순환 개선으로 건강한 성기능을 유지할 수 있다. 달리기, 사이클 등의 유산소운동과 하체 근력운동을 하는 것이 좋다. 하지만 운동의 경우 본인의 몸 상태에 맞게 적절하게 하는 것이 중요하다.

• 금주 및 금연

운동과 더불어 가장 중요한 부분이다. 금주 및 금연은 우리 몸의 원활한 혈액순환이 지속적으로 유지될 수 있게 한다. 또한 금주 및 금연으로 발기부전 치료뿐만 아니라 체력이나 기력 회복도 함께 기대할 수 있다.

• 규칙적인 생활습관

규칙적인 생활습관은 면역력 강화, 체력 회복에 도움이 되며 쉽게 지치지 않도록 해준다.

• 균형 잡힌 식습관

기름진 음식이나 자극적인 음식을 멀리하고 균형 잡힌 식사를 하는 것이 성기능을 유지하는 데 도움이 된다. 늦은 시간 야식을 먹는 습관 또한 멀리하는 것이 좋다.

• 스트레스의 적절한 해소

살면서 스트레스를 받지 않는 사람은 없다. 그 때문에 스트레스를
원활하게 푸는 것이 중요하다. 명상, 취미생활 등을 통해 건강하게
스트레스를 해소하는 것은 성기능 유지에 도움이 된다.

잡병편: 소아·부인·남성 질환

공진단

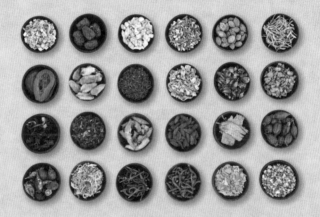

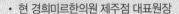

남지영
원장

- 현 경희미르한의원 제주점 대표원장
- 현 〈건강신문〉 헬스앤메디슨뉴스 편집주간
- 현 한의약융합연구정보센터 자문위원
- 전 BK한의과학사업단 연구원
- 전 제주한의사회 학술부회장
- 전 대한한의사협회 국제이사
- 전 대한한의사협회 남북민족의학협력위원장
- 전 경희미르한의원 강동점 대표원장
- 경희대학교 한의과대학 졸업
- 경희대학교 한의학 박사(생리학 전공)

경희미르한의원 제주점

주소 제주시 동화로 10
경희미르한의원

전화 064-722-7272

홈페이지 http://meerjj.co.kr

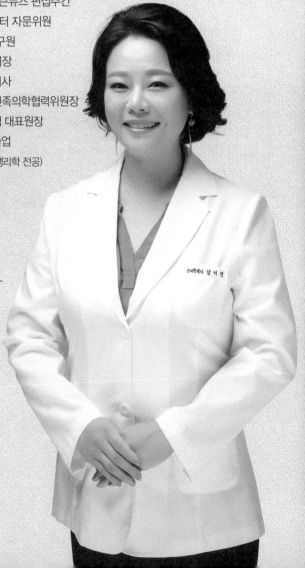

피로 회복과 체력 강화의 명약

공진단

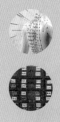

예로부터 황제에게 진상되었다고 전해지는 보약!

피로감을 덜어주고 원기를 북돋아주는 공진단.

《동의보감》에선 공진단을 보약 중에 으뜸이라고

기록해놓을 만큼 공진단은 효과가 좋은 약으로도 알려져 있다.

그리고 오늘날 활발한 연구 활동을 통해 그 효능이 날로 증명되고 있는데,

과연 공진단은 무엇으로 만들어졌으며 어떤 효능이 있는 걸까?

공진단에 대한 궁금증을 풀어보자.

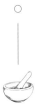

공진단에 대한 일문일답

Q. 공진단을 왜 명약이라 하나?

공진단供辰丹은 황제에게 진상
되었다고 전해지는 아주 유명
한 보약이다. 오래된 한의학 서
적들과 역사 서적 등에 공진
단에 대한 기록들이 등장하는
데, 최근에는 세계적인 학술지
등에도 소개가 되고 있다. 검
증된 연구 결과에 따르면 공진

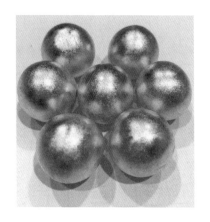

단에는 피로 회복, 면역력 증가, 체력 강화, 기억력 향상, 성기능 개
선, 비뇨기장애 예방 등의 효과가 있다. 공진단을 복용하면 인내력
이 늘어나고, 스트레스 호르몬이 줄어든다. 뇌 신경전달물질이 조절

되고, 근육의 활성산소가 감소되면서 염증 반응이 줄어든다는 사실을 증명한 연구도 있다. 이 때문에 공진단을 피로 회복과 체력 강화의 명약이라고 한다.

Q. 공진단의 효능은?

공진단의 효과에 대해 논한 논문이 많은데, 가장 유명한 두 가지를 소개하겠다.

• 〈에드노파마콜로〉 게재 논문

2015년 4월, 미국에서 발행하는 〈에드노파마콜로Journal of Ethnopharmacology〉라는 SCI급 국제학술지에 공진단 관련 논문이 게재되었다. 이 논문에 의하면 공진단을 먹은 그룹에서 피로를 견뎌내는 시간이 약 1.5배 이상 연장되는 것과 만성 피로 환자에게서 증가하는 스트레스 호르몬들이 50% 넘게 감소되는 것이 증명되었다. 그리고 운동 피로로 인해 축적되는 젖산과 산화물질도 줄어든다는 점도 확인되었다.

• 〈플로스원〉 게재 논문

피인용지수인 임팩트 팩터Impact Factor가 3,057에 달하는 유명한 학술 저널인 〈플로스원PLos one〉에 2016년 8월에 개제된 논문에 의하면 공진단은 학습력과 기억력을 약 2배 이상 개선시킨다고 한다. 학습에서 가장 중요한 뇌신경 부위인 해마에서 줄어든 뇌세포의 신경영양인자들의 생성을 공진단이 현저히 증가시키기 때문이다.

Q. 공진단은 어떤 사람이 먹으면 좋을까?

공진단을 복용하면 피로 회복과 체력 증가, 집중력 향상을 기대할 수 있기 때문에 연로하신 분들이나 수험생들에게 좋다. 그리고 평소 신경 쓸 일이 많은 분들, 쉽게 피로한 사람들에게도 추천할 수 있다. 이외에도 공진단은 알약 형태로 되어 있기 때문에 휴대가 간편하고 복용이 용이하다는 장점이 있다. 그 때문에 몸이 좋지 않아 보약을 먹고자 할 때 물약 형태의 맞춤 탕약이 번거로운 사람들에게 간편하게 먹을 수 있는 공진단을 추천한다.

Q. 공진단의 성분은?

전통적으로 공진단은 녹용, 당귀, 산수유, 사향으로 구성된다. 그런데 사향은 CITES(멸종 위기에 처한 야생 동식물종의 국제거래에 관한 협약)에 의해 생산과 수입이 제한되어 있기 때문에 가격이 아주 비싸고 구하기 어렵다. 가성비적인 측면도 따져봐야 하기 때문에 요즘에는 사향 대신 목향이라는 약재를 사용한 목향 공진단을 많이 처방하기도 한다.

Q. 목향은 어떤 약재인가?

목향은 국화과의 'Aucklandia lappa Decaisne'라는 식물의 뿌리로 만든다. 장운동을 편안하게 하고 호흡을 안정되게 하며 혈액순환을 원활하게 하는

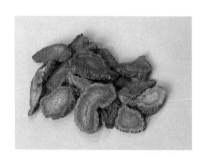

한의 의료기관에서만 사용 가능한 목향

효능이 있다. 이렇듯 목향은 그 자체로도 효과가 있지만 공진단에서는 더 중요한 작용을 한다. 목향이 공진단에 들어가는 녹용, 당귀, 산수유의 좋은 성분들이 전신에 잘 퍼지게 하는 역할을 담당하기 때문이다. 하지만 다양한 효능을 가진 목향은 식품으로 유통될 수 없기 때문에 한의원이나 한방병원 등 한의의료기관에서만 접할 수 있다.

Q. 어떤 사향을 선택해야 하는가?

사향은 CITES에 의해 수입 제한이 있다. 귀하고 구하기 어려운 약재라 진품 사향은 10g당 수백만 원 이상에 거래된다. 사향의 지표 물질인 무스콘은 인공적으로 합성이 가능하다. 그 때문에 L-무스콘을 뿌려 위조한 제품들이 있어 진품 사향이 맞는지 반드시 확인해야 한다. 또한 사향은 의약품으로 의료기관에서만 사용이 가능한 약재다. 식품의약품안전처의 집중 관리를 받으며, 진품 사향에는 식

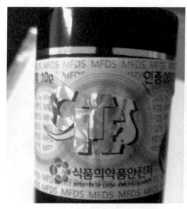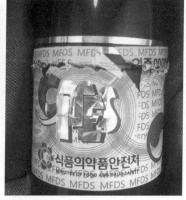

식약처 인증증지가 부착된 상태(좌)와 약재병을 열어 파쇄된 상태(우)

품의약품안전처의 인증증지가 부착된다. 인증증지에는 작은 칼집들이 나 있어 사향이 담긴 병의 뚜껑을 열면 요철이 있는 모양으로 파기되어 재사용할 수 없다. 사향을 사용한 약들은 효과가 좋다. 그러나 약의 효능 차이보다 가격 차이가 많이 나기 때문에 가성비적인 측면에서 신중하게 생각하고 선택하기를 권한다.

Q. 녹용은 어떤 것을 선택해야 하나?

녹용은 정말 좋은 약재이지만 어떤 사슴뿔을 선택하는지가 중요하다. 사슴뿔이라고 해서 다 녹용이 되는 것은 아니기 때문이다. 가장 중요한 것은 산지와 부위다. 식품의약품안전처에서 약재로 허가하는 녹용의 산지는 러시아, 중국, 뉴질랜드다. 이 중 러시아산이 최고급이다. 식품의약품안전처 규정상 국산 사슴뿔은 의약품용으로는 사용할 수 없게 되어 있다. 식품으로는 판매할 수 있지만 의약품이 될 수는 없는 것이다. 그 이유 중 하나는 다음과 같다. 북미산 엘크종 사슴의 뿔을 잘못 복용하면 광록병에 노출될 위험이 있는데, 국내에서 사육하는 사슴은 거의 북미산 엘크종이기 때문이다. 우리나라의 토종 꽃사슴은 일제강점기 때 무분별한 포획으로 멸종됐다. 그후 70여 년이 흐른 지금, 국내에서 사육하고 있는 사슴은 토종이라고 말하기 어렵다. 그 때문에 광록병 청정국가인 러시아나 뉴질랜드에서 안전성 검사를 거쳐 수입한 건조 녹용이 안전하다. 생녹용도 주의해야 한다. 건조되지 않은 상태인 데다 관리 기준도 미비해서다.

Q. 공진단에 알맞은 녹용의 부위는?

공진단을 만드는 데 있어서 녹 용은 산지뿐 아니라 부위도 굉 장히 중요하다. 사슴뿔 위쪽으 로 갈수록 효과도 더 좋아지고 금액도 올라가기 때문이다. 뿔 의 아랫부분으로 갈수록 품질 이 낮아진다. 뿔의 부위는 위 에서부터 아래까지 상대, 중 대, 하대로 나눈다. 하대는 약 으로 쓰기에는 품질이 좋지 않

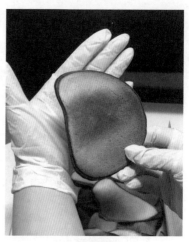

러시아산 녹용 분골

아 대부분 중대나 상대를 약으로 쓴다. 특히 상대 중에서도 더 윗부 분을 분골이라고 부른다. 분골 부위에는 면역 인자, 콜라겐, 성장호 르몬이 가장 풍부하게 들어 있고 조혈이나 강장 작용도 뛰어나다. 이와 같은 이유로 공진단에는 러시아산 녹용 상대와 분골이 들어가 는 것이 최고라고 평가된다.

Q. 녹용의 효능을 극대화할 수 있는 방법은?

녹용의 바깥 부분 테두리를 제거하는 방법이 있다. 당귀도 마찬가 지다. 녹용과 당귀는 각질층이 30% 이상을 차지한다. 이 각질층을 잘라서 제거하고 내부만 사용하면 유효 성분의 순도가 훨씬 높아질 수 있다. 하지만 각질층 제거 과정은 모두 수작업으로 이루어져 시 간이 오래 걸리고 비용 증가적인 부분 때문에 이 작업을 진행하는

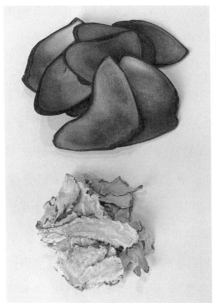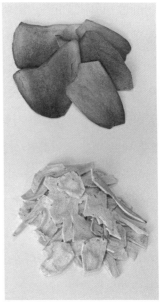

당귀와 녹용의 테두리를 제거하는 작업의 전후

경우는 드물다. 그렇지만 이 작업을 하는 경우 효능이 올라갈 수 있다고 추측해본다.

Q. 산수유는 어떻게 사용해야 효과가 더 높아지나?

산수유는 전통적으로 주침이라는 과정을 거친다. 주침은 약재를 술에 담가 우러나게 한 뒤 건조하는 방법이다. 알코올 추출 과정을 통해 유효 성분을 좀 더 강화하고 불순물을 제

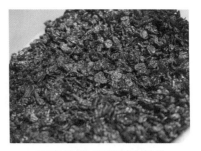

12시간 주침한 뒤 건조시킨 산수유

거하는 것이다. 이러한 방법을 통해 산수유의 간 보호 효과 및 양기 강화 작용을 좀 더 기대해볼 수 있다.

Q. 공진단의 올바른 보관법은?

공진단을 처방받았다면 가급적 빨리 복용하는 것이 가장 좋다. 1~2주 내로 먹을 것이라면 상온 보관도 무방하다. 그 이상 보관할 계획이라면 냉동 보관을 추천한다. 변질을 막기 위해서다. 하지만 공진단을 냉장 보관하면 약이 굳어지면서 식감이 떨어진다. 약을 맛으로 먹는 것은 아니지만 귀한 약이니만큼 식감도 무시할 수 없는 법이다. 냉동실에 보관했다가 꺼내서 1~2시간 정도 지나면 방금 만든 공진단과 흡사한 식감으로 복용할 수 있다. 따라서 아침에 복용할 공진단은 잠자기 전에 냉동실에서 꺼내놓았다가 아침에 일어나서 복용하면 좋다.

Q. 공진단의 복용법은?

수술을 하고 난 뒤나 큰 병을 앓고 난 뒤 혹은 출산 직후, 연세 드신 어르신들은 하루 2번 아침과 저녁으로 꾸준히 복용하시는 것을 추천한다. 과로와 스트레스로 심신이 지친 분들은 하루 1~2번 정도 복용하기를 권한다. 10~20일 정도 복용하면 컨디션이 많이 달라지는 것을 느낄 수 있다. 수험생들도 시험 보기 전에 10~20일 정도 복용하면 집중력과 기억력 향상에 좋고 시험과 공부를 견딜 체력에 도움이 된다. 피치 못할 술자리가 있거나 중요한 회의가 있을 때 한 개씩 복용하는 것도 하나의 응용법이다. 장거리 운전이나 야근 등을 해야 할 때 피로가 몰려온다면 1~2개 먹으면 좋다. 하지만 공진단이 아무리 효과가 좋더라도 약이기 때문에 정확하게 복용을 해야한다. 반드시 전문가와 상의하고 복용법을 정하기 바란다.

한방에서 답을 찾다

초판 1쇄 2019년 3월 1일

지은이 매일경제TV 〈건강 한의사〉
펴낸이 전호림
책임편집 임경은
디자인 제이알컴
마케팅 박종욱 김선미 김혜원

펴낸곳 매경출판㈜
등 록 2003년 4월 24일(No. 2-3759)
주 소 (04557) 서울시 중구 충무로 2 (필동1가) 매일경제 별관 2층 매경출판㈜
홈페이지 www.mkbook.co.kr
전 화 02)2000-2633(기획편집) 02)2000-2636(마케팅) 02)2000-2606(구입 문의)
팩 스 02)2000-2609 **이메일** publish@mk.co.kr
인쇄·제본 ㈜ M-print 031)8071-0961
ISBN 979-11-5542-965-5 (03510)

이 도서의 국립중앙도서관 출판예정도서목록(CIP)은 서지정보유통지원시스템 홈페이지(http://seoji.nl.go.kr)와 국가자료공동목록시스템(http://www.nl.go.kr/kolisnet)에서 이용하실 수 있습니다.
(CIP제어번호: CIP2019003973)